良胶熬就独用角

鹿角胶

何清湖 主编

全国百佳图书出版单位

中国中医药出版社

· 北京 ·

图书在版编目（CIP）数据

良胶熬就独用角：鹿角胶 / 何清湖主编 .—北京：
中国中医药出版社，2021.8
ISBN 978 - 7 - 5132 - 7058 - 8

Ⅰ.①良…　Ⅱ.①何…　Ⅲ.①鹿角—研究　Ⅳ.① R282.74

中国版本图书馆 CIP 数据核字（2021）第 139253 号

中国中医药出版社出版

北京经济技术开发区科创十三街 31 号院二区 8 号楼
邮政编码　100176
传真　010-64405721
山东百润本色印刷有限公司印刷
各地新华书店经销

开本 787×1092　1/16　印张 13.75　彩插 1　字数 294 千字
2021 年 8 月第 1 版　2021 年 8 月第 1 次印刷
书号　ISBN 978 - 7 - 5132 - 7058 - 8

定价　78.00 元
网址　www.cptcm.com

服 务 热 线　010-64405720
购 书 热 线　010-89535836
维 权 打 假　010-64405753

微信服务号　zgzyycbs
微商城网址　https://kdt.im/LIdUGr
官 方 微 博　http://e.weibo.com/cptcm
天猫旗舰店网址　https://zgzyycbs.tmall.com

如有印装质量问题请与本社出版部联系（010-64405510）

前言

　　中医药学有着数千年的沉淀，是中华文明得以延续和发展的保障，其重要作用在此次新冠疫情的防控中又得以体现。中医药学不仅继承了数千年华夏文明的瑰宝，而且和人民的健康福祉息息相关，是民族兴盛的重要基石。目前，国家政策大力支持中医药学的发展，加之健康产业以及互联网产业的蓬勃发展，在此时代背景下，中医药事业迎来了发展的"春天"。

　　鹿是一种常见动物，世界鹿科动物现存38种，我国有16种。鹿在我国拥有深厚的文化底蕴，被称为"仙兽"，如《埤雅》云："鹿乃仙兽，自能乐性。"仰韶文化时期，鹿纹便与鸟纹、鱼纹和蛙纹合称为四大图腾形象。鹿在古代不仅具有食用、药用、服饰、工具以及货币等多重作用，而且还蕴含着婚育、帝王、宗教等文化内涵。由于鹿在古代人民生产、生活中的重要作用，以及鹿的独特品性，使得鹿在我们的文明中留下了浓墨重彩的一笔。

　　鹿全身皆可入药，一身皆宝，可以入药的部分有20余种：鹿茸、鹿角、鹿角胶、鹿角霜、鹿角胶珠、鹿皮、鹿皮胶、鹿胎、鹿鞭、鹿筋、鹿骨、鹿尾巴、鹿血、鹿精、鹿齿、鹿肉、鹿脂、鹿髓、鹿脑、鹿肾、鹿胆、鹿粪。正如《本草纲目》所言："鹿之一身皆益人，或煮，或蒸，或脯，同酒食之良。大抵鹿乃仙兽，纯阳多寿之物，能通督脉，又食良草，故其肉、角有益无损。"其中，鹿角的炮制品鹿角胶是目前临床上用得较多的中药。

　　《神农本草经》将鹿角胶列为上品之药，谓其"气味甘平，无毒……久服轻身延年"。由于鹿角胶药性温和，无毒，可以久服，不仅是治病良药，更是养生佳品。鹿角胶具有补元阳、益精血等多个功效，可以治疗多种病症，具有较大的研究价值。然而，目前对鹿角胶的研究较少，不够全面与深入。其炮制方法尚未统一，化学成分与药理作用不明确之处较多。而且，也缺少专门系统论述鹿角胶的书籍。鉴于此，我们编写了《良胶熬就独用角——鹿角胶》，希望能比较全面地梳理、总结鹿角胶的古今文献，将鹿角胶的所有研究成果融于此书，为鹿角胶的产品开发以及相关研究提供理论支持。本书全面发掘整理了鹿角胶的学术内涵，具有以下3个特点：

　　1. 全面性：作为第一本专门论述鹿角胶的书籍，其内容涵盖了文化底蕴、资源分布、炮制方法、性味归经、功效主治、方剂运用、现代研究、名医经验、养生运用等多个方面的内容。

　　2. 科学性：本书重视内容的科学性，能够给科学研究者提供基础和方向。深入发掘了古代文献尤其是本草古籍的记载，并全面分析了目前已有的现代研究成果，进行全面而客观的论述。

3.可读性：本书图文并茂，文字简洁易懂。不仅有文化内容，也有养生内容，还有专业的中药学内容。既可供专业人士学习借鉴，又可面向从事健康产业的相关人员，普通百姓也可阅读而从中受益。

书中在引用古籍文献时，涉及有些药物如虎骨、犀角、穿山甲片等，在当时是合法药物，但在现代属于珍稀保护动物，禁止使用，临床之时须遵照国家法律法规使用相应替代品。中医贵在圆机活法，临床情况千变万化，古代文献和现代医家著作中所载方药虽多，但仅供参考，不可盲目照搬。

全面梳理鹿角胶的相关文献与学术内涵，为鹿角胶的相关产品开发、基础研究以及临床合理运用提供理论支撑，是本书的编写目的。但是，鉴于目前对鹿角胶的研究较少，相关资料有限，时间比较仓促，加之编者水平有限，本书还存在诸多不足之处，恳请广大读者提出宝贵的意见和建议，以便有机会再版时更正。

编者

2021 年 1 月

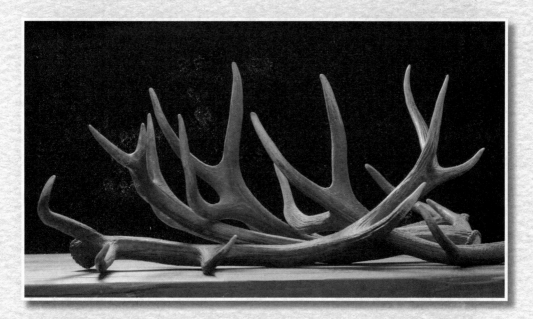

彩图 1　鹿角

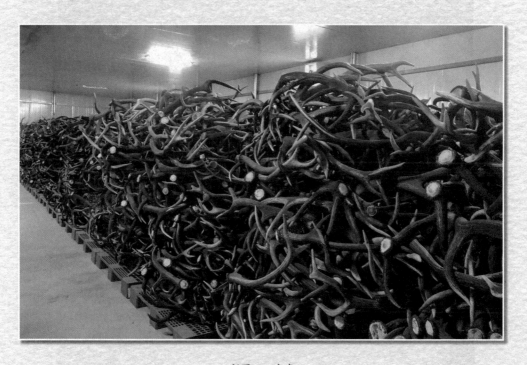

彩图 2　鹿角

良胶熬就独用角
鹿角胶

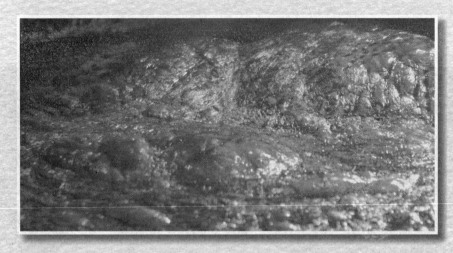

彩图 3　鹿角熬制

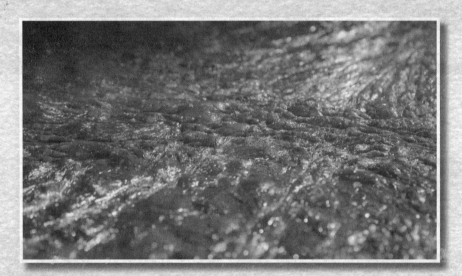

彩图 4　鹿角熬制

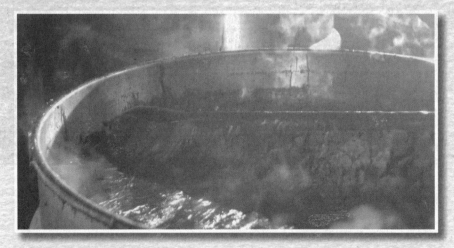

彩图 5　浓缩至可以挂旗

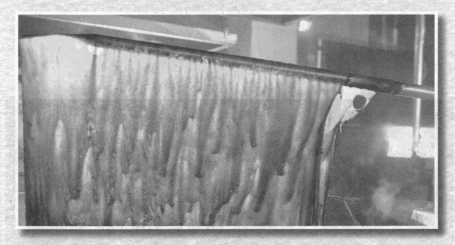

彩图 6　挂旗

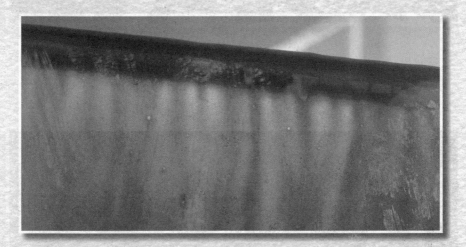

彩图 7　完成挂旗

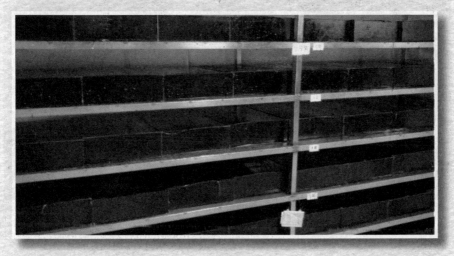

彩图 8　凝胶

良胶熬就独用角
鹿角胶

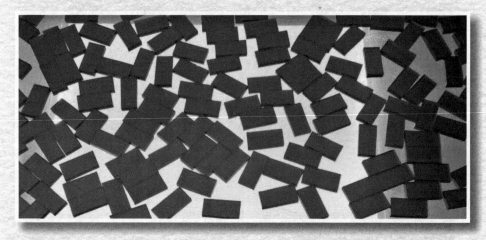

彩图 9　晾胶

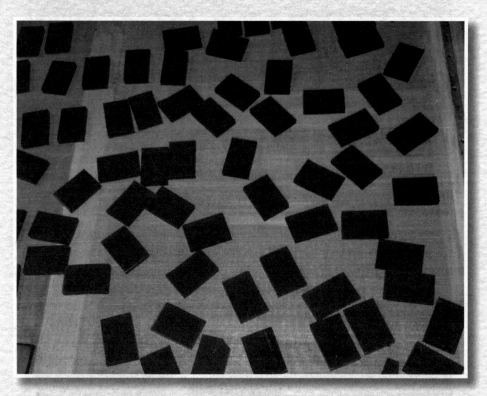

彩图 10　挑出不良品

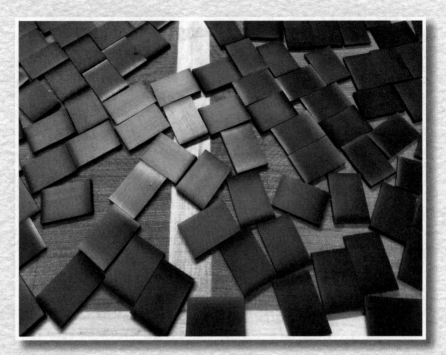

彩图 11　选取好的成品

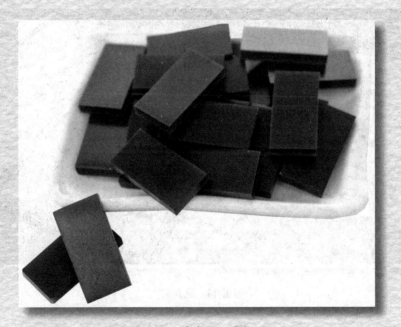

彩图 12　鹿角胶优质成品

良胶熬就独用角

鹿角胶

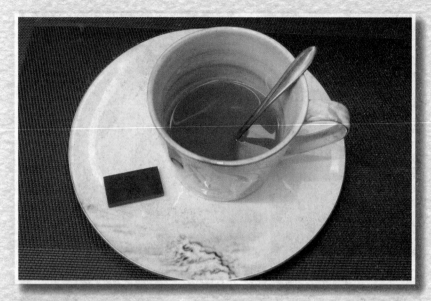

彩图 13 鹿角胶烊化后服用

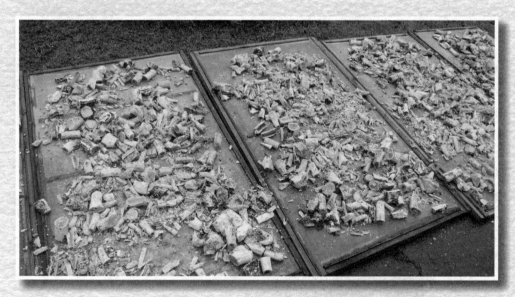

彩图 14 鹿角霜

目录

第一章

中华鹿文化

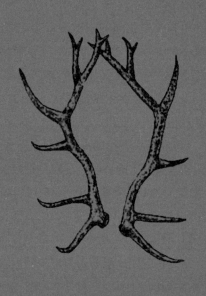

一、鹿的文化色彩

鹿是一种常见动物，世界鹿科动物现存 38 种，我国有 16 种。鹿自古以来就与人类文明的发展密切相关，在我国，鹿富含深厚的文化底蕴。早在公元前 5000 年至公元前 3000 年的仰韶文化时期，鹿纹便与鸟纹、鱼纹和蛙纹合称为四大图腾形象。可见，鹿文化有悠久的历史沉淀。

甲骨文是我国的一种古老文字，主要指商朝晚期王室用于占卜记事而在龟甲或兽骨上锲刻的文字。"鹿"为象形字，最早见于甲骨文，可见在古老的商朝已经有"鹿"这个文字。在甲骨文中其字形如有两角的兽，"鹿"字形演变过程如图 1 所示（李学勤.字源［M］.天津：天津古籍出版社，2013：07）。《说文解字》载："鹿，兽也。象头角四足之形。鸟鹿足相似，从匕"。

《诗经》代表我国古代诗词的开端，收集了西周初年至春秋中叶（即公元前 11 世纪至公元前 6 世纪）的诗歌。早在《诗经》中就已经有不少含有"鹿"意象的诗歌。《诗经》总共收集了 311 篇诗歌，其中有 9 篇涉及鹿，分别是《周南·麟之趾》《召南·野有死麕》《豳风·东山》《小雅·鹿鸣》《小雅·吉日》《小雅·小弁》《大雅·灵台》《大雅·韩奕》《大雅·桑柔》。

在远古时期，鹿为人类狩猎的对象。随着华夏文明的发展，其用途从原始的衣食饱暖，发展到货币、工具、药物等。早在公元前 14 世纪的商朝，殷纣王建了"大三里、高千尺"的鹿苑，专门用于养鹿，那时养鹿主要用于衣食、观赏和祭祀。由于鹿在古代人民生产、生活中的重要作用，以及鹿的独特品性，使得鹿在我们的文明中留下了浓墨重彩的一笔。在璀璨的中华文化中，到处可见鹿的身影，其不仅是雄心壮志者的憧憬，更是诸多文人墨客笔下的牵挂。

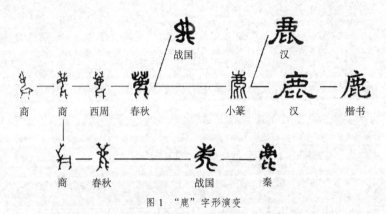

图 1 "鹿"字形演变

1. 鹿与帝王

秦朝施行暴政，民不聊生，陈胜、吴广起义后，秦朝政权不稳，天下英雄揭竿而起。后来变成楚汉相争，刘邦与项羽相争不分胜负。韩信本可以与他们三分天下，鼎足而立，蒯通劝韩信说："秦失其鹿，天下共逐之，只有高材捷足者先得之。"此处记载见于《史记·淮阴侯列传》，"秦失其鹿"指秦失了天下。《晋书·凉武昭王李玄盛传》亦有记载："于是人希逐鹿之图，家有雄霸之想。"可见，在汉语言文化中，鹿常用来代指天下或帝王，故"逐鹿中原、鹿死谁手、群雄逐鹿、秦失其鹿、中原逐鹿、鹿走苏台"等成语中的"鹿"均是指天下，"逐鹿"即是争天下。那么，鹿何以能代称天下呢？

这要从"龙"说起，在远古时期，华夏民族的图腾是龙。《礼记》载："麟、凤、龟、龙，谓之四灵。"龙是人们想象出来的一种神兽，现实中并不存在。商纣王为了凸显自己的权力和尊贵，搜刮民脂民膏以修鹿台供其骄奢淫逸。龙后来逐渐演变为封建时代皇权的象征，皇帝称为"真龙"。明英宗所穿龙袍上绣有很多龙，这些龙有一个显著的特点，即龙头上有非常显目的角。宋代《尔雅翼》描述龙的形象，谓其："角似鹿。"龙头上有两角，其原型即是鹿角。鹿又称"斑龙"。角是雄鹿的特征，也是其武器。鹿角蕴含勇武、阳刚与生殖之义。因此，鹿角被记录在古代先民崇拜的龙图腾上。

而且，鹿的性能力很强，如《本草纲目》言："鹿性淫，一牡常交数牝，谓之聚。"《抱朴子》亦载："南山多鹿，每一雄游，牝百数至。"牡指雄鹿，牝指雌鹿。《本草经疏》载："鹿乃仙兽，纯阳之物也。其治劳伤羸瘦，益肾添精，暖腰膝，养血脉，强筋骨，阳道之圣药也。"阳道指阴茎。由于鹿的生殖能力强，具有鹿色彩的神兽龙本身也蕴含了古人的生殖崇拜，故《五杂俎》载："龙性最淫"。

龙在中华文化中是皇权的象征，龙的形象上又有鹿的影子，故有"逐鹿中原""鹿死谁手""群雄逐鹿"之谓。《史记·淮南王传》载："臣闻子胥谏吴王，吴王不用，乃曰：'臣今见麋鹿游姑苏之台也'。今臣亦见宫中生荆棘，露沾衣也。"吴王夫差不听伍子胥之谏而丢失了天下，后人以"麋鹿游姑苏台"比喻亡国，故李白有诗云："姑苏成蔓草，麋鹿空悲吟。"曹操在《短歌行》中引用《诗经·小雅》的诗句"呦呦鹿鸣，食野之苹。我有嘉宾，鼓瑟吹笙"，其中就蕴含了曹操招贤纳士、统一天下的政治抱负。

2. 鹿与宗教

考古学家在殷墟旧址里发现了鹿角刻辞，可见商朝时期就已经有用鹿角、鹿骨来进行占卜。鹿的寿命较长，这和道教"长生"的思想契合。鹿在古代被称为"仙兽"，和仙道有密切的联系，如《埤雅》云："鹿乃仙兽，自能乐性。"

麒麟是"四灵"之一，古人认为，麒麟出没，必有祥瑞。故《三秦记》言："周平王时，白鹿出此原。"周平王迁都时，原中现祥瑞白鹿以显天意。麒麟形状为鹿角麋身，因此麒麟二字都带"鹿"。东汉桓谭《仙赋》云："夫王乔赤松，……驰白鹿而从麒麟。"

鹿角每年都会脱落，开春后又迅速重生，因此鹿被视为生命力的象征，这和道家长生、修仙的思想契合。而且，鹿一身皆宝，有很好的药用价值，具有补益身体、延年益寿的作用。如《本草纲目》所载："鹿之一身皆益人，或煮或蒸或脯，同酒食之良。大抵鹿乃仙兽，纯阳多寿之物，能通督脉，又食良草，故其肉、角有益无损。"鹿为纯阳多寿之物，食之可延年益寿。服饵是道教修炼追求长生的方式。鹿不仅有"仙"的文化属性，而且是很好的养生保健药材。因此，也是道家常用的服饵药物。

"鹿千年者色苍，又五百年者色白，再五百年者色玄，玄之又玄，仙化登乎天矣。"在古代神话中，鹿可成仙。在道教文化中，"神仙骑鹿"的描述很常见〔李佳.神仙骑鹿考［J］.大众文艺，2020（16）：219-220.〕。故《长歌行》言："仙人骑白鹿，发短耳何长。"这里描绘的是头发短、耳垂长，骑着白鹿的仙人。梁元帝萧绎《金楼子》中说，舜帝执政时祥瑞不断，西王母派使者乘白鹿、驾羽车而来。《艺文类聚》卷九五引《濑乡记》云："老子乘白鹿，下托于李母也。"道家始祖老子，乘白鹿托于其母李氏体内。鹿是神仙的常用"坐骑"，其与道教文化息息相关。

"乘跻飞行"是汉代道教描绘神仙之能的宗教话语，鹿跻是"三跻"之一，在古代画像中常见。其图像出现在许多汉墓画像之中，如图2所示〔姜生.指鹿为龙：汉墓鹿跻葬仪考［J］.社会科学辑刊，2020(01)：121-133+209〕，仙人乘鹿跻飞行于日月之间。桓谭的《仙赋》载："观仓川而升天门，驰白鹿而从麒麟。周览八极，还崦华坛。泛泛乎滥滥，随天转璇，容容无为，寿极乾坤。"《春秋命历序》亦曰："神驾六飞鹿，化三百岁。"

战国时期，楚墓中有头戴鹿角的镇墓兽。秦汉时期，民间丧葬帛画、画像石等出现骑鹿、驾鹿的图像。汉代墓葬中的帛画、画像砖、画像石以及彩塑陶灯等相关器物上也有不少仙人骑鹿或驾鹿车的摹画。长沙马王堆一号汉墓出土了一件彩绘帛画，其上端悬有一铎形物，两侧各有一兽首人身的动物骑在鹿形异兽上。河南荥阳县一汉代墓，"正面高浮雕一鹿头，并浮雕出鹿耳和鹿角，鹿头上一棵长青树"，鹿头上方"上下各有一组轺车出行和双骑出行画像"。河南南阳汉墓中画像石描绘了仙界情景："羽人体态轻盈，……云际间有二飞鹿，头上枝状长角延颈振翅飞腾。"河南永城酂城东汉墓出土的"羽人升仙"画像石，刻画八个羽人"分乘八头神兽，……向同一个方向奔腾"。其中"第六为双角，歧出之角不呈树枝状，但圆形斑皆似鹿；第七为鹿状，而蹄似猫科爪"。南阳"鹿车·升仙"画像石，刻画的就是墓主人登遐之景："舆内乘一尊者，一驭者，……车前两只仙鹿挽引，车后一只仙

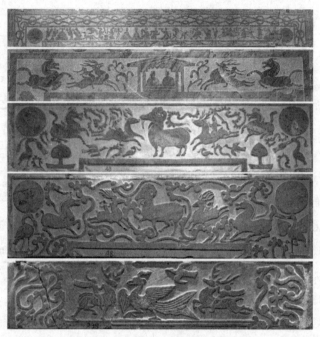

图 2　陕北东汉墓门楣画像石上的鹿骄

鹿追随，二羽人手执芝草并行。"骑鹿形象还见于四川彭县的汉代"骑鹿升仙画像砖"、陕西绥德墓门楣画像中的羽人骑鹿形象、徐州市铜山县洪楼村 1 号汉画像石墓的三角形隔梁石右侧面的祠主升仙图。这些古代遗迹均说明鹿在汉文化中占有重要的地位。

　　古代诗词中对"乘鹿"也有较多的描述，如三国曹植《飞龙篇》言："乘彼白鹿，手翳芝草。"梁代萧绎《相名诗》言："仙人卖玉杖，乘鹿去山林。"唐代卢照邻《怀仙引》言："若有人兮山之曲，驾青虬兮乘白鹿，往从之游愿心足。"唐代李贺《兰香神女庙》言："走天呵白鹿，游水鞭锦鳞。"这些诗词中"乘鹿"的意境是诗人对自由的向往。而且，鹿幽居山林，食草而生，古人常以鹿比喻恬淡虚无之志。李白在《梦游天姥吟留别》中言："且放白鹿青崖间，须行即骑访名山。"

　　由于古代的神仙崇拜，鹿被誉为仙兽，寄托着古代道家成仙的梦想。纵观鹿长期以来的文化印记，可以看出鹿与佛教文化也有一定联系。《九色鹿经图》是敦煌北魏洞窟壁画的经典之作，这幅壁画以精湛的艺术再现了《佛说九色鹿经》中"鹿王本生"的故事。"鹿王"指释迦牟尼的前世是一只九色鹿王，他救了一个落水将要淹死的人，但反被此人出卖。《九色鹿经图》描绘了故事的八个情节部分：救人、溺水者行礼、国王与王后、溺水者告密、捕鹿途中、休息的九色鹿、溺水者指鹿、九色鹿的陈述。《佛说九色鹿经》载："是时夫人者孙陀利是也。是时乌者阿难是也。时溺人者调达是也。时鹿者我身是也。调达与我世世有怨。阿难有至意得道。"其中，"时鹿者我身是也"点名九色鹿即佛陀。恩怨是非，自有因果。

3. 鹿与婚育

鹿的性能力很强，如《本草纲目》言："鹿性淫，一牡常交数牝，谓之聚。"《抱朴子》亦载："南山多鹿，每一雄游，牝百数至。"这就是说雄鹿可以和数头雌鹿交配。《本草经疏》载："鹿乃仙兽，纯阳之物也。其治劳伤羸瘦，益肾添精，暖腰膝，养血脉，强筋骨，阳道之圣药也。"阳道指阴茎。

在古代，人们有生殖崇拜。鹿不仅生殖能力强，做药物有"阳道之圣药"的美誉，故鹿有婚姻和繁殖的意象。《召南·野有死麕》言："野有死麕，白茅纯束，有女如玉。有女怀春，吉士诱之。"这首诗描写了吉士用白茅捆着死麕向怀春的少女求爱的场景。《郑笺》亦言："故贞女之情，欲令人以白茅裹束，野中田者所分麕肉，为礼而来。"这首诗中，男子送麕肉来表白，姑娘用白茅捆扎着它，表示接受了男子的爱意。

闻一多在《诗经新义》中写道："古人婚礼纳徵，以鹿皮为贽。"可见，在古代鹿皮可用于纳徵的聘礼。如《通典·公侯士大夫婚礼》载："北齐聘礼，第一品以下至三品，用玄三匹、纁二匹、束帛十匹、璧一；四品以下皆无璧，豹皮二；六品以下至从九品用鹿皮。"《仪礼·士昏礼》载："纳徵，玄纁、束帛、俪皮，如纳吉礼。""俪皮"指的是鹿皮。可见，鹿皮是古代婚娶中贵重的聘礼。因此，鹿具有生殖和婚姻的意象。

二、鹿的古代应用

1. 食物

我国食用鹿肉的历史悠久，周朝、秦汉、魏晋、隋唐、宋辽元、明清时期均有记载，形成了"烧鹿尾"等脍炙人口的经典菜肴。宋代《本草衍义》有记载："他兽肉多属十二辰及八卦。昔黄帝立子、丑等为十二辰以名月，又以名兽，配十二辰属。故獐鹿肉为肉中第一者，避十二辰也。味亦胜他肉，三祀皆以鹿腊，其义如此。"鹿不在十二辰之内，古人认为鹿肉是"肉中第一者"，味道胜于其他肉。

鹿不仅是古代被狩猎的食物，而且还可作药用。北魏贾思勰的《齐民要术》详细记述了鹿肉的烹饪技术。唐代孙思邈所著的《千金要方》中有"食治"专篇，是现存最早的食疗专篇，书中载："不知食宜者，不足以存生也。不明药忌者，不能以除病也。是故食能排邪而安脏腑，悦神爽志以资血气。若能用食平释情遣疾者，可谓良工。长年饵老之奇法，极养生之术也。夫为医者，当须先洞晓病源，知其所犯，以食治之。食疗不愈，然后命药。"孙思邈认为医者都要会用食疗治病，把食疗摆在一个很重要的位置。书中记载了鹿头肉、茎筋、蹄肉、骨、髓、肾、肉、角的性味和功用："鹿头肉，平，主消渴，多梦妄见，生血治痈肿。茎筋，主劳损。蹄肉，平，主脚膝骨中疼痛，不能践地。骨，主内虚，续绝伤，补骨，可作酒。髓，味甘温，主丈夫、妇人伤中脉绝，筋急痛，咳逆，以酒和服。肾，主补肾气。肉，味苦温无毒，补中强五脏，益气力。肉生者，主中风口僻不正，细细锉碎，以敷僻上。华佗云：和生椒捣敷之，使一人专看，正则急去之，不尔复牵向不僻处。角，主轻身益气力，强骨髓，补绝伤。黄帝云：鹿胆白者，食其肉害人。白鹿肉不可和蒲白作羹食，发恶疮。"

唐代医家孟诜所著的《食疗本草》是中国第一部食疗学著作，其对鹿头肉、鹿蹄肉、鹿肉、生肉的功效都有详细的论述："鹿头肉主消渴，多梦梦见物。蹄肉主脚膝骨髓中疼痛。肉主补中益气力。生肉主中风口偏不正，以生椒同捣敷，专看正，即速除之。肉九月后、正月前食之，则补虚羸瘦弱、利五脏，调血脉。自外皆不食，发冷病。"可见鹿头肉可治消渴、多梦；鹿蹄肉可治膝骨疼痛；一般鹿肉可补中益气；鹿肉生用外敷，可治中风口偏。鹿肉既可食用，也可药用，不同部位的肉功效有差异。鹿肉适合在九月后、正月前食用。鹿为阳兽，善补阳气。九月之后，天气渐冷，阳气渐衰，食鹿肉以补之。正月之后，天气渐暖，阳气变盛，便不宜食用鹿肉。如是阳虚之体，可不分季节而食用。

《饮膳正要》为元代饮膳太医忽思慧所撰，该书是我国第一部古代营养学专著。其对鹿的功用作了系统论述："鹿肉味甘，温，无毒。补中，强五脏，益气。鹿髓甘，温。主男女伤中，绝脉，筋急，咳逆，以酒服之。鹿头主消渴，夜梦见物。鹿蹄主脚膝疼痛。鹿肾主温中，补肾，安五脏，壮阳气。鹿茸味甘，微温，无毒，主漏下恶血，寒热惊痫，益气强志，补虚羸，壮筋骨。鹿角微咸，无毒，主恶疮痈肿，逐邪气，除小腹血急痛，腰脊痛及留血在阴中。"

忽思慧对鹿的不同部位因材施用，论述了鹿头汤、鹿奶肪馒头、鹿肾羹、鹿蹄汤、鹿角酒等饮膳的功用和制作方法。

鹿头汤："补益，止烦渴，治脚膝疼痛。鹿头蹄（一副，退洗净，卸作块）上件，用哈昔泥豆子大，研如泥，与鹿头蹄肉同拌匀，用回回小油四两同炒，入滚水熬令软，下胡椒三钱，哈昔泥二钱，荜拨一钱，牛奶子一盏，生姜汁一合，盐少许，调和。一法用鹿尾取汁，入姜末、盐，同调和。"鹿头汤原料包括鹿头蹄、鹿头蹄肉、胡椒、哈昔泥、荜拨、牛奶子、生姜汁等，有补益效果，可止烦渴，治脚膝疼痛。

鹿奶肪馒头："或作仓馒头，或做皮薄馒头皆可。鹿奶肪羊尾子（各切如指甲片），生姜、陈皮（各切细）上件，入料物、盐，拌和为馅。"

鹿肾羹："治肾虚耳聋。鹿肾（一对，去脂膜，切）上件于豆豉中，入粳米三合，煮粥或作羹，入五味，空心食之。"鹿肾煲汤可治肾虚耳聋。

鹿蹄汤："治诸风、虚，腰脚疼痛，不能践地。鹿蹄（四只），陈皮（二钱），草果（二钱），上件煮令烂熟，取肉，入五味，空腹食之。"鹿蹄、陈皮、草果煲汤可治腰腿疼痛。

鹿角酒："治卒患腰痛，辗转不得。鹿角（新者，长二三寸，烧令赤），上件，内酒中浸二宿，空心饮之立效。"鹿角活血化瘀，用鹿角制作药酒，对突然所患的腰痛效果好。

清代美食家袁枚在《随园食单》杂畜单中记载："尹文端公品味，以鹿尾为第一。然南方人不能常得。从北京来者，又苦不新鲜。余尝得极大者，用菜叶包而蒸之，味果不同。其最佳处，在尾上一道浆耳。"尹继善认为鹿尾是味道第一的菜肴。袁枚说用菜叶包着鹿尾蒸着吃，味道极好。"韭花酷辣同葱薤，芥屑差辛类桂姜"，鹿尾也可用这些佐料炒着吃，是一道名贵佳肴。

明代李时珍所著《本草纲目》对鹿肉亦有记载："甘温，无毒。……补中，益气力，强五脏。""鹿之一身皆益人，或煮，或蒸，或脯，同酒食之良。大抵鹿乃仙兽，纯阳多寿之物，能通督脉，又食良草，故其肉、角有益无损。"由于鹿是多寿的兽类，又吃了很多草药，故鹿肉有益无损。

鹿肉可治产后无乳，如《寿亲养老新书》载："鹿肉（切、洗）四两，上用水三碗煮，入五味作臛，任意食之。"鹿肉可治中风口僻不正，如《名医别录》载："中风口偏者，以生鹿肉同生椒捣贴，正即除之。"

《红楼梦》中史湘云与鹿渊源颇深，金麒麟为史湘云的佩戴之物。第四十九回"琉璃世界白雪红梅，脂粉香娃割腥啖膻"中描述了史湘云等人烤鹿肉的场景，湘云道："我吃这个方爱吃酒，吃了酒才有诗。若不是这鹿肉，今儿断不能作诗。"湘云果真是红袖香中啖腥膻，是真名士自风流。

鹿肉的食用有其注意事项，不宜与香蒲、鲍鱼、野鸡、虾等一同食用，否则易发恶疮，如《金匮要略》载："鹿肉不可合蒲白作羹，食之发恶疮。"《饮膳正要》记载："鹿肉不可与鲍鱼同食。"《饮食须知》载："鹿肉味甘性温，二月至八月不可食，发冷痛。白臆者、豹文者并不可食。鹿肉脯炙之不动，及见水而动，或曝之不燥者，并杀人。同雉肉、蒲白、鸡肉、生菜、鲫鱼食，发恶疮。《礼记》云：食鹿去胃，鹿茸不可以鼻嗅之，中有小白虫，视之不见，入人鼻必为虫颡，药不及也。不可近丈夫阴，令痿。鹿脂亦不可近阴。久食鹿肉，服药必不得力，为其食解毒之草故也。勿同猪肉食。"《本草纲目》亦有记载："鹿肉不可同雉肉、菰蒲、鲍鱼、虾食，发恶疮。"

《药鉴》载："药后不可食鹿肉，鹿肉忌雉肉。"吃中药后为何不能吃鹿肉呢？唐代徐黄有诗云："旧放长生鹿，时衔瑞草还。"鹿能识别草药，如孙思邈言："壶居士言鹿性多警烈，能别良草，止食葛花、葛叶、鹿葱、鹿药、白蒿、水芹、甘草、荠、齐头蒿、山苍耳，他草不食。"《抱朴子》亦载："南山多鹿，每一雄游，牝百数至。春羸瘦，入夏惟食菖蒲即肥。"由于鹿常以草药为食，古人认为鹿肉可以解药性，所以"药后不可食鹿肉"。《证类本草》亦有记载："凡饵药之人，久食鹿肉，服药必不得力。所以鹿恒食解毒草，能制诸药耳。名草者，葛花菜、鹿葱、白药苗、白蒿、水芹、甘草、齐头蒿、山苍耳、荠。又五月勿食鹿，伤神。"

鹿具有较高的观赏和药用价值，鹿肉也具有较高的营养价值，由于其较低的重金属含量，也是重要的药膳进补畜肉来源之一。鹿肉肉质细嫩、味道美、瘦肉多、结缔组织少，具有低脂肪、高蛋白、低胆固醇的优点，人们对鹿肉的需求越来越多。鹿肉作为一种优质肉类，不仅是我国的佳肴，也深受德国、美国、澳大利亚、瑞士、英国等人的喜爱。

2. 中药

秦汉时期，鹿角胶、鹿茸、鹿角已成为药物被使用，如《神农本草经》载："白胶味甘平。主伤中劳绝，腰痛，羸瘦，补中益气，女人血闭无子，止痛、安胎。久服轻身延年。一名鹿角胶。""鹿茸味甘温，主治漏下恶血，寒热惊痫，益气强志，生齿不老。角，主治恶疮痈肿，逐邪恶气，留血在阴中。"《神农本草经》明确提出白胶又名鹿角胶。《名医别录》亦有记载："白胶生云中，煮鹿角作之。"《名医别录》也指出白胶为鹿角所熬制。

《中国药典》（2015年版）指定鹿角胶为马鹿 *Cervus elaphus* Linnaeus 或梅花鹿 *Cervus nippon* Temminck 已骨化的角熬制成的固体胶。历代本草著作中有较多鹿的画图，如图3所示〔吴孟华，黄勇，徐浩坤，等. 鹿胶的本草考证［J］. 中国中药杂志，2020，45（05）：1188-1193.〕。从这些图片可以看出，这些鹿身上多有梅花状的白斑，大致可以判断为梅花鹿。可见，古代用作鹿茸、鹿角、鹿角胶的鹿多为梅花鹿。历代本草著作中，也常见麋茸、麋角这两个药，它们是麋鹿的茸和角，麋鹿是鹿的另一品种，和梅花鹿、马鹿不同。

胶的历史非常悠久，《周礼》一书有记载："鹿胶青白，马胶赤白，牛胶火赤，鼠胶黑，鱼胶饵，犀胶黄。"可见，在周朝或更早之前就有用鹿、马、牛、鼠、鱼、犀六种动物熬胶的传统。这种胶主要是用作工具，而非药用。经学大师郑玄在《周礼·注疏》中说："煮用其皮，或用角者，《经》惟鹿用皮亦用角，今人鹿犹用角，自余皆用皮。"《周礼》中用于熬胶的六种动物，除鹿皮和鹿角均可熬胶外，其他都是用皮熬胶。汉·许慎《说文解字》亦载："胶，昵也。作之以皮。"可见，动物的皮为熬胶的基本原料，但是对于鹿而言，目前使用的多是鹿角胶，鹿皮胶较少用。在贵州、吉林等地，民间也取用梅花鹿或马鹿的皮来熬胶。

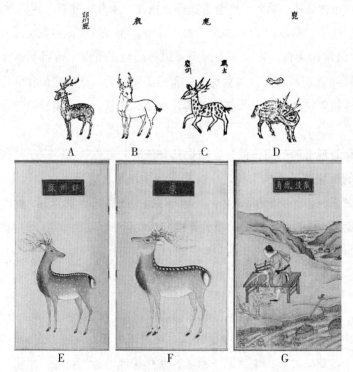

图 3　历代本草鹿图

A. 郓州鹿（宋《本草图经》政和本）; B. 鹿（元《饮膳正要》）; C. 鹿（明《本草纲目》金陵本）; D. 鹿（清《本草备要》）; E. 郓州鹿（明《本草品汇精要》弘治本）; F. 麋（明《本草品汇精要》弘治本）; G. 截浸鹿角（明《本草品汇精要》弘治本）。

鹿角胶药性偏温和，补益效果佳，不仅是治病之良药，更是养生之佳品。鹿角胶在唐代即作为贡品供给皇家享用，《乾隆宣化县志》载："太宗贞观八年，令州府岁市土所出为贡。……武、新二州贡犴尾、鹿角胶。"可见，在唐太宗年间，地方就有把鹿角胶作为贡品的传统。

宋代陈瓘有词《减字木兰花·世间药院》云："世间药院，只爱大黄甘草贱。急急加工，更靠硫黄与鹿茸。鹿茸吃了，却恨世间凉药少。冷热平均，须是松根白茯苓。"这是一首描述中药药性的词，讲述寒热平调的道理。

此外，鹿能识别草药。《道藏》载："遇鹿者，能采灵芝，自知其方位，远近因此。"这里指出鹿能采灵芝而食。唐代徐夤有诗云："旧放长生鹿，时衔瑞草还。"鹿能识别特定的药草，如孙思邈言："壶居士言鹿性多警烈，能别良草，止食葛花、葛叶、鹿葱、鹿药、白蒿、水芹、甘草、荠、齐头蒿、山苍耳，他草不食。"《抱朴子》亦载："南山多鹿，每一雄游，牝百数至。春羸瘦，入夏惟食菖蒲即肥。"由于鹿常以药草为食，使得鹿补益的效果佳，一身皆是宝，均可入药。

3.服饰

鹿皮在古代常用于制作服饰。西汉《说苑》载："孔子见荣启期，衣鹿皮裘，鼓瑟而歌。"可见，在孔子所处的春秋战国时期，鹿皮即用来做衣服。唐·姚思廉《梁书》载："武帝赐陶弘景以鹿皮巾，后屡加礼聘，并不出。"鹿皮也可用于制鹿皮巾。东汉·班固《白虎通德论》亦载："皮弁者……上古之时质，先加服皮以鹿皮者，取其文章也。"此处描述的是用鹿皮制成皮帽。西晋·陈寿《三国志》中关于鹿皮帽的记载有2处："授杨彪光禄大夫……又可使着鹿皮冠""周长子熙……常冠鹿皮，躬耕山薮"。鹿皮也可用来做皮靴。《西游记》对黄风怪出场着装的描述是"鹿皮靴，槐花染色；锦围裙，柳叶绒妆"。鹿有阳刚、勇武的意象，故鹿皮也用作兵车的装饰，如宋《集韵》载："兵车以鹿皮为饰。"

2019年7月3日至10月22日，在敦煌莫高窟举办的"丝绸之路上的文化交流：吐蕃时期艺术珍品展"上展示了两件罕见的、织造工艺极高的大幅联珠纹团窠对鹿纹挂锦〔郑炳林，朱建军.海外藏对鹿纹挂锦所见丝绸之路多元文化交融［J］.中央民族大学学报（哲学社会科学版），2020，47（05）：21-26.〕。

第一件为美国芝加哥普利兹克收藏的联珠纹团窠对鹿纹挂锦，如图4所示，挂锦长192厘米，宽160厘米。其超大的团窠由里外两部分组成，外环由八对瑞兽和宝相花构成，里环又分为五层，三层联珠纹中间夹着两层由朵花组成的团窠。团窠中央图案是站立的两只大角鹿，双鹿以生命树为轴，面面相对。双鹿颈部飘逸的绶带和联珠纹项圈，与向背施展而恰似两道平行线的枝形角，以及生命树顶端绽放的枝蔓和花朵，如同五层宫殿错落有致，使得挂锦中心布局显得大气大度。

第二件联珠纹团窠对鹿纹挂锦为瑞士阿贝格基金会纺织品研究中心所藏，如图5所示，挂锦长201厘米，宽173厘米。展览方对其描述："作品采用了双鹿面向生命树的主题。画面中，双鹿均以后腿支撑身体，正在吃树枝；其铲形角表明它们是波斯特有的黄占鹿（即扁角鹿）。"小联珠纹团窠内的九对瑞兽与一组宝相花，构成了整个挂锦双鹿主题纹饰的外环团窠，两圈小联珠纹夹着朵花形成了团窠的内环。双鹿后蹄直立，前蹄搭在生命树上，口含宝花，身上以圆点、联珠纹饰为主，三角纹饰相对显眼。外环团窠联珠纹纹饰内的瑞兽个别不太容易辨认。挂锦瑞兽中颇具代表性的是外环联珠纹含绶鸟纹饰。团窠山羊纹饰两两左右向背居于四角，挂锦底部是流苏。这两件鹿纹挂锦既有中原汉文化色彩，又有中亚、西亚的文化遗痕，展示了吐蕃时期丝绸之路多元文化的互动与交融频繁这一时代特征。

《埤雅》云："鹿乃仙兽，自能乐性。"古代隐士好用鹿皮做服饰，成语"鹿衣牧世"即比喻有才华的隐士虽然隐居山林，但其高尚的情操仍能影响天下。

良胶熬就独用角
鹿角胶

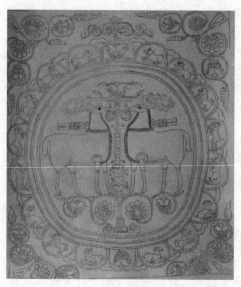
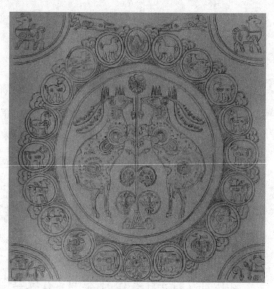

图4　美国芝加哥普利兹克收藏的联珠纹团窠对鹿　　　　图5　瑞士阿贝格基金会纺织品研究中心所藏联珠纹团
纹挂锦线描图　　　　　　　　　　　　　　　　　　　　　窠对鹿纹挂锦线描图

4. 工具

在古代，常用鹿角或鹿皮熬胶做弓的黏合剂。如北魏·贾思勰《齐民要术》载："煮胶要用二月、三月、十月，余月则不成。热则不凝，无作饼。寒则冻瘃，合胶不粘。"说明熬胶要注重时节，以保证胶具有足够的黏合性。明·萧大亨《夷俗记》载："弓以桑榆为干，角取诸野牛、黄羊，胶以鹿皮为之。"这里明确提出用鹿皮熬胶制弓。清·王士祯有诗云："深山五月中，鹿角暖初蜕，取作黄明胶，良工妙调剂。"此诗描述的是五月份取鹿角制胶的场景，该胶主要是用作工匠的黏合剂，而不是药用。

除此之外，鹿胶还可用于制墨。墨锭在水中研磨后产生墨汁，墨的原料包括炭黑、松烟、胶等。元末明初·陶宗仪《辍耕录》载"……烟和麋鹿胶造成，至唐末，墨工奚超与其子廷珪，自易水渡江，迁居歙州，南唐赐姓李氏，廷珪父子之墨，始集大成……"可见，在唐末即有用麋鹿胶制墨的工艺。宋·晁季一《墨经》载："凡墨胶为大，有上等煤而胶不如法，墨亦不佳。如得胶法，虽次煤能成善墨。且潘谷之煤，人多有之，而人制墨，莫有及谷者，正在煎胶之妙。凡胶，鹿胶为上。"制墨最重要的是要有正确的熬胶方法，而鹿胶是用于制墨最好的胶。

5. 货币

由于鹿皮比较昂贵，在古代还可用作货币。《管子》载："桓公知诸侯之归己也，故使轻其币而重其礼……鹿皮四分以为币。"可见，早在公元前 600 多年齐桓公统治的时期就有用鹿皮造货币。《汉律》载："鹿皮方尺，直黄金一斤。"《史记》亦载："上与张汤既造白鹿皮币。"由于鹿皮和黄金一样珍贵，在汉武帝时期亦用来铸造鹿皮币。由于鹿皮可用作货币，而货币是政权的象征，这也赋予了鹿特殊的含义。

　　总之，鹿在古代有食物、中药、服饰、工具、货币等应用，而且被赋予宗教、帝王、婚育等文化内涵。鹿文化根植于华夏文化，不仅是中华文明宝库的一部分，也一直在促进着人类的健康。

三、鹿的文学内涵

　　鹿，在中国传统人文哲学以及古代的早期民间图腾信仰中，都是颇受人们喜爱和青睐的动物。它灵巧的身姿、秀丽的形态、柔顺的性格、悠扬的鹿鸣，都使它成为了人们心目中美好愿望的象征，也使它成为了古往今来众多文学作品中集美于一身的意象。鹿在中国古典文化所推崇的各种仁兽灵物中起源较早，早在原始时期它就成了人们竞相追逐和狩猎的对象。到了商朝，它又成为王室贵族们卜天问地、沟通鬼神的重要器具，被后世奉为中国文字之肇始的"甲骨文"就有被殷商卜官用锲刀篆刻在各种珍贵的鹿骨上（图 6）。

　　由于鹿在古代的稀有难得，春秋时期人们婚礼纳徵常有用鹿皮为贽的风俗，而这一时期诸侯之间往来也有"诸侯之礼，令齐以豹皮往，小侯以鹿皮报"的记载。《礼记·礼运》中有云："何谓四灵？麟、凤、龟、龙，谓之四灵。"中国传统文化认为，"四灵"是自然之中最为珍贵的四种动物，这些奇禽异兽的出现就是世间祥瑞产生的先兆，而其中排在首位的"麟"即是兽中之王。作为古人心目中灵兽的麒麟，实际上就是从原始时期鹿这一图腾符号演化而来的，麒麟二字偏旁部首均从"鹿"，而许慎《说文解字·鹿部》正有"凡鹿之属皆从鹿"的说法。

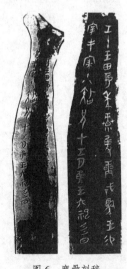

　　鹿的意象和内涵伴随着早期中国古代文学作品的繁荣而不断被丰富。被誉为中国诗史的光辉起点——《诗经》中有著名的"鹿鸣"一篇，吟唱着流传千古的"呦呦鹿鸣，食野之苹。我有嘉宾，鼓瑟吹笙。"以悦耳动听、此起彼伏的呦呦鹿鸣声描绘出一幅君臣之间、宾主之间和谐欢愉、觥筹交错的和乐美景，后更成为曹操《短歌行》中用以抒发思贤若渴、唯才是举之情的千古名句。

　　老子曾吟诵："政如飘风，民如野鹿。"庄子亦提及："上如标枝，民如野鹿。"道家所向往的理想大同境界正是无为而治，在老子和庄子的文学作品里，统治者就像山巅之上那棵树最高处的树梢，

图 6　鹿骨刻辞

虽仰之弥高但无临下之心，老百姓则像田野上无拘无束奔跑的野鹿，自由自在，优哉游哉，能按自己的方式生活。逐渐，鹿成为了道家文化重要的掌故，也成为了后世文学作品中时常被诗人、词人隐喻的对象。

汉乐府诗《长歌行》中有"仙人骑白鹿，发短耳何长。导我上太华，揽芝获赤幢"的吟唱；三国时代诗人曹植在《飞龙篇》中有"乘彼白鹿，手翳芝草，我知真人，长跪问道"的诗句；唐代诗人李白更是多次咏诵鹿，如"别君去时何时还？且放白鹿青崖间，须行即骑访名山""清晓骑白鹿，直上天门山""借予一白鹿，自挟两青龙""各守麋鹿志，耻随龙虎争"等；北宋苏轼亦多次以鹿隐喻自己甘于淡泊、闲适自在之乐，如"况吾与子渔樵于江渚之上，侣鱼虾而友麋鹿。驾一叶之扁舟，举匏樽以相属""仙子去无踪，故山遗白鹿"等；南宋赵汝芜亦有"昨梦醉来骑白鹿，满湖春水段家桥"的美妙词句；明代文徵明同样以鹿自喻，有云"三十年来麋鹿踪，若为老去人樊笼"。鹿与道家、道教文化中所极力推崇的羽化登仙、长生养性、逍遥自在、利万物而不争、游乎天地之间、自守凌云之志等人文哲学意蕴极其奇妙地融合在了一起，更增添了中国文学作品中鹿这一意象的神秘多彩、仙风道骨、志高行洁、祥瑞美好。

由于鹿在古代人民生产、生活中的重要作用，以及鹿的独特品性和文化底蕴，使得鹿文化在我们的文明中留下了浓墨重彩的一笔，留下了诸多典故以及成语。现将带有"鹿"字的成语总结如下，以供鉴赏：指鹿为马、逐鹿中原、鹿死谁手、群雄逐鹿、秦失其鹿、中原逐鹿、鹿车共挽、即鹿无虞、以鹿为马、獐麋马鹿、鸿案鹿车、共挽鹿车、鹿走苏台、覆鹿寻蕉、指鹿作马、标枝野鹿、鹿驯豕暴、马鹿异形、马鹿易形、鹿皮苍璧、权移马鹿、鹿裘不完、心头鹿撞、木石鹿豕、呦呦鹿鸣、鹿伏鹤行、复鹿寻蕉、蠢如鹿豕、复蕉寻鹿、蕉鹿之梦、凿空指鹿、复鹿遗蕉、铤鹿走险、覆鹿遗蕉、挺鹿走险、覆蕉寻鹿、三鹿郡公。

历代流传下来的关于鹿的诗词文学作品难以胜数，现特撷取一些，以供欣赏。

诗经·小雅·鹿鸣

西周 无名氏

呦呦鹿鸣，食野之苹。我有嘉宾，鼓瑟吹笙。

吹笙鼓簧，承筐是将。人之好我，示我周行。

呦呦鹿鸣，食野之蒿。我有嘉宾，德音孔昭。

视民不恌，君子是则是效。我有旨酒，嘉宾式燕以敖。

呦呦鹿鸣，食野之芩。我有嘉宾，鼓瑟鼓琴。

鼓瑟鼓琴，和乐且湛。我有旨酒，以燕乐嘉宾之心。

旧题苏武诗 / 别诗四首·其一

汉 无名氏

骨肉缘枝叶，结交亦相因。四海皆兄弟，谁为行路人。

况我连枝树，与子同一身。昔为鸳与鸯，今为参与辰。

昔者常相近，邈若胡与秦。惟念当离别，恩情日以新。

鹿鸣思野草，可以喻嘉宾。我有一樽酒，欲以赠远人。

愿子留斟酌，叙此平生亲。

短歌行

汉 曹操

对酒当歌，人生几何！譬如朝露，去日苦多。

慨当以慷，忧思难忘。何以解忧？唯有杜康。

青青子衿，悠悠我心。但为君故，沉吟至今。

呦呦鹿鸣，食野之苹。我有嘉宾，鼓瑟吹笙。

明明如月，何时可掇？忧从中来，不可断绝。

越陌度阡，枉用相存。契阔谈䜩，心念旧恩。

月明星稀，乌鹊南飞。绕树三匝，何枝可依？

山不厌高，海不厌深。周公吐哺，天下归心。

乐府诗·长歌行

汉 无名氏

仙人骑白鹿，发短耳何长。导我上太华，揽芝获赤幢。

来到主人门，奉药一玉箱。主人服此药，身体日康强。

发白复更黑，延年寿命长。

飞龙篇

汉 曹植

晨游泰山，云雾窈窕。忽逢二童，颜色鲜好。

乘彼白鹿，手翳芝草。我知真人，长跪问道。

西登玉台，金楼复道。授我仙药，神皇所造。

教我服食，还精补脑。寿同金石，永世难老。

良胶熬就独用角
鹿角胶

短歌行

魏晋 曹丕

仰瞻帷幕，俯察几筵。其物如故，其人不存。

神灵倏忽，弃我遐迁。靡瞻靡恃，泣涕连连。

呦呦游鹿，衔草鸣麑。翩翩飞鸟，挟子巢栖。

我独孤茕，怀此百离。忧心孔疚，莫我能知。

人亦有言，忧令人老。嗟我白发，生一何早。

长吟永叹，怀我圣考。曰仁者寿，胡不是保。

丰隆赐美味

魏晋 应璩

丰隆赐美味，受嚼方呻呻。

鹿鸣吐野华，独食有何甘。

代春日行

南北朝 鲍照

献岁发，吾将行。春山茂，春日明。园中鸟，多嘉声。

梅始发，柳始青。泛舟舻，齐棹惊。奏采菱，歌鹿鸣。

风微起，波微生。弦亦发，酒亦倾。入莲池，折桂枝。

芳袖动，芬叶披。两相思，两不知。

南康道中

唐 罗隐

弱冠负文翰，此中听鹿鸣。使君延上榻，时辈仰前程。

丹桂竟多故，白云空有情。唯余路旁泪，沾洒向尘缨。

夏游招隐寺暴雨晚晴

唐 范传正

竹柏风雨过，萧疏台殿凉。石渠写奔溜，金刹照颓阳。

鹤飞岩烟碧，鹿鸣涧草香。山僧引清梵，幡盖绕回廊。

感遇诗

唐 陈子昂

呦呦南山鹿，罹罝以媒和。招摇青桂树，幽蠹亦成科。

世情甘近习，荣耀纷如何。怨憎未相复，亲爱生祸罗。

瑶台倾巧笑，玉杯殒双蛾。谁见枯城蘖，青青成斧柯。

七言

唐 吕岩

琴剑酒棋龙鹤虎，逍遥落托永无忧。闲骑白鹿游三岛，闷驾青牛看十洲。

碧洞远观明月上，青山高隐彩云流。时人若要还如此，名利浮华即便休。

游泰山

唐 李白

玉女四五人，飘飘下九垓。含笑引素手，遗我流霞杯。

稽首再拜之，自愧非仙才。旷然小宇宙，弃世何悠哉。

清晓骑白鹿，直上天门山。山际逢羽人，方瞳好容颜。

扪萝欲就语，却掩青云关。遗我鸟迹书，飘然落岩间。

山人劝酒

唐 李白

苍苍云松，落落绮皓。

春风尔来为阿谁，蝴蝶忽然满芳草。

秀眉霜雪颜桃花，骨青髓绿长美好。

称是秦时避世人，劝酒相欢不知老。

各守麋鹿志，耻随龙虎争。

欻起佐太子，汉王乃复惊。

顾谓戚夫人，彼翁羽翼成。

归来商山下，泛若云无情。

举觞酹巢由，洗耳何独清。

浩歌望嵩岳，意气还相倾。

良胶熬就独用角
鹿角胶

古风

唐 李白

昔我游齐都，登华不注峰。兹山何峻秀，绿翠如芙蓉。
萧飒古仙人，了知是赤松。借予一白鹿，自挟两青龙。
含笑凌倒景，欣然愿相从。泣与亲友别，欲语再三咽。
勖君青松心，努力保霜雪。世路多险艰，白日欺红颜。
分手各千里，去去何时还。在世复几时，倏如飘风度。
空闻紫金经，白首愁相误。抚己忽自笑，沉吟为谁故。
名利徒煎熬，安得闲余步。终留赤玉舄，东上蓬莱路。
秦帝如我求，苍苍但烟雾。

梦游天姥吟留别

唐 李白

海客谈瀛洲，烟涛微茫信难求。
越人语天姥，云霓明灭或可睹。
天姥连天向天横，势拔五岳掩赤城。
天台四万八千丈，对此欲倒东南倾。
我欲因之梦吴越，一夜飞渡镜湖月。
湖月照我影，送我至剡溪。
谢公宿处今尚在，渌水荡漾清猿啼。
脚着谢公屐，身登青云梯。半壁见海日，空中闻天鸡。
千岩万转路不定，迷花倚石忽已暝。
熊咆龙吟殷岩泉，栗深林兮惊层巅。
云青青兮欲雨，水澹澹兮生烟。
列缺霹雳，丘峦崩摧。洞天石扇，訇然中开。
青冥浩荡不见底，日月照耀金银台。
霓为衣兮风为马，云之君兮纷纷而来下。
虎鼓瑟兮鸾回车，仙之人兮列如麻。
忽魂悸以魄动，恍惊起而长嗟。
惟觉时之枕席，失向来之烟霞。
世间行乐亦如此，古来万事东流水。
别君去时何时还，且放白鹿青崖间，须行即骑访名山。
安能摧眉折腰事权贵，使我不得开心颜。

醉后走笔酬刘五主簿长句之赠兼简张大贾二十四先辈昆季
唐 白居易

刘兄文高行孤立，十五年前名翕习。是时相遇在符离，我年二十君三十。
得意忘年心迹亲，寓居同县日知闻。衡门寂寞朝寻我，古寺萧条暮访君。
朝来暮去多携手，穷巷贫居何所有。秋灯夜写联句诗，春雪朝倾暖寒酒。
陴湖绿爱白鸥飞，潍水清怜红鲤肥。偶语闲攀芳树立，相扶醉蹋落花归。
张贾弟兄同里巷，乘闲数数来相访。雨天连宿草堂中，月夜徐行石桥上。
我年渐长忽自惊，镜中冉冉髭须生。心畏后时同励志，身牵前事各求名。
问我栖栖何所适，乡人荐为鹿鸣客。二千里别谢交游，三十韵诗慰行役。
出门可怜唯一身，散袗瘦马入咸秦。冬冬街鼓红尘暗，晚到长安无主人。
二贾二张与余弟，驱车逦迤来相继。操词握赋为干戈，锋锐森然胜气多。
齐入文场同苦战，五人十载九登科。二张得隽名居甲，美退争雄重告捷。
棠棣辉荣并桂枝，芝兰芳馥和荆叶。唯有沉犀屈未伸，握中自谓骇鸡珍。
三年不鸣鸣必大，岂独骇鸡当骇人。元和运启千年圣，同遇明时余最幸。
始辞秘阁吏王畿，遽列谏垣升禁闱。褰步何堪鸣佩玉，衰容不称著朝衣。
阊阖晨开朝百辟，冕旒不动香烟碧。步登龙尾上虚空，立去天颜无咫尺。
宫花似雪从乘舆，禁月如霜坐直庐。身贱每惊随内宴，才微常愧草天书。
晚松寒竹新昌第，职居密近门多闲。日暮银台下直回，故人到门门暂开。
回头下马一相顾，尘土满衣何处来。敛手炎凉叙未毕，先说旧山今悔出。
岐阳旅宦少欢娱，江左羁游费时日。赠我一篇行路吟，吟之句句披沙金。
岁月徒催白发貌，泥涂不屈青云心。谁会茫茫天地意，短才获用长才弃。
我随鹓鹭入烟云，谬上丹墀为近臣。君同鸾凤栖荆棘，犹着青袍作选人。
惆怅知贤不能荐，徒为出入蓬莱殿。月惭谏纸二百张，岁愧俸钱三十万。
大底浮荣何足道，几度相逢即身老。且倾斗酒慰羁愁，重话符离问旧游。
北巷邻居几家去，东林旧院何人住。武里村花落复开，流沟山色应如故。
感此酬君千字诗，醉中分手又何之。须知通塞寻常事，莫叹浮沉先后时。
慷慨临歧重相勉，殷勤别后加餐饭。君不见买臣衣锦还故乡，五十身荣未为晚。

病中书怀呈友人
唐 温庭筠

逸足皆先路，芬郊独向隅。顽童逃广柳，羸马卧平芜。
黄卷嗟谁问，朱弦偶自娱。鹿鸣皆缀士，雌伏竟非夫。

良胶熬就独用角
鹿角胶

采地荒遗野，爰田失故都。亡羊犹博簺，牧马倦呼卢。
奕世参周禄，承家学鲁儒。功庸留剑舃，铭戒在盘盂。
经济怀良画，行藏识远图。未能鸣楚玉，空欲握隋珠。
定为鱼缘木，曾因兔守株。五车堆缥帙，三径阒绳枢。
适与群英集，将期善价沽。叶龙图夭矫，燕鼠笑胡卢。
赋分知前定，寒心畏厚诬。蹑尘追庆忌，操剑学班输。
文闱陪多士，神州试大巫。对虽希鼓瑟，名亦滥吹竽。
正使猜奔竞，何尝计有无。镏愓虚访觅，王霸竟揶揄。
市义虚焚券，关讥谩弃繻。至言今信矣，微尚亦悲夫。
白雪调歌响，清风乐舞雩。胁肩难黾勉，搔首易嗟吁。
角胜非能者，推贤见射乎。兕觥增恐竦，杯水失锱铢。
粉垛收丹采，金髇隐仆姑。垂橐羞尽爵，扬觯辱弯弧。
虎拙休言画，龙希莫学屠。转蓬随款段，耘草辟墢垆。
受业乡名郑，藏机谷号愚。质文精等贯，琴筑韵相须。
筑室连中野，诛茅接上腴。苇花纶虎落，松癭斗栾栌。
静语莺相对，闲眠鹤浪俱。蕊多劳蝶翅，香酷坠蜂须。
芳草迷三岛，澄波似五湖。跃鱼翻藻荇，愁鹭睡葭芦。
暝渚藏鸂鶒，幽屏卧鹧鸪。苦辛随艺殖，甘旨仰樵苏。
笑语空怀橘，穷愁亦据梧。尚能甘半菽，非敢薄生刍。
钓石封苍藓，芳蹊艳绛趺。树兰畦缭绕，穿竹路萦纡。
机杼非桑女，林园异木奴。横竿窥赤鲤，持翳望青鸬。
泮水思芹味，琅琊得稻租。杖轻藜拥肿，衣破芰披敷。
芳意忧鶗鴂，愁声觉蟪蛄。短檐喧语燕，高木堕饥鼯。
事迫离幽墅，贫牵犯畏途。爱憎防杜挚，悲叹似杨朱。
旅食常过卫，羁游欲渡泸。塞歌伤督护，边角思单于。
堡戍标枪槊，关河锁舳舻。威容尊大树，刑法避秋荼。
远目穷千里，归心寄九衢。寝甘诚系滞，浆馈贵睢盱。
怀刺名先远，干时道自孤。齿牙频激发，簦笈尚崎岖。
莲府侯门贵，霜台帝命俞。骥蹄初蹴景，鹏翅欲抟扶。
寓直回骢马，分曹对暝乌。百神歆仿佛，孤竹韵含糊。
凤阙分班立，鹓行竦剑趋。触邪承密勿，持法奉吁谟。
鸣玉锵登降，衡牙响曳娄。祀亲和氏璧，香近博山炉。

瑞景森琼树，轻水莹玉壶。豸冠簪铁柱，螭首对金铺。
内史书千卷，将军画一厨。眼明惊气象，心死伏规模。
岂意观文物，保劳琢砡砆。草肥牧骒衰，苔涩淬昆吾。
乡思巢枝鸟，年华过隙驹。衔恩空抱影，酬德未捐躯。
时辈推良友，家声继令图。致身伤短翮，骧首顾疲驽。
班马方齐骛，陈雷亦并驱。昔皆言尔志，今亦畏吾徒。
有气干牛斗，无人辩辘轳。客来斟绿蚁，妻试踏青蚨。
积毁方销骨，微瑕惧掩瑜。蛇予犹转战，鱼服自囚拘。
欲就欺人事，何能逭鬼诛。是非迷觉梦，行役议秦吴。
凛冽风埃惨，萧条草木枯。低佪伤志气，蒙犯变肌肤。
旅雁唯闻叫，饥鹰不待呼。梦梭抛促织，心茧学蜘蛛。
宁复机难料，庸非信未孚。激扬衔箭虎，疑惧听冰狐。
处己将营窟，论心若合符。浪言辉棣萼，何所托葭莩。
乔木能求友，危巢莫吓雏。风华飘领袖，诗礼拜衾裯。
敧枕情何苦，同舟道岂殊。放怀亲蕙芷，收迹异桑榆。
赠远聊攀柳，裁书欲截蒲。瞻风无限泪，回首更踟蹰。

赠唐祖二子
唐 王翰

鸿飞遵枉渚，鹿鸣思故群。物情尚劳爱，况乃予别君。
别时花始发，别后兰再熏。瑶觞滋白露，宝瑟凝凉氛。
裴佪北林月，怅望南山云。云月渺千里，音徽不可闻。

行县至浮查山寺
唐 崔元翰

三十年前此布衣，鹿鸣西上虎符归。行时宾从过前寺，到处松杉长旧围。
野老竞遮官道拜，沙鸥遥避隼旗飞。春风一宿琉璃地，自有泉声惬素机。

山中酬杨补阙见过
唐 钱起

日暖风恬种药时，红泉翠壁薜萝垂。幽溪鹿过苔还静，深树云来鸟不知。
青琐同心多逸兴，春山载酒远相随。却惭身外牵缨冕，未胜杯前倒接䍦。

杂诗

宋 黄庭坚

此身天地一蘧庐，世事消磨绿鬓疏。

毕竟几人真得鹿，不知终日梦为鱼。

鲁山山行

宋 梅尧臣

适与野情惬，千山高复低。好峰随处改，幽径独行迷。

霜落熊升树，林空鹿饮溪。人家在何许，云外一声鸡。

西岩翠屏阁

宋 陆游

把酒孤亭半日留，西岩独擅鹤山秋。也知绝境终难赋，且喜闲身得纵游。

鹊起危巢时磔磔，鹿鸣深涧暮呦呦。人生适意方为乐，甲第朱门祇自囚。

仙都山鹿

宋 苏轼

日月何促促，尘世苦局束。仙子去无踪，故山遗白鹿。

仙人已去鹿无家，孤栖怅望层城霞。至今闻有游洞客，夜来江市叫平沙。

长松千树风萧瑟，仙宫去人无咫尺。夜鸣白鹿安在哉，满山秋草无行迹。

和赵龙图鹿鸣宴韵

宋 刘宰

预宴当年记凤兴，笙歌堂上正和鸣。别来几送龙门客，去后空题雁塔名。

麋鹿君中便野性，鹚鸠飞处笑云程。羞着也到茅帘下，磊块堆盘里社荣。

寒食日送李公佐归汉东

宋 宋祁

有客改南辕，春郊驻祖筵。罇寒禁火国，风暖浴沂天。

茂草平无际，残花惨更妍。鹿鸣偕计近，簪盍约初年。

梦江南

宋 赵汝茮

帘不卷，细雨熟樱桃。数点雾霞山又晚，一痕凉月酒初消。

风紧絮花高，闲处少，磨尽少年豪。昨梦醉来骑白鹿，满湖春水段家桥，濯发听吹箫。

和梅龙图公仪谢鹏

宋 欧阳修

有诗鹤勿喜，无诗鹏勿悲。人禽固异性，所趣各有宜。

朝戏青竹林，暮栖高树枝。咿呦山鹿鸣，格磔野乌啼。

声音不相通，各以类自随。使鹤居笼中，垂头以听诗。

鹨鸥享钟鼓，鱼鸟见西施。鹏鹤不宜争，所争良可知。

蚍蜉与蚁子，为物固已微。当彼两交斗，勇如闻鼓鼙。

有心皆好胜，未免争是非。于我一何薄，于彼一何私。

栏槛啄花卉，叫号惊睡儿。跳踉两脚长，落泊双翅垂。

何足充玩好，于何定妍媸。鹏口不能言，夜梦以告之。

主人起谢鹏，从我今几时。僮奴谨守护，出入烦提携。

逍遥遂栖息，饮啄安雄雌。花底弄日影，风前理毛衣。

岂非主人恩，报效尔宜思。主人今白发，把酒无翠眉。

养鹤鹏又妒，我言堪解颐。

前赤壁赋

宋 苏轼

壬戌之秋，七月既望，苏子与客泛舟游于赤壁之下。清风徐来，水波不兴。举酒属客，诵明月之诗，歌窈窕之章。少焉，月出于东山之上，徘徊于斗牛之间。白露横江，水光接天。纵一苇之所如，凌万顷之茫然。浩浩乎如冯虚御风，而不知其所止；飘飘乎如遗世独立，羽化而登仙。于是饮酒乐甚，扣舷而歌之。歌曰："桂棹兮兰桨，击空明兮溯流光。渺渺兮予怀，望美人兮天一方。"客有吹洞箫者，倚歌而和之。其声呜呜然，如怨如慕，如泣如诉，余音袅袅，不绝如缕。舞幽壑之潜蛟，泣孤舟之嫠妇。

苏子愀然，正襟危坐而问客曰："何为其然也？"客曰："月明星稀，乌鹊南飞，此非曹孟德之诗乎？西望夏口，东望武昌，山川相缪，郁乎苍苍，此非孟德之困于周郎者乎？方其破荆州，下江陵，顺流而东也，舳舻千里，旌旗蔽空，酾酒临江，横槊赋诗，固一世之雄也，而今安在哉？况吾与子渔樵于江渚之上，侣鱼虾而友麋鹿，驾一叶之扁舟，举匏樽以相属。寄蜉蝣于天地，渺沧海之一粟。哀吾生之须臾，羡长江之无穷。挟飞仙以遨游，抱明月而长终。知不可乎骤得，托遗响于悲风。"

苏子曰："客亦知夫水与月乎？逝者如斯，而未尝往也；盈虚者如彼，而卒莫消长也。盖将自其变者而观之，则天地曾不能以一瞬；自其不变者而观之，则物与我皆无尽也，而又何羡乎！且夫天地之间，物各有主，苟非吾之所有，虽一毫而莫取。惟江上之清风，与山间之明月，耳得之而为声，目遇之而成色，取之无禁，用之不竭，是造物者之无尽藏也，而吾与子之所共适。"客喜而笑，洗盏更酌。肴核既尽，杯盘狼籍。相与枕藉乎舟中，不知东方之既白。

双调
元 张养浩

云来山更佳，云去山如画。山因云晦明，云共山高下。
何仗立云沙，回首见山家。野鹿眠山草，山猿戏野花。
云霞，我爱山无价。看时行踏，云山也爱咱。

梦游庐山
明 胡奎

我有紫霞想，梦游匡庐峰。仙人凌绝顶，手掉金芙蓉。
亭亭九天上，叠嶂崩腾涌波浪。五色云中白鹿鸣，三更海底金鸡唱。
悬崖瀑布从天来，疋练倒界青天开。高人自是陆修静，邀我石磴行莓苔。
九江秀色可揽结，欲跨长鲸捉明月。望断蓬莱青鸟书，琪花落尽无人折。
飞身上挹香炉烟，坐卧九叠屏风前。翻然拜手招五老，一笑仿佛三千年。
松风泠泠吹梦觉，鹤背高寒露华落。早知此境隔尘凡，只合栖神向丘壑。
何人写此江上山，云山与我心俱闲。明当会碾飔轮去，长谢时人竟不还。

感怀
明 文徵明

三十年来麋鹿踪，若为老去入樊笼。五湖春梦扁舟雨，万里秋风两鬓蓬。
远志出山成小草，神鱼失水困沙虫。白头博得公车召，不满东方一笑中。

己亥杂诗·嘉庆文风在目前
清 龚自珍

嘉庆文风在目前，记同京兆鹿鸣筵。

白头相见冬山路，谁惜荷衣两少年。

出都留别诸公
清 康有为

天龙作骑万灵从，独立飞来缥缈峰。怀抱芳馨兰一握，纵横宙合雾千重。
眼中战国成争鹿，海内人才孰卧龙？抚剑长号归去也，千山风雨啸青锋。

春日偶成
周恩来

极目青郊外，烟霾布正浓。
中原方逐鹿，博浪踵相踪。

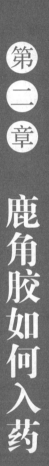

第二章　鹿角胶如何入药

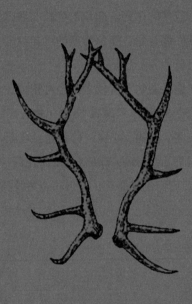

一、鹿的品种

鹿全身皆可入药，一身皆宝，可以入药的部分有 20 余种：鹿茸、鹿角、鹿角胶、鹿角霜、鹿角胶珠、鹿皮、鹿皮胶、鹿胎、鹿鞭、鹿筋、鹿骨、鹿尾巴、鹿血、鹿精、鹿齿、鹿肉、鹿脂、鹿髓、鹿脑、鹿肾、鹿胆、鹿粪。其中，鹿角的炮制品鹿角胶是目前临床上用得较多的中药。鹿角的生长与脱落受垂体和睾丸激素的影响。除驯鹿外，其他品种的鹿仅雄性鹿有角。鹿角为鹿的可再生器官，在出生后第二年开始生长，每年从基部脱落，再长出新角。

鹿科动物具有较大的经济价值，自古以来就与人类文明的发展密切相关。世界鹿科动物现存 38 种，我国有 16 种（梅花鹿、马鹿、欧亚驼鹿、狍、驯鹿、毛冠鹿、麋鹿、黑麂、菲氏麂、赤麂、小麂、白唇鹿、坡鹿、水鹿、獐、中国豚鹿）。其中，药用价值最高的品种是马鹿（*Cervus elaphus*）和梅花鹿（*Cervus nippon*），其鹿角如图 7 所示（鹿角的本草考证），它们也是鹿茸、鹿角和鹿角胶药材的指定来源。

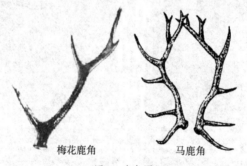

梅花鹿角   马鹿角

图 7　鹿角图

鹿角胶为脊椎动物鹿科动物马鹿 *Cervus elaphus* 或梅花鹿 *Cervus nippon* 已骨化的角或锯茸后翌年春季脱落的角基经水煎煮，浓缩制成的固体胶块（《中药炮制学》）。鹿角胶拉丁名是 *Colla Corni Cervi*，英文名是 Deerhorn glue [《中医药学名词》（2004 年版）]。

虽然《中国药典》指定制作鹿角胶的鹿为梅花鹿和马鹿，但古代麋鹿的角也被用来制作麋鹿胶。《本草经疏》载："鹿，山兽，属阳。……麋，泽兽，属阴。……是以麋茸补阴，鹿茸补阳。角亦如之。"《康熙台湾县志》亦有类似论述："鹿茸，角之初发者为茸，禀气纯阳，故能补阳。又有麋茸，性能滋阴，以大者为佳。"可见，梅花鹿、马鹿鹿茸与麋鹿鹿茸是有区别的。梅花鹿和马鹿属阳，其茸（角）补阳；麋鹿属阴，其茸（角）滋阴。故苏东坡云："鹿阳兽，见阴而角解；麋阴兽，见阳而角解。故补阳以鹿角为胜，补阴以麋角为胜。"可见，古代本草所载的鹿角、鹿茸为梅花鹿或马鹿鹿角、鹿茸，而麋鹿鹿角、鹿茸一般称之为麋角、麋茸。

《中国药用鹿科动物简述》对梅花鹿和马鹿介绍如下：

1. 梅花鹿

梅花鹿（学名：*Cervus nippon*），如图8，是一种中小型鹿，体长125至145厘米，尾长12至13厘米，肩高70至95厘米，体重70至100千克。毛色夏季为栗红色，有许多白斑，状似梅花；冬季为烟褐色，白斑不显著。颈部有鬣毛。雄性角长达30至66厘米。

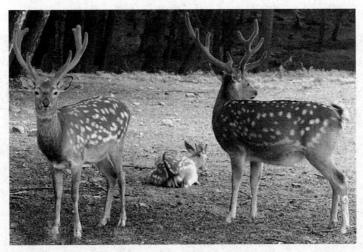

图 8　梅花鹿

【濒危情况】列入世界自然保护联盟（IUCN）2015年《濒危物种红色名录》——低危（LC）。《国家重点保护野生动物名录》：Ⅰ级。

【鹿茸、鹿角形状】

（1）梅花鹿鹿茸：呈圆柱状分支，有1个分支者习称"二杠"，主支习称"大挺"，长17～20厘米，锯口直径4～5厘米，离锯口约1厘米处分出侧支，习称"门庄"，长9～15厘米，直径较大，挺略细。外皮红棕色或棕色，多光润，表面密生红黄色或棕黄色细茸毛，上端较密，下端较疏；分岔间具1条灰黑色筋脉，皮茸紧贴。锯口黄白色，外围无骨质，中部密布细孔。具2个分支者，习称"三岔"。大挺长23～33厘米，直径较二杠细，略呈弓形，微扁，支端略尖，下部多有纵棱筋及突起疙瘩，皮红黄色，茸毛较稀而粗。二茬茸与头茬茸相似，但挺长而不圆或下粗上细，下部有纵棱筋，皮灰黄色，茸毛较粗糙，锯口外多已骨化。

（2）梅花鹿鹿角：通常分成 3 ~ 4 支，全长 30 ~ 60 厘米，直径 2.5 ~ 5 厘米。侧支多向两旁伸展，第 1 支与珍珠盘相距较近，第 2 支与第 1 支相距较远，主支末端分成 2 小支。表面黄棕色或灰棕色，支端灰白色。支端以下具明显骨钉，纵向排成"苦瓜棱"，顶部灰白色或灰黄色，有光泽。

2. 马鹿

马鹿（学名：*Cervus elaphus*）别名赤鹿、八叉鹿、黄臀赤鹿、白臀鹿、红鹿，如图 9，是一种大型鹿，因为体形似骏马而得名，身体呈深褐色，背部及两侧有一些白色斑点。雄性有角，一般分为 6 叉，最多 8 个叉，茸角的第二叉紧靠于眉叉。夏毛较短，没有绒毛，一般为赤褐色，背面较深，腹面较浅，故有"赤鹿"之称。

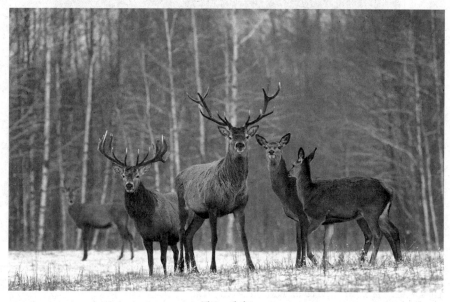

图 9　马鹿

【濒危情况】列入世界自然保护联盟（IUCN）2008 年《濒危物种红色名录》——无危（LC）。《国家重点保护野生动物名录》：Ⅱ级。

【鹿茸、鹿角形状】

（1）马鹿鹿茸：较梅花鹿鹿茸粗大，分支较多，侧支 1 个者习称"单门"，2 个者习称"莲花"，3 个者习称"三岔"，4 个者习称"四岔"或更多。按产地分为"东马鹿茸"和"西马鹿茸"。

①东马鹿茸："单门"大挺长 25 ~ 27 厘米，直径约 3 厘米。外皮灰黑色，茸毛灰褐色或灰黄色，锯口面外皮较厚，灰黑色，中部密布细孔，质嫩；"莲花"大挺长可达 33 厘米，

下部有棱筋，锯口面蜂窝状小孔稍大；"三岔"皮色深，质较老；"四岔"茸毛粗而稀，大挺下部具棱筋及疙瘩，分支顶端多无毛，习称"捻头"。

②西马鹿茸：大挺多不圆，顶端圆扁不一，长 30 ~ 100 厘米。表面有棱，多抽缩干瘪，分支较长且弯曲，茸毛粗长，灰色或黑灰色。锯口色较深，常见骨质。

（2）马鹿鹿角：呈分支状，通常分成 4 ~ 6 支，全长 50 ~ 120 厘米。主支弯曲，直径 3 ~ 6 厘米：基部盘状，上具不规则瘤状突起，习称"珍珠盘"，周边常有稀疏细小的孔洞。侧支多向一面伸展，第 1 支与珍珠盘相距较近，与主干几成直角或钝角伸出，第 2 支靠近第 1 支伸出，习称"坐地分支"；第 2 支与第 3 支相距较远。表面灰褐色或灰黄色，有光泽，角尖平滑，中、下部常具疣状突起，习称"骨钉"，并具长短不等的断续纵棱，习称"苦瓜棱"。质坚硬，断面外圈骨质呈灰白色或微带淡褐色，中部多呈灰褐色或青灰色，具蜂窝状孔。

二、鹿的资源分布

梅花鹿为亚洲东部特产种类。国内分布于东北、华北、华东、华南，目前野生较少，大部分为饲养。国外分布于俄罗斯东部、日本、朝鲜、韩国等地。马鹿分布较广，国内分布于黑龙江、辽宁、内蒙古呼和浩特、宁夏贺兰山、青海、甘肃等地。国外分布于欧洲南部和中部，北美洲，非洲北部，亚洲的俄罗斯东部、蒙古、朝鲜、韩国等。

经国务院批准，农业农村部于 2020 年 5 月 27 日正式公布了《国家畜禽遗传资源目录》。本次公布的畜禽遗传资源目录列出了家养畜禽及其杂交后代，其中梅花鹿、马鹿等列入特种畜禽，将遵照畜牧法管理。

野生梅花鹿为国家一级保护动物，野生马鹿为国家二级保护动物，为稀缺物种，不能捕杀。为保障药用资源，新疆塔里木、伊犁河谷、阿图什以及甘肃肃南等地建设了规模较大的马鹿人工养殖基地。梅花鹿的养殖基地全国非常普遍，其中吉林省最多。

我国是世界上鹿养殖产业大国之一，我国的梅花鹿和马鹿养殖主要分布于我国东北、内蒙古、西北和西南地区，其中以东北三省养殖数量最多。在国际上，如新西兰、韩国等国家，鹿养殖产业主要是获取肉制品，且呈现快速发展的势头。国外开展鹿养殖的国家主要分布于新西兰、俄罗斯、韩国和英国等国家，其中以新西兰养殖量最大，且以出口为主。

梅花鹿的养殖规模远大于马鹿，2005 年之前全国有万余家梅花鹿养殖场，产量达 45 万头，吉林最多。黑龙江省是我国养鹿大省之一，其鹿业养殖规模仅次于吉林，位居全国第二。据不完全统计〔李和平.黑龙江省鹿业养殖现状及未来发展规划〔J〕.黑龙江动物繁殖，2020，28（04）：59-62.〕，目前黑龙江省养鹿企业、鹿场（户）有 350 ~ 400 家，全省年产鲜茸 60000kg 以上，养殖数量接近 8 万头，其中梅花鹿占 70% ~ 80%，杂交鹿占 20% ~ 30%，马鹿不足 1%。饲养规模以中小型鹿场为主体，100 ~ 500 头规模的鹿场占 50% 以上，不足 100 头规模的占 40% 以上，500 ~ 1000 头规模的占 5% 左右，1000 头以上规模的仅占 2%。黑龙江省饲养的梅花鹿品质优良，无论是养殖规模，还是品质，已经位居全国一流。兴凯湖梅花鹿以其独特的品质在国内久负盛名，与吉林、辽宁等其他地方梅花鹿品种有所不同。玉泉、饶河等地的梅花鹿养殖企业（如金地鹿业）从吉林引进纯种双阳梅花鹿，经过继续选育提高，形成了更优良的梅花鹿群体。哈尔滨地区的典型企业，如轩辕热电厂鹿场，多年来坚持不懈地收集全国优良高产梅花鹿优良基因，群体产茸性能高、规模大。目前这些优良梅花鹿群体成年公鹿头茬二杠、三杈鲜茸平均单产已经达到 2.8 ~ 4.5kg，种公鹿头茬鲜茸平均单产均在 6.5kg 以上。黑龙江省马鹿养殖数量较少，但品质高。黑龙江曾经有闻名世界的优良种公鹿，如哈尔滨特产所鹿场的 96-13 号种公鹿（2007 年鲜茸产量达 32.75kg，创世界纪录），在全国鹿产业发展中起到了积极的推动作用。

三、鹿角胶的炮制方法

1. 鹿角的选择

《中国药典》（2015 年版）指定鹿角胶为马鹿 *Cervus elaphus* Linnaeus 或梅花鹿 *Cervus nippon* Temminck 已骨化的角熬制成的固体胶。全世界鹿的品种有 38 种，而熬制鹿角胶的鹿角必须是梅花鹿或马鹿的角。鹿角宜在夏季 7 月左右取，年龄较大的鹿其角更好，鹿角以黄色、紧重、角尖、完好者为质量佳。关于鹿角的选取历代本草著作有论述，如《雷公炮炙论》载："其角要黄色、紧重、尖好者，缘此鹿食灵草，所以异其众鹿。"《本草品汇精要》载："熬胶之法，采鹿年岁久，其角坚好、新鲜、全具者。"《本草纲目》载："七月采角。以鹿年久者，其角更好。煮以为胶，入药弥佳。"

2. 鹿角的炮制

《雷公炮炙论》是南北朝时期雷敩所著的我国最早的中药炮制学专著，其对鹿角胶的炮制方法有记载："凡使采得鹿角了，须全戴者，并长三寸锯解之，以物盛，于急水中浸之，一百日满出，用刀削去粗皮一重，了，以物拭水垢令净。然后用碱醋煮七日，旋旋添醋，勿令火歇，戌时不用着火，只从子时至戌时也。日足，其角白色软如粉，即细捣作粉。却，以无灰酒煮其胶，阴干，削了，重研，筛过用。每修事十两，以无灰酒一镒，煎干为度也。"取鹿角后，应锯成三寸长，放在水中泡百日，这样方能使鹿角稍微泡软，从而方便削掉其外面的粗皮。然后再用醋煮鹿角，缓缓熬煮七日，这样鹿角会被煮软，将其捣成粉，再用无灰酒熬之，把酒熬干为度。

《本草经集注》是南北朝梁代陶弘景所著，其中有鹿角胶炮制方法的记载："作白胶法，先以米汁，渍七日令软，然后煮煎之，如作阿胶法尔。又一法，即细锉角，与一片干牛皮，角即消烂矣，不尔相厌，百年无一熟也。"这里记载了2种熬制鹿角胶的方法，一是用米汤泡鹿角七日使其软后再煎煮，米汤泡渍比《雷公炮炙论》中用水泡一百日更为简洁；另一方法是将鹿角锉成薄片后和牛皮一起熬煮，这样可以快速将鹿角煮烂。

唐代《食疗本草》载："若欲作胶者，细破寸截，以水浸七日，令软方煮也。"可见，鹿角在熬制前，要切成薄片，这样容易用水泡软。

元代《本草品汇精要》对鹿角胶的炮制方法有详细的记载："熬胶之法，采鹿年岁久，其角坚好、新鲜、全具者，先用本鹿天灵盖及皮同裹之，安室上一宿，以归魂也。后将角锯成段子，长二三寸许，以竹篮盛，于长流水中浸三七，漉出清水，洗去垢秽，以大锅一口，用桑木篦子安锅底内，却用桑皮铺于篦子上，层层铺角，注长流水八分，再旋旋添水煮一日，候角软乘热，削去粗皮，每角十斤用人参、茯苓各四两，楮实子八两，仍于锅内如前安桑木篦，勿令着锅底，篦子上铺桑白皮一层，却将鹿角层层铺，注长流水八分，以人参、茯苓、楮实子用夏布袋盛之，同入锅内，下用桑柴火，再旋旋添水，慢煮至三日夜或五日夜、七日夜，候角内虚白漉出，角则成霜矣，却将原煮角汁水，再用细绢袋滤过于银器内，盛之以重汤锅内，微火慢慢熬至稠黏黄黑色者，即成胶也。"这种炮制方法和前人的有明显不同之处，其一是把鹿角放在桑白皮上煮，烧火的木材也是桑木；其二是熬煮的时候加人参、茯苓、楮实子。

明代《本草蒙筌》载："用新角成对者，以锯寸截，流水内浸三日，刷净腥秽。汲河水入砂罐中，投角于内，每角一罐，用楮实子、桑白皮、黄蜡各一两，同煮，以桑叶塞罐口，勿令走气，炭火猛煮三日，如水耗，渐添熟汤，直待角烂如熟羊，掐得酥软则止。将角取起，其汁以绵滤净，再入砂罐中，慢火熬稠，碗盛风吹冷，凝成胶入药。畏大黄，得火妙。止痛立安胎孕，益气大补虚羸。疗跌仆损伤，治吐衄崩带。"这种熬胶方法和前人又有不同，熬煮时加了楮实子、桑白皮、黄蜡。

《脉症治方》也有类似炮制方法的记载："熬鹿角胶霜法，用新鹿角三对。重十斤，将角锯二寸长一段，于长流水内浸三日，刷去尘垢。如无长流水，以大钵头浸，日三次换水亦可。每角十斤。用黄蜡五两，桑白皮十两，楮实子二十两，新汲水四十碗，共入瓦坛内。用桑柴一百二十斤，熬炼三昼夜，水干旋添熟水，勿令露角。三日后取出，将细布绞净。其角汁用文火收之，滴水成珠，即成胶。其枯角晒干磨为末，即成霜也。"

综上所述，鹿角胶的炮制过程：将鹿角锯段，漂泡洗净，分次水煎，滤过，合并滤液，静置，滤取胶液，浓缩至稠膏状，冷凝，切块，晾干即得。鹿角胶的炮制方法并不复杂，难点是鹿角坚硬不易煮烂。故鹿角要切成薄片，先浸泡几日，再水煮（或加醋、酒）慢熬成胶。鹿角胶成品呈扁方形块，黄棕色。

四、鹿角胶的真伪鉴别

鹿角胶作为珍贵的动物药在我国药用历史中已经两千多年，因其独特且多样的药理作用及能够迅速被吸收利用的优点，使得鹿角胶的应用领域不断拓展，并且在保健和许多疾病治疗中发挥着重要的作用，从而逐渐受到人们的重视。为了人民健康，国家对鹿角胶制定了明确规范，根据 2015 年版《中国药典》规定，鹿角胶的检验项目主要包括：性状、鉴别、水分、总灰分、重金属、砷盐和其他。含量测定主要测 4 种氨基酸：L- 羟脯氨酸不得少于 6.6%，甘氨酸不得少于 13.3%，丙氨酸不得少于 5.2%，L- 脯氨酸不得少于 7.5%。

关于正品鹿角胶的描述和性状，2015 年版《中国药典》中有记载："本品为鹿角经水煎煮、浓缩制成的固体胶……本品呈扁方形块或丁状。黄棕色或红棕色，半透明，有的上部有黄白色泡沫层。质脆，易碎，断面光亮。气微，味微甜。"而目前因为造假技术的不断进步，以其他动物角或皮熬制的伪品胶从外形、气味方面都很接近正品鹿角胶，也仿制成扁方块状，长宽、薄厚亦仿真品，但表面多为黄棕色，略透明，有的上部亦有黄白色泡沫层；质硬，不易破碎，断面发乌，不甚光亮；闻之亦气微，口尝味微甜而发黏。如以鹿角为主，掺入驴皮、牛皮甚至变质腐烂的杂皮等，传统的性状鉴别方法无法鉴别胶类药材的来源。

针对鹿角胶药材的质量控制方法，已有许多学者做过多方面的研究，总结出许多可供选择的方法：

1. 热分析法

目前热分析技术正在不断进步革新，正渐渐应用于对中药材的定量定性上，相比于目前区分动物胶的主要方法，如二维相关红外光谱法、射线分析法、电泳法等，热分析法的优势在于鉴定的温度范围很广，温度升降速率不同，对于样品的用量和状态要求不高，仪器具有较高的灵敏度，等等。〔钱瑛，邢军. 应用热分析鉴定阿胶、龟甲胶、鹿角胶临床研究［J］. 辽宁中医杂志，2014，041（009）：1939-1941.〕

利用这一原理，有学者对鹿角胶、阿胶、龟甲胶进行了研究，这些药材出自动物不同部位，但制备方法接近，成品外观难以区分，殷学毅在 30 ～ 550℃范围内绘制不同样品的微商热重（DTG）曲线和差热分析（DTA）曲线，发现 3 种样品的 DTG 曲线和 DTA 曲线均存在明显差异，阿胶的 DTG 图谱共出现 4 个特征峰，龟甲胶出现 3 个明显特征峰，而鹿角胶在 300℃处有一宽峰，其他特征峰不明显；DTA 图谱显示阿胶在 127.0℃、440℃处存在向下的特征峰，龟甲胶样品在 150℃左右出现了 3 个连续向下的特征峰，而鹿角胶样品向下的特征峰出现在 460℃附近，用该方法可以成功鉴别阿胶、龟甲胶、鹿角胶药材。〔殷学毅. 阿胶，龟甲胶，鹿角胶的热分析区分鉴定［J］. 湖北中医药大学学报，2013，02（2）：39-39.〕

这和张海超等的研究相似，其结果显示，阿胶的峰值顶点出现在 306.3℃，其共有 4 个特征值，分别为 127.0℃、413.3℃、432.8℃、496.5℃；龟甲胶的峰值顶点出现在 311.1℃，其共有 6 个特征值，分别为 140.6℃、150.6℃、160.9℃、326.8℃、430.7℃、503.3℃；鹿角胶的峰值顶点出现在 288.8℃，其特征峰不明显。以上研究选取的 3 种胶类药材样品出自不用动物的不同部位，分别是驴皮、龟甲和鹿角，所以 3 种胶类药材内部的氨基酸种类及其含量等都存在一定的差异，在研究中表现为 DTG 曲线的峰顶点和特征峰的温度范围不同，并且 3 种药材 DTG 曲线特征峰的数目也有明显差异，所以我们能够利用阿胶、龟甲胶、鹿角胶的 DTG 曲线轻易将其鉴定区分。鹿角胶的伪品中很多都是在鹿角胶中掺入各类动物皮、甲壳、角所熬制的胶，热分析法可以筛查出相当部分伪品，是值得挖掘的技术手段。

2. 生物电泳法

聚丙烯酰胺凝胶电泳（PAGE）：PAGE 是目前根据分子大小和净电荷多少分离分子的较好方法。由于凝胶的孔径大小可根据待分离样品物质分子的大小来确定，故有较高的分辨率。此外，还可根据不同的药物体系及分离要求，采用某些相应的具体措施，使电泳分离的效果只与样品离子的某一因素有关。〔陈振江，苏明武. 高效电泳技术及其在药剂学中的应用［J］. 中成药，1994，16（9）：52-54.〕

等电聚焦电泳法（IFE）是一种特殊的 PAGE 方法，同样利用聚丙烯酰胺作支持物，以合成的两性电解质在载体上产生的 pH 梯度来进行。带电荷的蛋白质离子在柱上泳动，当其泳动至凝胶的某一部位，而此部位的等电点（PI）正好相当了该蛋白质的 PI 时，由于蛋白质质点的净电荷为零而产生聚集，测定聚焦部位凝胶的 pH 值，可知样品的 PI。通过比较样品的 PI 差异程度即可获得鉴别信息。刘瑞贵等利用此法测定了 3 批不同产地的正品鹿角胶及 6 批伪品鹿角胶的 PI 值。3 批正品虽产地不同，但其 PI 值非常接近，而正品与伪品比较，PI 值却有极显著差异性。〔刘瑞贵，吕福祥，高恩东，等. 鹿角胶与其伪品的等电点研究［J］. 中成药，1996，18（5）：19.〕

十二烷基硫酸钠—聚丙烯酰胺凝胶电泳（SDS－PAGE）可使电泳中蛋白质分子的迁移率只与其分子量的大小有关，从而使其成为鉴定及测定含有蛋白质成分的中药材及制剂的有效手段之一。古今等用SDS-PACE技术鉴别阿胶、鹿角胶和龟甲胶，结果三种胶的电泳图谱具有各自的特征鉴别带，且泳动带和泳动率也不同，认为可用此法对这三种胶进行鉴别。常青等利用SDS-PACE技术对阿胶及次品、龟甲胶、鹿角胶及两种蜂王浆进行电泳鉴别，发现各样品蛋白质的图谱存在明显差异并由此确定各样品的特征蛋白质分子量。此法可为鹿角胶内在质量的控制及真伪鉴别提供借鉴。

3. 圆二色性分析法（CD）

翟乙娟等以阿胶、鹿角胶和龟甲胶三种胶的纯药胶（不加辅料）为对照品建立标准CD图谱及数据，发现三种胶的CD色谱具有明显的差异，而化合物的CD图谱起因于生色团周围不对称的环境，因此，CD色谱表征了化合物间立体化学的差异。据此将商品调查中的样品运用CD法作了分析比较，与商品调查的实际情况相符，为胶类药材的质量评定提供了重要的依据。〔翟乙娟，任孝通，都恒青，等．阿胶、鹿角胶、龟甲胶圆二色谱鉴别［J］．中药材，1998，21（12）：66.〕

4. 色谱法

薄层色谱法以其微量、快速及操作简便的特点被广泛运用，它兼具柱色谱和纸色谱的优点。孟正木等对鹿角胶和阿胶的游离氨基酸及水解氨基酸作了定性、定量比较，提出两者的胶肽酸水解物的乙酸乙酯提取物的氨基酸斑点有差异。〔孟正木，潘计俊．鹿角胶与阿胶的成分研究［J］．中成药研究，1979（1）：1.〕

石岩等建立了鹿角胶中L-羟脯氨酸、甘氨酸、丙氨酸、L-脯氨酸4种氨基酸的薄层鉴别方法。〔石岩，范晓磊，肖新月，等．鹿角胶中4个主要氨基酸的测定研究［J］．药物分析杂志，2012，32（5）：783-787.〕

5. 液相色谱法

液相色谱法因其高压、高效、高灵敏度、应用范围广、分析速度快的优点，已成为现代分离分析的重要手段之一，特别是针对动物胶类药材成分的分析已有报道。石岩等应用高效液相色谱法，以异硫氰酸苯酯为衍生化试剂，定量分析了鹿角胶中L-羟脯氨酸、甘氨酸、丙氨酸、L-脯氨酸4种氨基酸。

紫外分光光度法（UVS）：张思巨等采用直接紫外分光光度法进行光谱分析，发现商品阿胶、鹿角胶、龟甲胶的光谱图相似，而自制的鹿角胶、龟甲胶样品与阿胶有较大区别，使用此法对鹿角胶伪品进行甄别的研究并不多，但是此法简便易行、可靠性高、重现性好，在特定场景中也可有用武之地。〔张思巨，汤亚池，张义等.阿胶，鹿角胶和龟甲胶性质的比较研究［J］.明胶科学与技术，1998（4）：187-192.〕

色谱法普及较早，是成熟、准确、可靠的技术，具有良好的重复性和稳定性。

6.质谱法（MS）

质谱分析具有灵敏度高，样品用量少，分析速度快，分离和鉴定同时进行等优点，其在蛋白质及肽类成分分析领域的发展也受到瞩目。王若光等对阿胶水溶性蛋白/肽采用Seldi-Tof MS进行分析，共获得9个有意义的蛋白/肽，形成阿胶蛋白质/肽成分质量指纹图谱，可作为阿胶数字化质控标准。〔WANGRG, YOUZL, LIUXL, et al. Analysis of the traditional Chinese medicine Donkey-hide gelatin proteome based on surface enhanced laser desorption/ionization time-of-flight mass spectrometry［J］. J Clin Rehab Tissue Eng Res（中国组织工程研究与临床康复），2007，11（13）：2518-2521.〕

鹿角胶内掺入阿胶的工艺早就存在，闫晗等通过研究发现在鹿角胶里面掺入阿胶可以增加鹿角胶成品的稳定性，所以建议在《中国药典》规定范围内，往鹿角胶里面掺入阿胶。因为价格因素，往鹿角胶里面掺入阿胶是伪品鹿角胶的常见手段，通过质谱法可以很好地辨别出鹿角胶中的阿胶成分。〔闫晗，刘静，赵璨，等.鹿角胶工艺和稳定性研究［J］.亚太传统医药，2011，07（009）：39-41.〕

7.液相色谱－质谱联用法（LC-MS）

LC-MS技术以液相色谱为分离系统，质谱为检测系统，将液相色谱分离热不稳定、高沸点化合物的能力与质谱较强的组分鉴别能力结合，是分析复杂有机混合物的有效手段，具有高分离能力、高灵敏度和较强专属性等特点。《中国药典》（2015年版）采用LC-MS对阿胶、龟甲胶、鹿角胶进行鉴别，规定阿胶有2对检测离子对，质荷比（m/z）分别为539.8（双电荷）→612.4，923.8；龟甲胶有2对检测离子对，m/z分别为631.3（双电荷）→546.4，921.4；鹿角胶有2对检测离子对，m/z分别为765.4（双电荷）→554.0，733.0。〔中国药典.一部［S］.2015：附录181，189，322.〕

因不同动物的同类型胶原蛋白的氨基酸序列存在差异，研究人员利用蛋白质酶切技术和高效液相色谱－质谱法（HPLC-MS/MS）对多肽进行识别，找出不同胶剂间的差异，这被认为是胶类药材质量控制的关键所在。王前等应用高效液相色谱－质谱联用技术（HPLC-MS）分析了龟甲胶和鹿角胶的酶解产物的多肽组成，结果表明，龟甲胶和鹿角胶中的特征多肽可鉴别胶的种类。〔王前，张贵锋，刘涛，等．高效液相色谱质谱鉴别龟甲胶、鹿角胶〔J〕．光谱学与光谱分析，2008，28（10）：519-529.〕

魏锋等利用超高效液相色谱－四极杆－飞行时间质谱（UPLC-Q-TOF-MS），选用胰蛋白酶对龟甲胶、鹿角胶、阿胶、黄明胶、新阿胶5种常用胶类药材进行酶解，找出各胶剂的特征肽段，对特征肽的氨基酸序列进行了确认，建立了5种常用胶类药材的专属性的鉴别和检测方法。〔魏锋，程显隆，石岩，等．UPLC-QTOF-MS技术用于胶类药材的专属性检测方法研究及应用〔C〕．中国药学大会暨第11届中国药师周论文集，2011：1-8.〕

程显隆等采用胰蛋白酶对龟甲胶、鹿角胶、牛皮源成分进行酶解，利用超高效液相色谱－四极杆飞行时间质谱（UPLC-QTOF-MS）进行测定，找出鉴别牛皮源成分的专属性特征肽段，并对特征肽的序列进行确认，从而建立了龟甲胶、鹿角胶中非法掺入牛皮源成分的检测方法。〔程显隆，李文杰，张小龙，等．UPLC-QTOF-MS结合主成分分析法用于龟甲胶、鹿角胶中添加牛皮源成分的检测研究〔J〕．药物分析杂志，2012，32（6）：931-935.〕

李明华等采用胰蛋白酶对中成药样品酶解处理，利用超高效液相－三重四极杆质谱（RRLC-QQQ）对处方中阿胶、黄明胶、龟甲胶、鹿角胶的专属性特征离子进行检测，有效地对中成药中的胶类进行真伪鉴别，以特征肽段为指标的检测方法高效、快速、专属性强且可重复性好，为含胶类药材的中成药的质量控制及标准研究提供了参考。〔LI M H, LONG G Y, CHENG X L, et al. LC-MS/MS analysis of gelatine ingredients in Chinese patent medicines〔J〕. Chin Pham J（中国药学杂志），2015，50（24）：2151-2153.〕

鹿角胶是传统胶类中药中重要的组成部分，自古就属于名贵药材，具有悠久的应用历史、多样的原料来源、繁复的生产工艺。各种动物胶剂的理化特征极其相似，传统检测方法很难区分，再加上某些商家在正品龟甲胶中掺杂其他伪品动物胶，使得鉴别工作愈发艰难。鹿角胶在大量中成药中都有应用，对于其在复方中的含量及真伪的判断更是难上加难。如何同时控制鹿角胶及其复方制剂的质量值得重视，建立完备的动物胶类中药专属性质量控制方法将成为中医药工作者未来的重点公关项目。

五、鹿角胶的储存

1. 家庭储存方法

目前市售成品鹿角胶的保质期一般是5年，但是如果保存环境合适的话，一般可以保存更长时间，只要从外观看没有变形，闻之没有微腥臭味，表面光滑透亮，一般情况下是没有问题的，如果鹿角胶上有霉点、变色、异味等就不能服用。如果对于鹿角胶保存状态有疑虑，则最好拿到当地医院去向专业的中药师咨询一下。

未拆封的成品鹿角胶只需放在阴凉干燥的环境下即可。若是已经拆封且没有用完的剩余鹿角胶，一般家庭以密封法保存最好。具体做法是选择可密闭的容器如保鲜盒、保鲜袋等，在容器中放入少量袋装硅胶干燥剂，然后用食品级薄膜隔开，上面放上用纸包好的鹿角胶，封紧容器，置于阴凉干燥处即可。但应注意，鹿角胶在密封以前，其本身一定要干燥，无霉烂，无虫蛀。

低温保存也是不错的选择。把鹿角胶放在冰箱内保存，随用随取，颇为方便。这种方法的优点是不易生虫霉变，缺点是在冰箱里同时装有荤腥、蔬菜等食品，比较潮湿有味，贮放过久，容易使鹿角胶软化而导致内部质量发生变化，服时可有异味感。为防止以上情况发生，可用食品级密封保鲜袋封装，再置于冰箱内即可。

如果不具备以上保存条件，鹿角胶的保存仍需遵循防潮、防高温原则。可用油纸包好，埋入干燥谷糠中密闭贮存，外界湿气被谷糠吸收，从而起到保护药物的作用；还可用油纸包好，贮藏于铁罐、锡罐、玻璃瓶等常见密封容器中，在干净容器底部放入少量石灰块作为干燥剂，然后用厚纸隔开，上面放上用纸包好的鹿角胶，盖紧容器或用蜡将容器口封好，置于阴凉干燥处即可。用正确的方法存储，鹿角胶的性状才不会发生改变，保证其药效正常发挥。

2. 仓库储存方法

在鹿角胶贮存过程中引起变质的因素很多，若采用相应的控制温度、湿度、防止风吹、防霉等综合性的养护措施，创造适宜的贮存条件，则鹿角胶比较好保管。

（1）鹿角胶的在库养护

加强库房管理：贮存库房应具有阴凉、避风的措施，并保持仓库周围温度、湿度适宜。库内地板、墙壁应定期进行灭菌消毒。胶箱应贮存于货架上，不要直接放在地上以免受潮。

加强监督检查：鹿角胶在入库前或贮存过程中要定期或不定期地进行库房检查，如包装情况，库内温度、湿度及透风的情况等，发现问题及时处理。

防止风吹日晒：鹿角胶的贮存库房应避免风吹日晒，特别是春、秋季节，更应防止风吹日晒。

控制适当的温度：鹿角胶的贮存库房温度不宜过高，尤其是在夏季及库房湿度较大的情况下，更应该注意。一般库房温度应控制在20℃以下为宜。当温度过高时，可适当通风降温，或空调降温。

控制适当的湿度：控制湿度是防止鹿角胶软化、粘连、霉败变质的主要措施。如果库内湿度过高，可适当通风降湿，亦可将干燥剂放在房间四周，以降低湿度。库房干燥后，应立即将干燥剂撤去，或空调除湿。

（2）变异产品的处理

对霉菌胶块的处理：鹿角胶在包装入库前都要进行灭菌处理，保存得当，鹿角胶一般不会生霉。如果保存不当，一旦生霉，则不能药用。

对变软或粘连胶块的处理：先将粘连的胶块掰开，把变软或掰开的胶块放置灭菌容器中，晾干（水分在15%以下），再用灭菌过的粗布擦至光滑，灭菌包装。

对裂纹胶块的处理：对裂纹胶块采取相应的吸潮方法，并排除导致水分降低的因素后，可防止胶块的继续破碎。

注意：在鹿角胶贮存过程中，若胶块发生变软、粘连、破碎等现象，经处理后尚可继续使用，因为，此时胶块只是发生了物理变化，尚未发生质的变化。若胶块发生严重的变质现象时，则不能药用，例如胶块变色发臭等，此时鹿角胶的内在质量已经变化，其内已产生了对人体有害的物质。

（3）鹿角胶的库房设施要求

《中华人民共和国药典》（2015年版）鹿角胶【贮藏】项下规定："密闭。"按药典的术语解释，"密闭：系指将容器密闭，以防止尘土及异物进入。"又因为鹿角胶在高温下可能会变软或粘连，为此鹿角胶生产的库房应满足如下要求：

库房应满足生产的需要。库房建设应符合GMP要求并与生产规模相适应，便于存放取样及防止交叉污染并杜绝差错。一般应设有鹿角原料库、辅料库、包装材料库、标签库等，其中，固体库与液体库要分开，常温库（温度不超过30℃）与阴凉库（温度不超过25℃）要分开，如需要还应设有危险品库。各种物料及产品均应按贮存条件的要求进行贮存保管。

库区布局要合理。一般应设有收料区、发料区、合格区、不合格区、待验区、退货区等。不合格的产品应专库或专区存放，有易于识别的明显标志，并按有关规定及时处理。仓库宜设取样室或取样车，其空气洁净度级别与生产要求一致。

库房要保持清洁和干燥，有照明、通风、温度和湿度监测控制的设施。

仓库应设有五防设施：即库房应有防虫、防鼠、防盗、防火、防潮或防霉等措施。仓库门口应设防虫灯、挡鼠板等；窗户、排风扇应装铁纱网，预防小动物爬（飞）入库。仓库内应设电子猫、粘鼠胶、鼠笼等防鼠措施。仓库内应设置防火、防盗、防水淹设施，宜采用防爆灯。按照国家有关消防技术规范，设有醒目的防火安全标志，设置消防设施，做到安全有效，严禁火种入库及在库区内动用明火。仓库必须按有关要求设计安装防雷装置，并定期检测，保证有效。

库房内有明显的状态标志。库房内各种设施、器具、物料上均应有明显的状态标志。待验标志为黄色，其中印有"待验"字样；检验合格标志为绿色，其中印有"合格"字样；不合格标志为红色，其中印有"不合格"字样；待销毁标志为蓝色（或黄绿色以外其他颜色），其中印有"销毁"字样；抽检样品标志为白色，其中印有"取样证"的字样；更换包装标志为白色，其中印有"换包装"的字样；仓库内所有计量器具均应贴有计量鉴定《合格证》，并标明有效日期。仓库保管员应进行专业培训，持证上岗，并加强鹿角胶在库的管理。

管理制度：各鹿角胶生产企业应推行药品生产质量管理规范（GMP），实施GMP认证；各经营企业应按药品经营质量管理规范（GSP），实施GSP认证。为此各企业都应按GMP、GSP要求制定一系列的GMP、GSP文件，加强库房的管理，确保鹿角胶的质量。

调节温湿度设施：阴凉库用制冷机组或空调机、空调柜，常温库用排风设施、抽湿机。温湿度监控及调节措施：阴凉库主要依靠调节制冷设施或空调设施的开、停来调节温湿度，常温库通过开关窗户、开排风扇、开抽湿机、拖地或在库内四周加生石灰等措施来调节湿度。每天两次记录库房温湿度。

第三章 历代本草中的鹿角胶

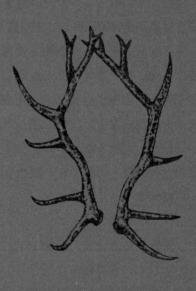

一、药名探析

鹿角胶为鹿角经水煎煮、浓缩制成的固体胶块。《考工记》出于《周礼》，是中国春秋战国时期记述官营手工业各工种规范和制造工艺的文献，其中有"鹿胶"的记载："凡鹿胶，一名白胶，一名黄明胶。《墨法》所称黄明胶，正谓鹿胶。"可见春秋战国时期即有鹿胶、白胶、黄明胶之名。但此时的鹿胶并不是用作中药，而是用于做弓的黏合剂或用于制墨，此时熬制鹿胶的原料是鹿皮或鹿角。

秦汉时期，白胶成为药物被使用，如《神农本草经》载："白胶味甘平。主伤中劳绝，腰痛，羸瘦，补中益气，女人血闭无子，止痛、安胎。久服轻身延年。一名鹿角胶。"《神农本草经》明确提出白胶又名鹿角胶。《名医别录》载："白胶生云中，煮鹿角作之。"《名医别录》指出白胶为鹿角所熬制，而不是用鹿皮所熬制。鹿角胶在唐代《新修本草》中的药名是白胶，而在《食疗本草》中的药名是黄明胶。元代《本草品汇精要》指出白胶又名鹿角胶、黄明胶。而黄明胶一般指牛皮熬制的胶，可见，古代白胶、鹿角胶、黄明胶名称之间存在混淆。

清代《本草纲目》对此混淆做了勘误，其中记载："《本经》，白胶一名鹿角胶，煮鹿角作之。阿胶一名傅致胶，煮牛皮作之。其说甚明。黄明胶即今水胶，乃牛皮所作，其色黄明，非白胶也，但非阿井水所作耳。甄权以黄明为鹿角白胶，唐慎微又采黄明诸方附之，并误矣。今正其误，析附阿胶之后。但其功用，亦与阿胶仿佛。苟阿胶难得，则真牛皮胶亦可权用。其性味皆平补，宜于虚热。若鹿角胶则性味热补，非虚热者所宜，不可不致辩也。"可见，鹿角胶的古代药名多为白胶，也有少数医家把鹿角胶误认为黄明胶，而黄明胶是用牛皮熬制的胶。清代以后，白胶即为鹿角胶。清代《本经逢原》载："今市者多以黄明胶加楮实伪充，不可不察。"可见，清代有用黄明胶冒充鹿角胶售卖的现象。

鹿一身皆是宝，自古即是治病养生要药，如《本草纲目》载："鹿之一身皆益人，或煮，或蒸，或脯，同酒食之良。大抵鹿乃仙兽，纯阳多寿之物，能通督脉，又食良草，故其肉、角有益无损。"鹿之精气全在于角，鹿之角产生了五种中药：鹿茸、鹿角、鹿角胶、鹿角霜和鹿角珠。此五者的制作方法以及药性功效均有不同。《本草纲目》提出，"鹿茸甘温，鹿角咸温，鹿角胶甘平。"

鹿茸：为梅花鹿或马鹿等雄鹿头上尚未骨化而带茸毛的幼角，前者也称之为"花鹿茸"，后者也称之为"马鹿茸"。《神农本草经》载："味甘，温，主漏下恶血，寒热，惊痫，益气强志，生齿不老。角，主恶疮痈肿，逐邪恶气，留血在阴中。"李时珍言鹿茸："生精补髓，养血益阳，强筋健骨，治一切虚损，耳聋目暗，眩晕虚痢。"

鹿角：为梅花鹿或马鹿已骨化的角或锯茸后翌年春季脱落的角基，分别又称之为"梅花鹿角""马鹿角""鹿角脱盘"。采鹿茸和鹿角的时间不同，如《名医别录》载："茸，四月、五月解角时取，阴干，使时燥。角，七月采。"鹿茸四五月取为宜，而鹿角七月取为宜。《本草纲目》载："鹿角，生用则散热行血，消肿辟邪；熟用则益肾补虚，强精活血；炼霜熬膏，则专于滋补矣。"

鹿角胶珠：为鹿角胶的炮制品，用蛤粉炒鹿角胶后，可降低鹿角胶黏腻之性，矫正其不良气味，使之质地酥脆，便于服用，并利于粉碎。蛤粉炒鹿角胶宋代已有记载，见于《类编朱氏集验医方》。

鹿角霜：为鹿角熬胶后所存的残渣，功效弱于鹿角胶，如《本草蒙筌》载："熬过角晒复研，又名鹿角白霜。主治虽同，功力略缓。"

二、性味归经

古代本草名著对鹿角胶性味归经的论述如下：

《神农本草经》："气味甘平，无毒。"

《名医别录》："温，无毒。"

《本草经集注》："味甘，平、温，无毒。"

《本草经疏》："味甘，气平。……入足厥阴、少阴，手少阴、厥阴经。"

《本草正》："味甘咸，气温。"

《药鉴》："气温，味苦咸，气薄味厚。"

《本草汇言》："入手足少阴、厥阴经。"

《本草分经》："咸，温。"

《得配本草》："甘、咸，温。入足少阴经血分。……真阴虚服之，火炎水愈涸。痰热、血症俱禁用。"

《本草崇原》："水熬成胶，故气味甘平，不若鹿茸之甘温也。"

《本草纲目》："甘平，无毒。"

《本草经解》："白胶气平。禀天秋收之金气，入手太阴肺经。味甘无毒。得地中正之土味，入足太阴脾经。气味降多于升，质滋味浓，阴也。中者脾土也。"

《本草述钩元》："味甘咸，气温平。气薄味浓，降多升少。入足厥阴、少阴，手少阴、厥阴经。主治伤中。"

《得配本草》："甘咸，温。入足少阴经血分。"

《要药分剂》:"性平。无毒。……入肾经,兼入心、肝、心包三经,为温补下元之品。"

《顾松园医镜》:"甘咸,温,入肾、肝二经。"

综上古代文献所述,对于鹿角胶的药性,不同著作论述稍有区别,或言其平,或言其温。清代《本经疏证》载:"鹿角寸截,外削粗皮,内去淤血,浸涤极净,熬炼成胶,浮越嚣张之气,顽梗木强之资,一变而为清纯和缓,凝聚胶固,自然其用在中,收四出浮游之精血,炼纯一无杂之元气,于以为强固之基,施化之本也。"可见,鹿角熬胶后,其纯阳之性大减,药性变为清纯和缓。《本草经疏》对此有精辟的论述:"气薄味厚,降多升少,阳中之阴也。"鹿角胶禀鹿角纯阳之性,熬胶之后变为阴柔之体,实为阴阳双补之药。鹿茸性温,鹿角胶性平偏温,《本草崇原》对此有形象的表述:"鹿茸形如萌栗,有初阳方生之意。鹿角形如剑戟,具阳刚坚锐之体,水熬成胶,故气味甘平,不若鹿茸之甘温也。"因此,鹿角胶的性味归经可归纳为味甘咸,性偏温,无毒,归肝、肾经。《中华人民共和国药典》(2010年版)将鹿角胶性味归经定为:味甘、咸,性温。归肾、肝经。

三、功用主治

现代医著对鹿角胶的功用主治的论述如下:《中华人民共和国药典》(2010年版):鹿角胶具有温补肝肾、益精养血的功效;用于肝肾不足所致的腰膝酸冷,阳痿遗精,虚劳羸瘦,崩漏下血,便血尿血,阴疽肿痛。《中药大辞典》:鹿角胶具有补血、益精的功效;治肾气不足,虚劳羸瘦,腰痛,阴疽,男子阳痿、滑精,妇女子宫虚冷,崩漏,带下。《中华本草》:鹿角胶具有补益精血、安胎止血的功效;主肾虚、精血不足、虚劳羸瘦、头晕耳鸣、腰膝酸软,阳痿滑精、宫寒不孕、胎动不安、崩漏带下、吐血、衄血、咯血、尿血、阴疽疮疡。《中药炮制学》:鹿角胶用于阳痿滑精,腰膝酸冷,虚劳羸瘦,崩漏下血,便血尿血,阴疽肿痛。

《神农本草经》将中药分为上、中、下三品,"上药一百二十种为君,主养命以应天,无毒,多服久服不伤人,欲轻身益气、不老延年者,本上经。中药一百二十种为臣,主养性以应人,无毒、有毒,斟酌其宜,欲遏病补虚羸者,本中经。下药一百二十种为佐使,主治病以应地,多毒,不可久服,欲除寒热邪气、破积聚、愈疾者,本下经。"《神农本草经》把鹿角胶列为虫兽部的上品之药,书中载:"主治伤中劳绝,腰痛,羸瘦,补中益气,妇人血闭无子,止痛,安胎。久服轻身延年。"

《本草经解》提出鹿角胶可补脾肺肾,对《神农本草经》所载鹿角胶功用主治做了详细解释:"伤中劳绝者,脾虚之人而作劳以伤真气。脾为阴气之源,源枯而阴绝也。其主之者。味甘益脾阴也。腰痛羸瘦者,脾为阴气之源,而外合人身之肌肉。脾阴虚,则肾阴亦虚，故腰痛而肌肉瘦削也。其主之者，味甘可以补脾。气平可以益肺滋肾也。补中者，补脾中气也。益气者，肺主气，气平可以益肺也。脾统血，女人血闭无子，脾血不统也。味甘益脾阴，所以主之。脾血少，则燥而痛矣。味甘养血，所以止痛。血足则胎安，故又安胎也。久服轻身延年者，白胶气平益肺，肺主气，气足则身轻。味甘益脾，脾统血，血足则谷纳而延年也。"

《本草经疏》提出鹿角胶可益气补血，温肝补肾，对《神农本草经》所载鹿角胶功用主治做了注解："劳则喘且汗出，内外皆越，中气耗矣。故凡作劳之人，中气伤绝，四肢作痛多汗，或吐血下血，皆肝心受病。此药味甘气温，入二经而能补益中气，则绝伤和，四肢利，血自止，汗自敛也。折跌伤损则血瘀而成病，甘温入血通行又兼补益，故折跌伤损自愈。妇人血闭无子，乃崩中淋露，胎痛不安，腰痛羸瘦者，皆血虚肝肾不足之候。温肝补肾益血，则诸证自退而胎自得所养也。血气生，真阳足，故久服能轻身延年耳。更治尿血，溺精、疮疡肿毒及漏下赤白。妇人久服，能令有子。"

《本草崇原》提出鹿角胶可活血通经，益阴助阳，对《神农本草经》所载鹿角胶功用主治做了注解："主治伤中劳绝者，中气因七情而伤，经脉因劳顿而绝。鹿胶甘平滋润，故能治也。治腰痛羸瘦者，鹿运督脉，则腰痛可治矣。胶能益髓，则羸瘦可治矣。补中者，补中焦。益气者益肾气也。治妇人血闭无子者，鹿性纯阳，角具坚刚，胶质胶润下，故能启生阳，行瘀积，和经脉而孕子也。止痛安胎者，更和经脉而生子也。久服则益阴助阳，故轻身延年。"

鹿角胶为无毒的上品之药，性味甘平，可以久服，具有补中益气，轻身延年之效。这可作为将鹿角胶开发为养生保健之品的理论依据。而《神农本草经》将鹿茸和鹿角列为中品之药，书中载："鹿茸味甘温。主治漏下恶血，寒热惊痫，益气强志，生齿不老。角，主治恶疮痈肿，逐邪恶气，留血在阴中。"为何鹿角胶为上品，而鹿茸为中品？清代医家陈修园在《神农本草经读》中对此进行了解释，"何以《本经》白胶为上品，鹿茸列为中品乎？盖鹿茸温补过峻，不如白胶之甘平足贵也。功用略同，不必再释。其主妇人血闭、止痛安胎者，皆补冲脉血海之功也。轻身延年者，精足血满之效也。"可见鹿茸虽可补肾阳、益精血、强筋骨、调冲任、托疮毒，但其性味甘温，为峻补之药，作为养生之药使用具有较大的局限性，不似鹿角胶药性平和，受用群体广泛。而且鹿茸稀少，价格昂贵，大大限制了它的使用。

关于鹿角胶、鹿茸和鹿角霜功效的区别，《本经逢原》有精辟的记载："鹿角，生用则散热行血，消肿辟邪，熬胶则益阳补肾，强精活血，总不出通督脉、补命门之用，但胶力稍缓，不能如茸之力峻耳。互参二条《经》旨，乃知茸有交通阳维之功，胶有缘合冲任之用。"《康熙台湾县志》亦载："鹿茸，角之初发者为茸，禀气纯阳，故能补阳。又有麋茸，性能滋阴，以大者为佳；鹿角胶，取角捣碎，用水浸洗，熬炼成胶，温补益人。鹿角霜，炼角为胶，渣之粗者，煮而为爽，其功稍逊于胶。"鹿茸秉纯阳之性，具生发之气，峻补元阳，有交通阳维脉之功。鹿角善活血消肿。鹿角胶功效不如鹿茸峻猛，但优于鹿角和鹿角霜，有补肾助阳，益精活血，调和冲任之功。

现将古代本草著作对鹿角胶功用主治的记载整理如下：

1. 补肾助阳

鹿角胶药性温和，不似鹿茸峻猛。既可补元阳，又可滋阴，如《景岳全书》载："善助阴中之阳，最为补阴要药。"可见，鹿角胶为阴阳双补之药。《神农本草经》将其列为上品之药，书中载："主治伤中劳绝，腰痛，羸瘦"。《本草分经》载："熬胶炼霜，功专滋补，益肾强骨，生精血，能通督脉。生用散热，行血，辟邪，能逐阴中邪气恶血，治梦与鬼交。"《本经逢原》载："熬胶则益阳补肾，强精活血，总不出通督脉、补命门之用，但胶力稍缓，不能如茸之力峻耳。"鹿角胶入肝、肾经，温命门，补肝肾，而治五劳七伤、腰痛、羸瘦等病证。《药鉴》称其："除腰脊之疼，补虚羸劳绝之剂。"《本经逢原》亦载："非龟、鹿二胶并用，不能达任脉而治羸瘦腰痛。"鹿角胶和龟甲胶合用治疗羸瘦、腰痛的效果更佳。

2. 填精益髓

鹿角胶为血肉有情之品，气薄味厚，善补精血，如《脉症治方》载："形不足者，温之以气，参、术、茸、附之类。精不足者，补之以味，鹿角胶、地黄之类。《本草汇言》亦载："鹿角胶，壮元阳，补血气，生精髓，暖筋骨之药也。"《药鉴》载："生精血，秘精髓。"因此，鹿角胶常用来治疗男子遗精、滑精、尿精、不育与女子不孕之症。如《本草品汇精要》载："干胶三两炙，捣细末，合酒二升，温服，治虚劳尿精。"《本草纲目》载："盗汗遗精。用鹿角霜二两，生龙骨（炒）、牡蛎（煅）各一两，共研为末，加酒、糊做成丸子，如梧子大。每服四十丸，盐汤送下。"

鹿角胶善治不孕不育，如《药性论》载："主男子肾脏气衰，劳损，妇人服之令有子。"男子以肾为先天，鹿角胶能入督脉而补肾，因而可治男子不育。女子以血为先天，鹿角胶可入冲脉而补血，因而可治女子不孕。《神农本草经百种录》对此有精辟的论述："鹿之精气全在于角，角本下连督脉。鹿之角，于诸兽为最大，则鹿之督脉最盛可知，故能补人身之督脉。督脉为周身骨节之主，肾主骨，故又能补肾。角之中皆实以血，冲为血海，故又能补冲脉，冲脉盛而肾气强，则诸效自臻矣。"《药性切用》亦有记载："煎汁炼膏，大能温补命门精血，专通督脉而缘合冲任，为却老延年专药。"鹿角胶精血同补，为补先天之要药，如《本草述钩元》载："熟胶乃达阴中之阳化，盖取肾气最浓之品，炼而成胶，则气化浓密，还归于补元精。不止于元气之勃然而上行也，是诚为补先天要药。"

鹿角胶还可治小便失禁，如《本草纲目》载："小便不禁，上热下寒。用鹿角霜，研为细末，加酒、糊做成丸子，如梧子大。每服三四十丸，空心服，温酒送下。"《得配本草》亦载："得龙骨，治盗汗遗精。得茯苓，治小便频数。"鹿角胶配伍龙骨，治盗汗、遗精；配伍茯苓，治小便频数。

3. 补中益气

《神农本草经》载鹿角胶"补中益气"。《本经逢原》亦有记载："至若胶治伤中劳绝，即茸主漏下恶血也。胶之补中益气力，即茸之益气强志也。"脾主四肢，中气不足则肢痛。脾主统血，气虚不摄，则吐血、下血。中气不足，营卫化生乏源，营卫失和则多汗。鹿角胶可治劳力耗伤中气者，如《本草经疏》载："凡作劳之人，中气伤绝，四肢作痛，多汗或吐血下血，皆肝、心受病。白胶味甘气温，入二经而能补益中气，则绝伤和、四肢利、血自止、汗自敛也。"

4. 补血止血

鹿角胶既善补血，又有较好的止血作用，还可化瘀生新。可用于治疗咳血、吐血、崩漏、便血、尿血以及胎漏下血等血证。古代文献中对此有较多的记载，如《名医别录》载："疗吐血，下血，崩中不止，四肢酸疼，多汗，淋露，折跌伤损。"《本草品汇精要》载："胶一两，切作小片子，炙令黄，合新绵一两，烧作灰，细研每服一钱匕，新米饮调下，临卧服之治吐血、咯血立效。""胶二两，合酒煮，消尽顿服之，治妊娠卒下血。"《医学入门》载："主咳嗽、吐血、咯血、嗽血、尿血、下血。"《本草纲目》载："治劳嗽，尿精，尿血，疮疡肿毒。""虚损尿血。用白胶三两，炙过，加水二升，煮取一升四合，分次服下。"

《药鉴》称鹿角胶为"血家之圣药"，对其有精辟的论述，"血家之圣药也。与川芎同用，上补头角及面部之血。与白芍、当归同用，中补脾胃之血，使脾胃永不受邪。与熟地同用，下补肾家之阴。与条芩、槐角同用，能补大肠之血而凉之。随其所至，而各有所补焉"。鹿角胶与川芎配伍，补头面之血；与白芍、当归配伍，补脾胃之血；与熟地黄配伍，补肾之阴；与黄芩、槐角配伍，不仅补大肠之血，而且还能凉大肠之血而治肠风。《药鉴》还记载了用鹿角胶治疗肠风的病案，"予尝治一人肠风下血并血痢者，诸药不效，即用鹿角胶以治之，服　斤愈。或问其故，予曰：大肠虽云多血，亦多气也。其人患血病数月，则血愈亏，而气愈盈，邪火灼真阴，即草根树皮，安能疗之哉？故用鹿角胶为主，人乳为辅，大佐以凉血药,则血生以配气,而气不得逼血妄行,故其患乃止。"

《灵枢》载:"肝藏血,血舍魂。"肝血足,则魂有所舍;肝血亏则魂不守舍,而见失眠、多梦、梦魇等症。鹿角胶善补血,有养肝安魂之效,可治疗肝虚胆怯之证。《傅青主男科重编考释》载:"夫人夜卧交睫,则梦争斗,负败恐怕之状难以形容,人以为心病也,谁知是肝病乎?盖肝藏魂,肝血虚则魂失养,故交睫则若魇,乃肝胆虚怯,故负恐维多,此非峻补,不克奏功。而草木之品,不堪任重,乃以酒化鹿角胶,空心服之可痊。盖鹿角胶峻补精血,血旺则神自安矣。"此患者入睡则梦到与人争斗,睡梦中做出非常恐惧之状。傅青主认为其是肝血虚而致魂失养,魂不守舍故胆怯,服用峻补精血的鹿角胶即可痊愈。

鹿角胶既能补益肝肾,又善养血止血,故常用于治疗胎动不安,如《普济方》载:"治妊娠卒下血,以酒煮白胶二两,消尽,顿服。"用酒煮鹿角胶,待鹿角胶完全融化后,服此可治疗胎动不安而下血。《本草经疏》亦载:"妇人血闭无子,及崩中淋露,胎痛不安,腰痛羸瘦者,皆血虚肝肾不足之候,温肝补肾益血,则诸证自退,而胎自得所养也。"《本经逢原》亦载:"非辅当归、地黄,不能引入冲脉,而治妇人血闭胎漏。"鹿角胶和当归、地黄同用,可治血闭、胎漏。《得配本草》载:"壮筋骨,疗崩带,妇人虚冷,胎寒,腹痛,此为要药。"可见,鹿角胶对妇科虚寒性疾病有较好的治疗作用。

鹿角胶既可活血化瘀,又善止血,故常用于治疗外伤,如《本草经疏》载:折跌伤损,则血瘀而成病,甘温入血,通行又兼补益,故折跌伤损自愈。"《食疗本草》亦载:"若腰脊痛、折伤,多取鹿角并截取尖,锉为屑,以白蜜(五升)淹浸之,微火熬令小变色,曝干,捣筛令细,以酒服之。"

5. 托毒疗疮

鹿角胶可托毒疗疮,《名医别录》对鹿角胶治疗痈肿的用法有详细的记载:"敷疮肿四边,中心留一孔,其肿即起头而自开也。凡肿已溃未溃者,以胶一片水渍令软纳纳然,随肿大小贴当头上开孔。若已溃还合者,脓当被胶急撮之,脓皆出尽,未有脓者脓当自消矣。"《外科证治全生集》中记载了以鹿角胶、熟地黄为君药治疗阴疽的阳和汤。鹿角胶还可用于治疗小儿面疮,如《本草品汇精要》载:"胶慢火炙为末,合酒调服一钱,疗小儿面上疮,豆子瘢已出者,服之无瘢,未出者,服之泻下。"

《食疗本草》载:"角主痈疽疮肿,除恶血。"《日华子本草》载:"鹿角,疗患疮、痈肿、热毒等。"《本草纲目》载:"鹿角生用则散热行血,消肿辟邪,熟用则益肾补虚,强精活血,炼霜熬膏,则专于滋补矣""又治劳嗽,尿精尿血,疮疡肿毒"。可见,鹿角和鹿角胶均可托毒疗疮,而鹿角此效果更佳,如《本草崇原》载:"鹿角功力与茸、胶相等,而攻毒破泄、行之瘀、逐邪之功居多，较茸、胶又稍锐焉。”

6. 兴阳起痿

鹿性淫，如《抱朴子》载："南山多鹿，每一雄游，牝百数至。"牡指雄鹿，牝指雌鹿。《本草纲目》亦载："按熊氏《礼记疏》云：鹿是山兽，属阳，情淫而游山，夏至得阴气解角，从阳退之象""鹿性淫，一牡常交数牝，谓之聚。"可见，鹿的性能力强。头为诸阳之会，而角又为阳中之阳，故古代医家提出鹿茸、鹿角胶为兴阳道之要药。《本草征要》对此有精辟的论述："鹿禀纯阳之质，含生发之气，其性极淫。一牡常御百牝，肾气有余，足于精者也。故主用最多。专以壮阳道、补精髓为功。"阳道指阴茎。鹿为阳兽，肾气充足，性能力很强，一头雄鹿可以和很多雌鹿交配。古代本草著作对鹿角胶壮阳道这一功效多有记载。《食疗本草》载："轻身益力，强骨髓，补阳道。"《本草经疏》载："鹿乃仙兽，纯阳之物也。其治劳伤羸瘦，益肾添精，暖腰膝，养血脉，强筋骨，阳道之圣药也。"《玉楸药解》载："温肝补肾，滋益精血。治阳痿精滑，跌打损伤。"《本经逢原》载："鹿性补阳益精，男子真元不足者宜之。"《杂病广要》载："阴痿责之精衰，凿丧太过所致，仲景八味丸特妙，甚者加人参、鹿胶、鹿茸，或加苁蓉、锁阳、枸杞。"《顾松园医镜》载："鹿与麋性俱极淫，一牡常御百牝，肾气有余，足于精者也，故皆能补肾益精壮阳。鹿则专补命门真阳，故治阳虚阴痿精寒之神药。"

鹿角胶可兴阳道，治阳痿，然其效果不及鹿茸，如《本经逢原》载："但胶力稍缓，不能如茸之力峻耳。"《本草新编》亦有记载："鹿一身皆益人者也，而鹿茸最胜。凡阳痿而不坚者，必得茸而始能坚，非草木兴阳之药可比，但必须用茸为妙。如不可得茸，用三寸长之毛角亦佳，犹胜于鹿角胶也。"

7. 美容养颜

由于鹿角胶补肾阳，益精血，补中气，为阴、阳、气、血四补之品，因此长期服用有美容养颜、延年益寿之功，如《神农本草经》载："久服轻身延年。"《景岳全书》亦载："大补虚羸，益血气，填精髓，壮筋骨，长肌肉，悦颜色，延年益寿。"《本草品汇精要》亦有记载："胶炙捣为末，合酒服方寸匕，日三服，补虚劳，益髓长肌，悦颜色，令人肥健。"《本草纲目》载："炙捣酒服，补虚劳，长肌益髓，令人肥健，悦颜色。"《药鉴》载："久服诸病不染，极能黑须发，美颜色，壮精神，填骨髓，固肾元。"可见，鹿角胶有很好的养生保健效果，不仅使人强壮，不易生病，还可使头发乌黑、养颜美丽，甚至有延年益寿的效果。

8.益肺止咳

肺病久不愈，必会伤及肾。金水相生，鹿角胶可补益肺肾而治虚劳久咳。《食疗本草》载："治咳嗽不差者，黄明胶炙令半焦为末，每服一钱匕。人参末二钱匕，用薄豉汤一钱八分，葱少许，入铫子煎一两沸后，倾入盏，遇咳嗽时呷三五口后，依前温暖，却准前咳嗽时吃之也。"这里的黄明胶即鹿角胶，而非用牛皮熬制的胶。《本草纲目》载："又治劳嗽，尿精尿血，疮疡肿毒。"

综上古代文献所载，鹿角胶为气、血、阴、阳四补之药，血肉有情之品，有生精填髓、补益元阳等功效，如《顾松园医镜》所载："益气满血，生精填髓，强筋骨，壮阳道。"

四、用法用量

《中华人民共和国药典》（2010 年版）："3 ～ 6g，烊化兑服。"

《中药大辞典》："开水或黄酒溶化，2 ～ 4 钱；或入丸、散、膏剂。"

《中华本草》："开水或黄酒烊化，每次 3g，每日 9g；或入丸、散、膏剂。"

鹿角胶为扁方形胶块，黄棕色或红棕色，有的上部有黄白色泡沫层。质脆，断面光亮。使用时用开水或煮热的黄酒烊化，用量为 3 ～ 6g。或打碎后，入丸、散、膏剂使用。

五、使用禁忌

古代本草著作对鹿角胶使用禁忌的论述如下：

《神农本草经》："白胶得火良；畏大黄。"

《本草经集注》："得火良。畏大黄。"

《本草经疏》："然而肾虚有火者不宜用，以其偏于补阳也；上焦有痰热及胃家有火者不宜用，以其性热复腻滞难化也。凡吐血下血，系阴虚火炽者，概不得服。"

《本草汇言》："肠胃有郁火者，阳有余阴不足者，诸病因血热者，俱忌用之。苟非精寒血冷、阳衰命门无火者，不可概用。"

《本草从新》："按上焦有痰热，胃家有火，吐血属阴衰火盛者，俱忌。"

《要药分剂》："杜仲为使。畏大黄。"

现代本草著作对鹿角胶的使用禁忌也有相关论述，如《中药大辞典》载："阴虚阳亢者忌服。"《中华本草》载："阴虚阳亢及火热内蕴之出血、咳嗽、疮疡、疟痢者禁服。"综上文献所载，鹿角胶药性虽较温和，但偏于补阳，阴虚阳亢、火热内蕴、血热出血者不宜用，且鹿角胶不能和大黄一起使用。

六、鹿茸、鹿角、鹿角胶与鹿角霜的异同

鹿茸，为鹿科动物梅花鹿或马鹿等各种雄鹿尚未骨化的幼角。春季或初夏将雄鹿长出的新角在尚未角化时用刀砍下称为砍茸，质量最佳，最为名贵；将角锯下的，称为锯茸，质量稍次，价格稍便宜。性温，味甘、咸，入肝、肾经，具有补督脉、助肾阳、生精髓、强筋骨的作用。《神农本草经》记载："主漏下恶血，寒热惊痫，益气强志。"《本草纲目》云："生精补髓，养血益阳，强筋健骨，治一切虚损、耳聋、目暗、眩晕、虚痢。"

鹿茸是一味补督脉的要药，又能助肾阳、补精髓、强筋骨，适用于肾阳不足、精衰血少及骨软行迟等症。《本草新编》云："鹿一身皆益人者也，而鹿茸最胜。凡阳痿而不坚者，必得茸而始能坚，非草木兴阳之药可比，但必须用茸为妙。如不可得茸，用三寸长之毛角亦佳，犹胜于鹿角胶也。"临床主要用于肾阳不足、阳痿、肢冷、腰瘦、小便清长、精衰、血少、消瘦乏力及小儿发育不良、骨软行迟等症。本品可单味服用，也可配合熟地、山萸肉、菟丝子、肉苁蓉、巴戟天等同用。其次，还用于冲任虚损、带脉不固、崩漏带下等症。鹿茸髓补益肝肾，调理冲任，固摄带脉，故可止漏束带，用治崩漏带下属于虚寒症状者，可与阿胶、当归、熟地、山萸肉、淮山药、白芍、乌贼骨等配伍同用。此外，本品亦可用于慢性溃疡经久不敛及阴性疮肿内陷不起等症，有补养气血、内托升陷的功效。饮片为鹿茸血片（呈蜜蜡色，功效较佳，价格较贵）、鹿茸、鹿茸粉片（白色者称粉片，处方写鹿茸，药店付粉片，功效较血片稍弱，价格较低）。每次一分至三分，研细吞服。或入丸、散剂。不入汤剂。方剂如参茸片（《上海中成药》），以人参、鹿茸入药，治体虚怕冷，腰膝瘦软。

值得注意的是，鹿茸甘咸性温，能峻补肾阳、益精养血，凡肾阳衰微、精血两亏，症情偏于虚寒的，用之较为相宜。鹿茸温肾益火虽与附、桂相似，但附、桂性热而刚燥，作用较速，如应用不当，即有伤阴劫液的弊害；鹿茸则性温而柔润，作用较缓，即《内经》所说："精不足者补之以味。"但本品性温助阳，对于阴虚阳亢及内热者均应忌用。

鹿角，为鹿科动物梅花鹿或马鹿等各种雄鹿已骨化的老角。性温味咸，入肝、肾经。功效温补肝肾、强筋健骨、活血消肿。与鹿茸相比，二者均有补肾助阳、强筋健骨的作用，鹿角可作为鹿茸的代用品，但活血通络、散瘀消肿的功效更为强烈，临床可用于痈肿疮毒、瘀血内痛、虚劳内伤等。如《本草崇原》说："鹿角功力与茸、胶相等，而攻毒破泄，行瘀逐邪之功居多，较茸、胶又稍锐焉。"《神农本草经》记载："角，主恶疮痈肿，逐邪恶气，

留血在阴中。"提出此药可用于痈肿疮毒，能祛邪外出，敛疮收口，疗效较佳。《饮膳正要》云："微咸，无毒。主恶疮痈肿，逐邪气，除小腹血急痛，腰脊痛及留血在阴中。"提出鹿角可用逐邪通络，治疗痈肿疮毒。《药性切用》记载："生用，散热消肿、行血辟邪，为消散阴毒专药；炙熟，则消阴助阳、暖肾腰。"指出鹿角有生用散热行血消肿、熟用温阳行气的功效。《补缺肘后方》云："鹿角治奶发，诸痈疽发背。"提出鹿角可用于急性乳腺炎以及众多疮疡疾病。《别录》："主治恶疮痈肿，逐邪恶气，留血在阴中，除少腹血痛，腰脊痛，折伤恶血，益气。"《本草纲目》："生用则散热行血，消肿辟邪；熟用则益肾补虚，强精活血。"

　　鹿角功能温补肝肾而强筋骨，临床主要用于肾阳不足之虚寒证，如畏寒肢冷、阳痿、遗精、腰瘦脚弱以及崩漏等症，常与地黄、山萸肉、肉苁蓉、菟丝子、巴戟天、杜仲等配合应用。其次，用于阴证疮疡及乳痈初起等症。鹿角既能温补肾阳，又有活血消肿之功，故常用于虚寒疮疡之症，有良好的消散作用，为外科常用之品，可配肉桂、白芥子等内服，也可醋磨外用。此外，本品又能用于乳痈初起，可用单味研粉吞服。如乳痈红肿热痛，可配合蒲公英、全瓜蒌、夏枯草、象贝母、金银花、连翘等清热解毒、消肿散结药物同用。

　　《本草经百种录》所述"鹿茸……补阳益血之功多；鹿角……托毒消散之功胜"，指出了鹿茸与鹿角的不同之处；且鹿角相比鹿茸药效较轻，相比鹿角霜药效稍重。临床应用剂量要适中，同时要结合患者的临床表现酌情加减。鹿角片，剂量10～15克为宜，煎服。鹿角粉，内服每次1～1.5克，每日二至三次吞服，或入丸、散剂服。外用适量。

　　鹿角胶，别名白胶、鹿胶，首载于《神农本草经》，《本草纲目》将其列在兽部第五十一卷，是鹿角经水煎煮，浓缩制成的固体胶，为扁方形块，黄棕色或红棕色，半透明，有的上部有黄白色泡沫层。质脆，易碎，断面光亮，气微，味微甜。鹿角胶味甘、咸，性温，归肝、肾经，具有益气养血、益精填髓、强筋骨、壮阳等功效。如《神农本草经》记载："主伤中劳绝，腰痛羸瘦，补中益气，妇人血闭无子，止痛安胎。"《本草纲目》载："炙捣酒服，补虚劳，长肌益髓，……又治劳嗽，尿精、尿血，疮疡肿毒。"临床用于治疗肾虚，精血不足，面黄肌瘦，虚劳羸瘦，头晕耳鸣，腰痛，腰膝酸软，五劳七伤，阳痿滑精，宫寒不孕，胎动不安，崩漏带下，阴疽内陷，吐血尿血偏于虚寒等病证。

　　鹿角胶与鹿茸相比，功效类似，但是偏益精血；鹿角胶补肾温阳作用弱于鹿茸，但强于鹿角。《本经逢原》载："鹿角胶益阳补肾，强精活血，总不出通督脉补命门之用，但胶力稍缓，不能如茸之力峻耳。"鹿角胶一般为内服，以开水或黄酒溶化直接服用，或将其加入其他药汁内烊化，每次5～10克；也可制成丸、散、膏剂。阴虚阳亢者，火热内蕴之出血、疮疡、咳嗽、热痰及胃有火者不宜用；脾胃虚弱者慎用。如《玉楸药解》说："性滞不宜脾胃，中焦郁满者，切忌服之。"

鹿角霜，是用鹿角熬制鹿角胶后剩余的骨渣加工而成，以块整齐、色灰白、不糟朽者为佳。鹿角霜味咸、甘、平，性温，无毒，归肾、肝经，能温肾助阳、收敛止血，功近鹿角而稍逊，价格便宜，可用于治疗脾肾阳虚所致的食少吐泻、遗尿尿频、崩漏下血、痈疽痰核、创伤出血、疮疡久不愈合等症。《本草新编》云："鹿角霜，专止滑泻。"鹿角霜能促进生长发育，振奋机体功能，能促进红细胞、血红蛋白及网状红细胞的生长，具有激素样作用，能促进溃疡伤口的再生过程，加速愈合。鹿角霜药性平和，补力虽弱，但因不含胶质物质而不滋腻，且有收敛作用，对于脾胃功能虚弱、不宜服食鹿茸及鹿角胶者可选用。

关于鹿角霜与鹿角胶的区别，李时珍曰："今人呼煮烂成粉者，为鹿角霜；取粉熬成胶，或只以浓汁熬成膏者，为鹿角胶。"《玉楸药解》说："炼霜熬膏，专补不行。胶霜功同，而霜不胶黏，似胜。"鹿角霜用法用量与鹿角相同，一般煎汤服，用时先捣碎，每次用量为6～10克，也入丸、散剂。本品疏松易碎，外用可研末撒于患处。阴虚火旺者忌用。

七、鹿角胶、龟甲胶与阿胶的异同

鹿角胶，又可称之为白胶，是鹿角加水煎熬浓缩而成的固体胶，呈黄棕色，上部有黄白色泡沫层，质脆，易碎，断面光亮。《神农本草经》将其列为上品，记载曰："白胶，味甘，平。主伤中劳绝，腰痛，羸瘦，补中益气，妇人血闭无子，止痛，安胎。久服轻身，延年。"也就是说，鹿角胶味甘性平，能补益中气、强壮筋骨，治疗中气耗伤、体虚瘦弱，又有止痛、安胎的作用，治疗腰痛、女子闭经、不孕。长期服用则身体轻捷、延年益寿。此外，《别录》记载主治吐血，下血，崩中不止，多汗，淋露，折跌伤损等；《药性论》载其主男子肾气衰虚、劳倦、吐血，能安胎去冷；《本草纲目》记载其治劳嗽，尿精，尿血，疮疡肿毒；《吉林中草药》言其有补脑、强心之功效。《中国药典》中言鹿角胶可补血，益精，治肾气不足，虚劳羸瘦，男子阳痿，妇女子宫虚冷、崩漏带下等症。可见，鹿角胶主要功效在于补阳，有温补肝肾、益精养血的功效。

现代研究表明，鹿角胶有增加白细胞，治疗大脑水肿等作用，用于治疗癌症化疗后的后遗症，临床还应用于治疗血小板减少症、白细胞减少症、再生障碍性贫血等，能使血象及临床症状均获得不同程度的好转。另外，鹿角胶对高血压、癫痫、老年痴呆、骨科炎症等病症也有显著的疗效。

中医方剂中含有鹿角胶的名方并不少见。如《景岳全书》中的右归丸，药物组成为熟地、炮附片、肉桂、山药、山茱萸、菟丝子、鹿角胶、枸杞子、当归、杜仲，其中"鹿角胶、菟丝子、枸杞子"三味药的功效为补虚损、益精髓。全方温补肾阳，主治肾阳不足，命门火衰，腰膝酸冷，精神不振，怯寒畏冷，阳痿遗精，大便溏薄，尿频而清等。

再如清代医家王维德《外科证治全生集》中的阳和汤就以熟地、鹿角胶为主药，方中重用熟地温补营血，明确针对血虚之"本"。同时又考虑到草木之品补力不足，根据"形不足者温之以气，精不足者补之以味"的治疗原则，选用血肉有情之品，用鹿角胶补髓生精，助阳养血，壮筋健骨，二者相互配伍，取大补阴血之中寓"阴中求阳"之意，正所谓"善补阳者，当以阴中求阳，则阳得阴助而生化无穷"。阳气生化的物质基础充足，则温阳之功可速达。又因肾藏精，肝藏血，血充精足则肝肾旺；肾主骨，肝主筋，肝肾旺则筋骨得养而强壮，附着于筋骨之寒邪自去。全方温阳补血，散寒通滞，用于治疗鹤膝风、贴骨疽及一切阴疽，在现代对于寒盛阴血亏损之慢性支气管炎、慢性支气管哮喘、慢性风湿性关节炎、类风湿关节炎以及某些关节退行性变等均有一定的治疗作用。

龟甲胶，又名龟板胶、龟胶、龟版胶，是由乌龟腹甲经水煎熬、浓缩制成的固体胶，呈深褐色，质硬而脆，断面光亮，对光照呈透明状。龟甲入药最早记载于《神农本草经》，而龟甲胶则较晚，大约在明代以后才开始普遍应用。龟甲胶在《本草汇言》中记载其对阴虚不足、咳咯血痰等一切阴虚血虚之证，并皆治之。《医林纂要》说其主要有滋补养肺之功，《浙江中药手册》与《中国药典》对其记载相似，均为滋阴，养血止血，可用于阴虚潮热、骨蒸盗汗、腰膝酸软、血虚萎黄、崩漏带下等症。龟甲胶性味与龟甲基本一致，性质平和，味甘而咸，有滋阴潜阳、益肾健骨、补血止血、固精调经等作用，能够治疗阴虚潮热、骨蒸盗汗、血虚萎黄、阳亢头痛、久咳咽干、遗精阳痿、崩漏带下、腰膝酸软、痔疮、肝风内动、久痢、小儿囟门不合等症。现代研究认为龟甲胶补精生髓，既可保护脑组织细胞，也可抑制癌细胞的增长。

龟甲胶与鹿角胶经常在方剂中同用，如左归丸（《景岳全书》）、龟鹿二仙胶（《医便》）、坤灵丸等。对于这二者之间的区别，近代名医冉雪峰曾在评述"龟鹿二仙胶"时有过细致的阐发："查此方既无桂附之刚燥，亦无知檗之苦滞，且无熟地、首乌、肉苁蓉、补骨脂之滋腻黏滞，平平无奇中，大有出奇者在。鹿卧则抵鼻以吹尾，龟栖则缩头以吹板，故鹿之督脉通，龟之任脉通，任督环周，河车轮转，为道家筑基第一步功夫。本方两两合用，尽物之性以尽人之性，鹿角得龟板，则不虑其浮越之过升，龟板得鹿角，则不虑其沉沦之不返。且鹿角系兴奋药，而不可近丈夫阴处；龟板系潜降药，而可疗小儿顶门不合；人参本阴药，而能益气；枸杞本阳药，而实补血，互根互换，为此方者，其知道乎。古人方剂中用鹿角或茸，欲其下达者，则用五味、山萸以敛之，或佐牛膝、车前以引之，或加龙齿、磁石、桑螵蛸、禹余粮，以摄纳之，吸之镇之，莫不各有深意，但衡以龟、鹿、板、角，天然互为功用，则瞠乎其后矣，学者潜心体认，然后知此方颇有价值也。"由此观之，龟甲胶善于补益通调任脉，而鹿角胶善于条畅补益督脉。

阿胶，又名驴皮胶、傅致胶，为驴皮加水熬成的胶块，在我国已有两千多年的生产历史。因出自山东省东阿县的最为道地，故名阿胶。阿胶为补血之佳品，历来与人参、鹿茸并称"滋补三宝"。《神农本草经》中记载："阿胶，味甘，平。主心腹内崩，劳极洒洒如疟状，腰腹痛，四肢酸疼，女子下血，安胎。久服轻身益气。"也就是说，阿胶味甘性平，主治心腹内脏损伤出血，一旦劳倦则身体时常寒热交替像疟疾发作一样，可消除腰腹疼痛、四肢酸痛的症状，还可治疗女子下部出血，有安胎的作用，长期服用则气力充沛。

由此可以看出，阿胶的功效主要在于补血，能治疗血虚引起的各种病症，并能通过补虚起到滋润皮肤的作用，有利于皮肤保健。服用阿胶后，会使脸色红润，肌肤细嫩有光泽，并能增强体质，增强机体免疫功能，改善睡眠质量，健脑益智，延缓衰老。作为妇科疾病的常用药，阿胶是养血润燥之佳品、养血安胎之圣药、产后调养气血之上品。

中医方剂里就有许多含有阿胶的名方。如《伤寒论》中的黄连阿胶汤，就以黄连、阿胶作为君药，用于治疗"少阴病，得之二三日以上，心中烦不得卧"等。又如《千金方》中的葱白汤，治疗妊娠期间母体虚实寒热错杂、耗气伤阴而燥之证，方中阿胶气味俱阴，养肝血滋肾阴，气生于阴水，阴液得以滋养，则气得以生化，因而阿胶具养血止血润燥以助气化之功，并配伍甘温益气之黄芪、人参、甘草调补气血，以资气血生化之源，阴生阳长，气旺血充。

总之，鹿角胶、龟甲胶、阿胶三者虽都是补益之品，但其在体内发挥的作用仍各有不同，大体而言，鹿角胶善补阳，龟甲胶善滋阴，而阿胶善补血。

第四章

鹿茸、鹿角、鹿角胶的现代研究

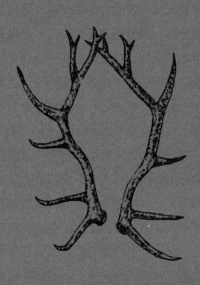

一、成分研究

1. 鹿茸成分

鹿茸为鹿科动物梅花鹿（CervusnipponTem-minck）或马鹿（CervuselaphusLinnaeus）的雄鹿未骨化密生茸毛的幼角，富含血管和神经，外周覆盖茸毛。鹿茸为名贵中药，入药历史悠久，现被列为保健食品，是强身健体的佳品。鹿茸组织完整，结构复杂。根据横切面组织学观察，鹿茸由皮肤层、间充质层、髓质层构成；纵向组织学观察，鹿茸从顶部到根部依次划分为增生带、成熟带、肥大带、钙化带、初级松质带和次级松质带，根据鹿茸的生长时间、茸的大小、枝杈老嫩的不同分为：二杠茸、三岔茸、再生茸等。根据鹿茸生长部位，从顶端开始大致可分为：蜡片、粉片、血片和骨片。

鹿茸生长是一个非常复杂的过程，在快速生长期，鹿茸细胞增殖速度极快，但仍然保持有序的组织结构而不发生癌变，最终完全骨化，导致鹿茸组织死亡，有效阻止了鹿茸的无限制生长。由于鹿茸细胞在增殖过程中能适时停止，因此鹿茸生长发育机制与癌细胞恶性增殖的关系一直是研究的热点。鹿茸的生长可分为四个阶段：膜内成骨阶段、过渡成骨阶段、角柄软骨内成骨阶段及鹿茸软骨内成骨阶段。鹿茸生长随季节变化而变化，春季生长缓慢，夏季指数加速，秋季逐渐放缓，呈典型的 S 形曲线。鹿茸的发生依赖鹿头骨顶端的角柄，角柄才是鹿茸形成的基础。角柄将鹿茸和公鹿头骨有机联系在一起，其发生和生长基础是鹿额骨的生茸骨膜。成年公鹿的角柄较长，随着鹿茸收锯次数的增加，角柄逐渐缩短和变粗，老龄公鹿的角柄已基本消失。角柄内部分布的神经和血管对鹿茸再生和茸形保持有重要意义。鹿茸组织的发生是特殊的软骨内成骨，但鹿茸的软骨内成骨与典型的软骨内成骨略有不同。通过背根神经节突起生长与神经细胞株 PC-12 细胞促分化实验的形态学观察，发现鹿茸提取物的含量与突起生长情况成正相关。

鹿茸中富含天然化合物，按其成分主要可分为无机元素类、脂质、蛋白质、多肽、生长因子、氨基酸、糖类、生物胺和不溶性物质等。

（1）无机元素类

矿质元素是机体的重要成分，能够维持体液的 pH 恒定，是构成多种辅酶或酶的重要成分，能调节肌肉和神经的激动性，是机体执行正常生理功能的必要条件。董万超等利用原子吸收光谱和电感耦合等离子体发射光谱法，对东北梅花鹿 2 杠茸、3 杈茸，东北马鹿 3

权茸、4 权茸，塔里木马鹿 3 权茸、4 权茸 6 种鹿茸样品中均检测出 16 种矿质元素，其中包括 5 种人体所必需的常量元素和 11 种人体所必需的微量元素。采用原子吸收分光光度计法对梅花鹿茸、马鹿茸、花马杂交鹿茸、麋鹿茸和驯鹿茸的主要无机元素进行测定后发现，5 种鹿茸所含无机元素种类相同，其中以 Ca 和 P 为最高。

（2）脂类

脂类物质在鹿茸有机成分中占有很大比例，脂溶性成分主要有磷脂、甾体化合物、脂肪酸、中性脂和前列腺素等。目前，鹿茸中已经分离出 10 种磷脂组分和 9 种脂肪酸。利用薄层色谱法扫描测定鹿茸中磷脂组成，发现神经鞘磷脂和磷脂酰胆碱含量最高；利用气相色谱法测定鹿茸中各种脂肪酸的组成，发现棕榈酸和油酸含量最高。鹿茸的总磷脂含量由于鹿茸的种类、区段的不同而有显著差异。将梅花鹿鹿茸从上至下依次分为蜡片、粉片、纱片和骨片 4 部分，梅花鹿茸骨片至蜡片间总磷脂含量为 1.01% ～ 5.14%，但东北梅花鹿 2杠茸与梅花鹿 3 权茸之间的总磷脂含量差异不大。

（3）蛋白质

鹿茸中含有多种功能性蛋白质，具有重要的生物活性。利用分子筛层析过滤除盐后得到梅花鹿鹿茸水溶性蛋白的粗提液，并测得其平均浓度 0.685g/L（分子筛试验后有稀释）。同样利用层析柱分离、优化超声波提取法均能得到鹿茸蛋白。并且，利用考马斯亮蓝法测定用不同加工工艺加工出的鹿茸的蛋白含量，最高的是鹿茸鲜品，含量最低的是煮炸鹿茸，证明低温下进行的鹿茸冻干工艺有利于保持鹿茸中的蛋白类成分的含量。可见，鹿茸蛋白质含量因提取工艺、取材部位以及加工方法的不同而有所差异。

（4）多肽

鹿茸多肽是由鹿茸自身合成且调节生理功能的必需活性物质，具有很高的生物活性，是鹿茸中起药效作用的主要成分之一。梅花鹿 2 杠茸中有梅花鹿多肽 I 和多肽 II 2 种组分。用酸性水从马鹿茸中得到单一多肽化合物。从鹿茸多肽中分离出的单体多肽化合物—天然鹿茸多肽是各种治疗皮肤黏膜类创伤制剂的主要活性成分。天然鹿茸多肽现已能够人工合成，并可促进表皮细胞和成纤维细胞的增殖。马鹿鲜茸中还有一种多肽类物质，活性检测表明，该多肽能够显著促进表皮细胞和肝细胞株的增殖。另外，有报道证实鹿茸多肽在体外对神经干细胞向神经元分化这一过程有显著的促进作用。鹿茸多肽的促细胞增殖作用在多种细胞中都有证实，且无种属的特异性。

（5）生长因子

生长因子作为一种细胞因子，可刺激细胞的生长。鹿茸生长因子类研究较多的为表皮生长因子（EGF）、胰岛素样生长因子（IGF）以及神经生长因子（NGF）。胰岛素样生长因子 1（IGF-1）是胰岛素样生长因子家族中极其重要的一分子，并且活性最强，具有非常广泛的生物学活性，在胚胎发育、多种细胞的生长增殖、神经肌肉系统以及内分泌系统都发挥着重要的生物学作用，还具有调节细胞代谢、促进细胞生长和分化、抑制细胞死亡、调节多种细胞功能等作用。鹿茸顶部含有大量胰岛素样生长因子及其受体，其中 IGF-1 能够调节软骨生长，促进软骨的发育。利用醋酸和乙醇溶剂提取并检测马鹿茸尖部、中部和根部三部位均有 IGF-1 含量发现。三个部分的 IGF-1 含量相比，尖部最高，中部其次，根部最低。

（6）氨基酸

鹿茸中的氨基酸含量极其丰富。早在 1982 年，经研究发现我国常见的几种鹿茸中的氨基酸种类和含量测定中，鹿茸中氨基酸种类非常丰富，有 17 种～ 19 种以上，其中含量最高的为甘氨酸、谷氨酸和精氨酸，而含量较低的有含硫的胱氨酸和蛋氨酸。不同产地、不同品种、不同入药部位的鹿茸氨基酸含量差异明显。王艳梅等测定分析东北梅花鹿茸从蜡片到骨片 4 部分所含水解氨基酸含量结果显示，梅花鹿茸各部位之间差异极显著。若将梅花鹿茸和马鹿茸分为上、中、下 3 个部分，各部位氨基酸的总量自上到下依次降低。李泽鸿等对梅花鹿茸中的氨基酸含量测定得出，必需氨基酸的含量 3 杈茸明显高于 2 杠茸。

（7）糖类

迄今为止，已经在鹿茸中发现了多种糖类成分，主要有戊糖、己糖胺、糖醛酸等。采用 3，5- 二硝基水杨酸比色法可测定鹿茸中总糖的含量。经测定，东北梅花鹿 3 杈茸不同区段的蜡片、粉片、血片和骨片的总糖含量逐渐降低。鹿茸中还含有黏多糖，又称糖胺聚糖。

（8）生物胺

生物胺为一类含 N 的脂肪族或杂环化合物，在生物界存在广泛，是重要的具有生物活性的物质，有多种功效和作用。生物胺分为单胺类和多胺类 2 大类。梅花鹿鹿茸含有单胺类和多胺。从局部分析看，不同部位所含多胺不同，含量差异很大。鹿茸尖部的多胺含量较高，主要由精脒、腐胺和精胺组成，比鹿茸基底部含量高出数倍，并且以精脒为主；鹿茸中、下部则以腐胺为主。鹿茸根部的骨化程度高于中部，中部高于尖部；随着鹿茸从上至下骨化的逐渐增强，精脒的含量逐渐减少，同时腐胺和精胺的含量逐渐增加。近年来，在鹿茸多胺的功能研究上也有很大进展，通过体外实验发现，鹿茸多胺有明显的抗氧化功能。王本祥等在研究鹿茸多胺时发现，鹿茸多胺可促进小鼠肝组织核酸和蛋白质合成的同时，使核 RNA 聚合酶活性明显增强，该生物效应可作为鹿茸多种治疗作用的药理学基础。对鹿茸商品药材中的多胺进行分析测定，还可应用于商品鹿茸的质量检验。

（9）不溶性成分

鹿茸的不溶性成分主要指鹿茸中的硬蛋白，硬蛋白包括角蛋白和胶原蛋白。角蛋白在所有溶剂中都不可溶解，也不能被酶解。胶原蛋白被加热形成胶状物质后可被酶解，鹿茸中含量最高的蛋白质为胶原蛋白。前面提到的甘氨酸是鹿茸中含量最高的一种氨基酸，也可反映出鹿茸中胶原蛋白含量丰富这一特征。鹿茸 I 型胶原能明显改善细胞的贴壁和增殖情况，是细胞生长的良好基质。鹿茸中的化学成分复杂多样。尤其近年来随着现代分子生物学的发展，对鹿茸成分尤其是小分子物质的研究取得了长足的进展。对比近年来有关鹿茸成分的各项研究不难发现，鹿茸各成分在不同鹿种、不同生长阶段，其含量并不是一成不变的，而是表现出一定的差异性和规律性。鹿茸成分与其药效息息相关，分析鹿茸成分的差异是研究其药效的基础和根本。

此外值得注意的是中医说的相生相克的关系，不同品种不同规格鹿茸的营养成分相关性不同，同一品种不同部位同一营养成分的相关性也不同，表明不同品种不同部位药用特性不同，即不同品种不同部位鹿茸营养成分之间相生相克关系不同，互相促进，互相制约，共同起着不同的药理作用，为临床合理选择用药部位提供理论依据。

2. 鹿角成分

鹿角是骨化了的鹿茸。鹿角盘是雄性梅花鹿或马鹿茸角基部与角柄连接处的一圈粗糙的突起部分，一般在锯茸时留在角柄上，翌年春季脱落。鹿角盘又称"鹿花盘""鹿脱盘""珍珠盘"等，在 8 ~ 9 个月的生长期间，鹿角盘参与鹿全身营养的吸收与代谢。实际上鹿角与鹿角盘本是一物，不同的是鹿角盘比鹿角骨化程度更大，含有机成分少，含无机成分多。早在东汉时期的古籍中就有这样的记载，鹿角盘具有温补肝肾、活血消肿、治阴证疮疡、乳痈初起、瘀血肿痛等功效，故可用于阳痿遗精、腰脊冷痛、阴疽疮疡、乳痈初起、瘀血肿痛的治疗，民间用"鹿角盘"治疗乳腺炎也有悠久的历史。在《中华人民共和国药典》中有明确的规定，药材鹿角是指马鹿和梅花鹿已骨化的角或锯茸后翌年春季脱落的角基。然而，由于骨化时间长，鹿角盘十分坚硬，在很大程度上限制了它的开发与利用。研究者对不同产地的鹿角的成分进行了系统分析：蒽酮 – 硫酸法测定总多糖含量为 0.37% ~ 0.42%，苯酚 – 硫酸法测定总多糖含量为 0.060% ~ 0.098%；多糖主要由甘露糖、盐酸氨基葡萄糖、核糖、葡萄糖醛酸、盐酸氨基半乳糖、葡萄糖、半乳糖 7 种单糖组成，7 种单糖总含量为 $0.31mg \cdot g^{-1}$ ~ $0.40mg \cdot g^{-1}$，单糖构成比为 4.82:2.65:1:3.73:2.05:5.25:3.43，其中葡萄糖含量最高，甘露糖其次，而核糖则含量较少；总磷脂含量为 $9.99mg \cdot g^{-1}$ ~ $21.6mg \cdot g^{-1}$；磷脂酰胆碱含量为 $1.04mg \cdot g^{-1}$ ~ $2.15mg \cdot g^{-1}$；水溶性蛋白质含量测定结果为 0.20% ~ 0.30%；检出 10 种游离氨基酸，总含量为 0.62% ~ 0.86%；检出 18 种水解氨基酸，总含量为 26% ~ 30.84%；四种核苷成分总含量

为 $20.71\mu g \cdot g^{-1} \sim 117.1\mu g \cdot g^{-1}$，其中核苷类成分含量最高的为黄嘌呤与次黄嘌呤，尿苷含量最低；腐胺含量为 $7mg \cdot g^{-1} \sim 47.9mg \cdot g^{-1}$；鹿角与鹿角脱盘的多糖类及磷脂类含量具有显著性差异，鹿角脱盘中总多糖含量高于鹿角，鹿角中总磷脂含量高于鹿角脱盘，可以以此为鉴定依据对鹿角与鹿角脱盘进行区分。中药材的质量与其有效成分的含量密切相关，已报道鹿角药材中的有效成分有多糖、磷脂类、蛋白质、氨基酸、核苷类及腐胺等。

（1）无机元素

无机元素的含量及存在的状态与中药药理作用密切相关。鹿角是完全骨化的实心角，有别于其他洞角类。其中不仅含有丰富的必需宏量元素钙、镁、磷，亦有种类丰富的微量元素。无机元素是其药效的物质基础之一。鹿角的药理活性与其含量丰富的无机元素密不可分。对梅花鹿角、马鹿角、驼鹿角及狍鹿角进行无机元素的测定发现，梅花鹿角中含有 19 种，马鹿角中 18 种，驼鹿角和狍角均为 21 种，其中钙、镁、磷的含量非常高，同时富含铁、铜、锌、锰等必需微量元素。雌雄驯鹿角中含有 18 种无机元素，其中钙和磷的含量高于梅花鹿、马鹿和白唇鹿鹿茸中的含量。麋鹿角中含有钙镁磷等 22 种无机元素。其中必需微量元素含量比梅花鹿角和马鹿角中的还要高。驼鹿角和马鹿角都含有 22 种无机元素，其中驼鹿角有 14 种元素的含量高于马鹿角。采用电感耦合等离子体发射光谱法测定出梅花鹿角和马鹿角的基部和顶部都含有 23 种以上的无机元素，并且不同种类鹿角的顶部和基部无机元素含量存在差异。不同的鹿龄对鹿角中矿质元素存在一定的影响。鹿角盘中钙、磷、钾、锌及铝的含量随鹿龄的增长而增加，而铁的含量基本不受影响。采用火焰原子吸收光谱法测定不同年龄梅花鹿角盘中锌、铜、锰、铁的含量证实鹿角盘中锌元素含量随着鹿龄的增加而减少。铜和铁元素含量随着鹿龄的增加而增加。鹿角盘中的钙磷不仅含量丰富，而且比例比较适宜。各报道中鹿角的无机元素种类与含量仍存在一定的差异，无机元素含量随鹿龄的变化规律还需进一步研究。

（2）氨基酸

鹿角、鹿角盘和鹿角脱盘中含有丰富的氨基酸。梅花鹿角和马鹿角中含有 17 种氨基酸，其中包括其他研究未报道的胱氨酸；鹿角盘中含有 16 种氨基酸，其中色氨酸、赖氨酸、组氨酸、精氨酸为碱性氨基酸，以赖氨酸含量最高。其余 12 种氨基酸为酸性和中性氨基酸，以甘氨酸含量最高；麋鹿角中含有 18 种氨基酸，包括 8 种必需氨基酸，还有一种其他鹿角中未发现的 γ - 氨基丁酸。研究发现梅花鹿角中含有人体无法合成的牛磺酸。雌雄驯鹿的角含有 20 种氨基酸，8 种必需氨基酸；驼鹿角中含有 18 种氨基酸，8 种必需氨基酸均有。采用盐提、热变性处理及凝胶过滤法从鹿花盘中提取鹿花盘蛋白质 PSAB。经 SDS － PAGE 法初步证实其是由 5 种分子质量在 $10 \sim 70ku$ 的蛋白质组成的混合物，该蛋白质中含有 17 种氨基酸。采用超微粉碎、浸提、盐析、酶解、透析等方法提纯能够增加小鼠吞噬功能及抗大鼠乳腺增生鹿角盘蛋白多肽。实验对二杠鹿茸、三岔鹿茸、鹿茸片、鹿角、鹿角脱盘等鹿角产品中氨基酸的含量进行测定研究，结果氨基酸的平均质量分数百分比依次从三岔鹿茸、鹿茸片、二杠鹿茸、鹿角脱盘、鹿角由高到低排列。同时实验表明二杠鹿茸与三岔鹿茸中富含多种氨基酸，三岔鹿茸中氨基酸的总质量分数明显高于二杠鹿茸中氨基酸的总质量分数。

（3）多肽、蛋白质

对鹿角盘中蛋白质及多肽的研究报道相对较多。可用凯氏定氮法和二喹啉甲酸法测定鹿角盘中的粗蛋白和水溶性蛋白质。研究发现，鹿角盘蛋白质多为酸性蛋白质。通过电泳法比较了鹿茸、鹿角盘和鹿骨中水溶性总蛋白。结果表明，鹿角盘有 11 条带，鹿茸 8 条带，而鹿骨几乎无明显可见的条带。这个结果说明，鹿茸、鹿角盘和鹿骨中总蛋白组成及含量有明显差异。

（4）脂类

研究人员对鹿角盘中脂类的研究较少，尤其对具有较强生物活性的不饱和脂肪酸种类的研究更加缺乏。实验证明鹿角盘中含有粗脂肪、游离脂肪酸、磷脂和胆固醇。

（5）糖类

天然多糖是一类无毒无害且具有生理活性的高分子化合物，尤其作为免疫治疗药物越来越受到重视，已成为新药开发和保健品的研究热点。实验表明，鹿角盘中含有总糖、还原糖、可溶性糖。鹿角与鹿角脱盘的多糖类及磷脂类含量具有显著性差异，鹿角脱盘中总多糖含量高于鹿角，鹿角中总磷脂含量高于鹿角脱盘，可以以此为鉴定依据对鹿角与鹿角脱盘进行区分。

（6）其他有机物质

鹿角中还含有微量睾酮、孕酮、垂体泌乳素、雌二醇4种激素、胆固醇、少量的多糖、神经节苷脂和磷脂。对梅花鹿鹿角盘（双阳鹿场）的石油醚提取物进行 GC–MS 分析，发现其含有亚麻酸、邻苯二甲酸单酯、邻苯二甲酸二异辛酯、胆甾烷醇等 15 个化合物；采用硅柱层析从鹿角盘氯仿提取物中分离得到胆固醇晶体。鹿角的药效活性究竟与哪种单一活性成分或活性成分群有关仍需进一步深入探索。

3. 鹿角胶成分

通过对近年来国内学者对鹿角胶研究的进展进行归纳分析，总结出鹿角胶主要含有动物蛋白质，多种多样的氨基酸、多肽、激素、糖类及少量的微量元素等成分。

（1）蛋白质

鹿角胶蛋白质含量达 85.40%，黑尾鹿鹿角胶蛋白质含量达 87.33%，梅花鹿鹿角胶蛋白质含量达 91.52%。鹿角胶含有动物蛋白，已鉴定出 β–3 亚型血红蛋白、抗菌肽 1、肽聚糖识别蛋白、β–c 亚型血红蛋白、Pre–pro 血清白蛋白等。研究者对长春市双阳区的鹿源性药材进行胶原蛋白含量测定，结果显示，鹿源性药材中胶原蛋白含量以鹿角胶最高，鹿茸其次，鹿角次之，鹿角霜最低。

（2）氨基酸

早前对鹿角胶中所含氨基酸进行多次鉴定，发现其中含有 4 个 N- 端氨基酸，分别为丝氨酸、缬氨酸、丙氨酸、亮氨酸。用 HPLC 法测定北京同仁堂科技药业有限公司 10 个批次鹿角胶粉中 L- 羟脯氨酸、甘氨酸、丙氨酸、L- 脯氨酸的含量，其含量分别在 9.1%、19.1%、8.3%、12.5% 左右。随着科学技术的发展，在前人的研究基础上，已鉴定出其氨基酸成分为 18 种。采用异硫氰酸苯酯（PITC）柱前衍生法建立鹿角胶（河南省四方药业集团有限公司）氨基酸类成分高效液相指纹图谱，发现其所含 18 种氨基酸成分：谷氨酸（Glu）、天门冬氨酸（Asp）、精氨酸（Arg）、甘氨酸（Gly）、甲硫氨酸（Met）、酪氨酸（Tyr）、亮氨酸（Leu）、苏氨酸（Thr）、丝氨酸（Ser）、缬氨酸（Val）、赖氨酸（Lys）、苯丙氨酸（Phe）、色氨酸（Trp）、丙氨酸（Ala）、脯氨酸（Pro）、异亮氨酸（Ile）、组氨酸（His）、羟脯氨酸（Hyd）。

（3）微量元素

鹿角胶中不仅仅含有动物蛋白和氨基酸，其中也含有少量的微量元素包括铜、锌、铅、镍、氧化钠、氧化钾、氧化钙、氧化镁、铁、锰、锡、钡、钛等。采用红外、紫外、原子吸收光谱等方法寻找中药阿胶、鹿角胶以及龟甲胶内在特征时，发现鹿角胶中的锌元素是 3 种胶中含量最高的。目前鹿角胶中硫酸软骨素 A、雄激素、胆碱样物质等也在近年的研究过程当中被发现。测定十批市售鹿角胶中铅、镉、砷、汞、铜和铬元素的含量，结果发现样品中均检测出铅、铜和铬元素，并且部分样品中铬元素含量较高。东阿阿胶股份有限公司对其产的鹿角胶进行微量元素测定，鹿角胶含钙最高，其次是镁，再次是锌和铁等。此外，鹿角胶中含有 50%～60% 磷酸钙及少量雌酮、多糖、硫酸软骨素 A，胆碱样物质等。

二、药效研究

鹿角类药材包括鹿茸和鹿角、鹿角胶，三者都产自于鹿，其功效相似，临床有可以替代使用之处，但由于采收时间和加工方法不同，又各有特色。其中鹿茸性温，味甘咸，入肝、肾经，具有壮元阳、补气血、益精髓、强筋骨的功效，用于治疗虚劳羸瘦、精神疲倦、眩晕、耳聋、目暗、腰膝酸痛、阳痿、滑精、子宫寒冷、崩漏、带下等症。鹿角性温，味咸，入肝、肾经，具有行血、消肿、益肾的功效，用于治疗疮疡肿毒、乳痈初起、瘀血作痛、虚劳内伤、腰脊疼痛等症。而鹿角胶作为鹿角熬制浓缩而成的胶，加强了鹿角的补益之力，其作用介于鹿角和鹿茸两者之间，在用于治疗严重虚羸疾病时，首选鹿茸，其次鹿角胶，鹿角虽行血消肿力强，然补益之力不及二者。

1. 鹿茸药效

据记载，我国是世界上最早将鹿茸作为药用的国家，至今已有 2000 多年的历史。在各代的医学典籍上均有记录。

补肾地黄丸：出自《医宗金鉴》，即以六味地黄丸加鹿茸、牛膝而成，主要治疗因肾阳虚弱而导致的儿童生长发育迟缓。

在《日华子本草》中记载道："补虚羸，壮筋骨，破瘀血，安胎下气，酥炙入用"。

《本草切要》关于鹿茸的主治功能："治小儿痘疮虚白，浆水不充，或大便泄泻，寒战咬牙；治老人脾肾衰寒，命门无火，或饮食减常，大便溏滑诸证。"

《中华人民共和国药典》记载：鹿茸有"壮肾阳、益精血、强筋骨、调冲任、托疮毒，用于肾阳不足、精血亏虚、阳痿滑精、宫冷不孕、羸瘦、神疲、畏寒、眩晕、耳鸣、耳聋、腰脊冷痛、筋骨痿软、崩漏带下、阴疽不敛"的药效。

当前，我国医学工作者在使用中药鹿茸治疗疾病时，常常切片使用，或者与其他中药配伍使用。鹿茸本身即具有很强的补益精血之力，若配合肉食则使补益之力增强，因此也是制作药膳的重要原料，对于备孕期男女双方、平素体虚以及年老体弱的人群较为适宜。《本草经集注》："麻勃为之使。"鹿茸配山药，补肾助阳，生精益血强筋；配甘松，补肝肾，强筋骨，益精血。鹿茸多与人参等中药配伍，如参茸双宝片、定坤丹、海马鹿茸膏、参茸酒等。柏叶散出自《太平圣惠方》，由鹿茸、柏叶、当归、阿胶及艾叶等 14 种中药材所组成，有补精养血、固冲止血之功效。《校注妇人良方》用本方主治元气虚弱、崩中漏血、年久不愈，兼治白带。经现代医学研究证明可用此方治疗妇人产后出血过多、更年期经血过多、功能性子宫出血等病症。

近年来，随着基因组学、蛋白质组学等分子生物学技术的发展，有关鹿茸中的有效成分和药用机制的研究越来越广泛。鹿茸中含有多种活性成分，其药理活性多样。鹿茸中，鹿茸多肽被认为是鹿茸中极为主要的活性成分，其药理作用广泛，具有调节心血管疾病、骨骼疾病、神经系统，抗炎抗氧化、抗肿瘤及肝损伤等功能。鹿茸多糖具有减肥降脂、抗氧化、抗肝损伤、增强免疫、抗肿瘤和治疗骨质疏松等多种功效。总的来说，鹿茸具有调节心血管系统与神经系统、调节免疫、抗肿瘤、抗疲劳、抗氧化、抗炎、保护肝脏、促进机体生长发育、增强新陈代谢、提高机体免疫力、缓解骨质疏松、促进骨折的愈合等功能。

（1）神经保护作用

神经细胞是损伤后不可再生的细胞，且修复过程极其复杂。研究发现一定剂量的鹿茸多肽可以促凋亡蛋白减少而抗凋亡蛋白含量增多，二者的比例与细胞的凋亡有紧密联系，若比例失衡，则会引起细胞的损伤及凋亡。鹿茸多肽除了对神经系统的再生起到促进作用，亦能对神经损伤早期的再生功能产生促进作用。实验通过构建学习记忆障碍动物模型，使用鹿茸多肽干预后发现鹿茸多肽可改善模型动物的学习记忆能力，此作用可能为鹿茸多肽通过抗炎作用发挥的，其深一步的机制有待于进一步研究。另外，鹿茸肽可以促进神经细胞的生长发育，诱导神经干细胞分化为神经元，并能抑制神经元凋亡，对神经细胞损伤的修复也有很好的效果。鹿茸蛋白还可以使神经递质的含量及其代谢水平得到恢复。聚丙交酯 – 乙交酯微球搭载的鹿茸多肽联合骨髓间充质干细胞移植，可明显修复坐骨神经损伤。

（2）免疫调节作用

鹿茸多肽可以提高人体的免疫能力，对免疫功能有明显的促进作用。实验结果表明，鹿茸多肽组的白细胞介素 –12 含量明显增多，以此来增强机体的免疫力。研究证明，环磷酰胺对补体第三成分的受体基因表达有干扰，而鹿茸醇提物可对这种干扰有抵抗作用，并能提高小鼠红细胞的免疫功能。若给予小鼠不同剂量的复方鹿茸多糖进行干预，实验发现复方鹿茸多糖能明显增加小鼠的半数溶血值、提高小鼠的迟发型变态反应，小鼠的碳廓清功能及腹腔巨噬细胞的吞噬功能也得到明显改善。研究还发现，鹿茸血提取物能下调健康小鼠外周血总 T 淋巴细胞，减弱细胞免疫；上调 B 淋巴细胞比例，增强体液免疫，并且能够增加荷瘤小鼠辅助性 T 淋巴细胞、毒性 T 淋巴细胞、总 T 淋巴细胞以及总 B 淋巴细胞比例，显著降低骨髓源性抑制细胞的比例，延缓移植瘤的生长速度。鹿茸活性多肽可以提高外周血 T 淋巴细胞百分率及分泌功能，提高血清中抗体水平，提高外周血中性粒细胞的吞噬功能等。鹿茸多糖可激活免疫机制杀伤肿瘤细胞，纠正 T 淋巴细胞亚群紊乱，促进抗肿瘤免疫应答。所以鹿茸多糖能够调节免疫功能低下小鼠的身体免疫机制，并增强机体免疫功能，促进抗肿瘤免疫应答。

（3）抗炎症作用

炎症与体内血清中的丙二醛，超氧化物歧化酶和炎症因子 NO 的含量有关，鹿茸蛋白水解肽可通过载体运输和旁路运转的方式被小肠上皮吸收利用。已有研究证实：鹿茸多肽可有效抑制肠炎、风湿性关节炎等急慢性炎症，对哮喘和动脉粥样硬化也具有抑制作用。鹿茸多肽对椎间盘髓核细胞原代培养有积极影响，显著抑制由脂多糖诱导髓核细胞而产生的炎症因子，包括白细胞介素 –1β，肿瘤坏死因子 –α 和白细胞介素 –6。鹿茸肽还会抑制由脂多糖诱导的丙二醛的增加和超氧化物歧化酶的减少，并且减少脂多糖对机体的攻击，对抗椎间盘髓核细胞原代培养中脂多糖介导的炎症。也有研究认为鹿茸肽抗炎效果是多种肽共同作用的结果。采用碱性蛋白酶酶解鹿茸粉得到了具有抗机体炎症效果的鹿茸多肽，并证实鹿茸多肽会抑制炎症介质如一氧化氮合酶（iNOS）和环氧合酶–2（COX–2）的表达。鹿茸经水解后的蛋白肽更容易被小肠上皮细胞吸收，并且可显著降低 NO 含量，增加血清中超氧化物歧化酶的含量，改善机体内的氧化应激状态，抗炎效果较好。这些研究结果表明鹿茸多肽可作为具有抗炎作用的潜在天然药物。

（4）抗肿瘤作用

研究发现鹿茸多糖在免疫功能低下的机体内，可激活免疫机制杀伤肿瘤细胞，促进抗肿瘤免疫应答，有利于肿瘤治疗。鹿茸多肽能抑制肿瘤的生长，作用机制是通过抑制破骨细胞的过度激活、减少骨吸收以维持成骨作用和破骨作用的平衡。鹿茸血天然提取物也可以抑制移植瘤生长。实验证实腹腔接种鼠肉瘤细胞的小鼠，给予鹿茸蛋白提取物干预，研究发现小鼠的生存时间得到明显延长，结果表明鹿茸蛋白有一定的抗肿瘤作用，但鹿茸蛋白的结构组成尚未明确。

（5）抗疲劳作用

实验表明鹿茸多肽能明显延长常压缺氧条件下小鼠的存活时间、断头缺氧后喘气时间、爬杆时间以及负重游泳时间；也能明显减少游泳后小鼠血清中乳酸的增加量，证明鹿茸多肽具有明显的抗疲劳的能力。由于研究证明鹿茸多肽可提高人体内肌糖原和肝糖原的储备量，或者是减少在运动过程中体内肌糖原和肝糖原的损耗，由此两种途径延长糖在体内代谢的时间从而达到抗疲劳作用，并且随着鹿茸多肽剂量的增加，抗疲劳的作用越明显。

（6）抗氧化作用

机体的氧化机制与机体的衰老机制相关，研究证明，鹿茸多肽增强超氧化物歧化酶活性，清除体内过多的氧自由基的作用，在延缓衰老方面有显著的功效。运用酸性水解酶从鹿茸中提取纯化抗氧化四肽，这种四肽通过抑制肝细胞活性氧（ROS）的产生，表现出明显的保护能力。同时，鹿茸多胺也能明显提高机体清除自由基的能力，抑制脂质过氧化反应，因此认为鹿茸多胺具有抗氧化作用。

（7）对两性生殖的作用

鹿茸是传统的壮阳药物，在两性生殖方面有着很好的疗效。中医理论认为"人之根本在于肾，肾主骨生髓"，鹿茸壮肾阳，益精血，鹿茸多肽提取液可提高机体的激素水平，可以通过调节下丘脑－垂体－性腺轴来影响性器官，进而改善生殖机能，对生殖系统有很好的促进作用。研究发现，糜鹿茸提取液使小鼠的子宫、卵巢重量均有明显增加。实验将小鼠给予不同量的鹿茸多肽，观察不同剂量的鹿茸多肽对黄体生成素的影响，结果发现：黄体生成素的含量与鹿茸多肽的剂量成正相关。另外在离体实验中配制大鼠的腺垂体细胞悬液，结果显示，随着鹿茸多肽剂量的增加，腺垂体细胞培养液中的黄体生成素含量也逐渐增多。通过对去卵巢小鼠连续灌胃，发现随着鹿茸多肽含量的增加，去卵巢小鼠子宫/体重值以及子宫外径值均在逐渐增加，说明鹿茸多肽对小鼠子宫的生长发育有促进作用。

山药有填精固肾、涩精止遗之功效。鹿茸和山药两药合用主治虚弱阳事不举、面色不明、小便频数、饮食不思等肾阳虚证。人参与鹿茸配伍可能是通过调节下丘脑—垂体—性腺轴或直接作用于睾丸间质细胞提高睾丸酮浓度，进而影响性器官，改善肾阳虚生殖机能减退诸症。

对鹿茸的温肾壮阳作用虽然进行了大量研究，但是鹿茸作用的靶点有很多，这些靶点之间有何联系还未见报道。还需要进一步用基因组学、蛋白质组学等方法进行研究。

（8）对心血管系统的作用

鹿茸多肽有保护心肌细胞的作用，其机制可能是通过抑制对线粒体中相关抗凋亡蛋白Bcl-2和促凋亡蛋白 Bax 的含量调节，来抑制凋亡过程的启动，从而对心肌细胞中的线粒体起保护作用，最终起到对心肌细胞的保护作用。纯化的鹿茸多肽可以通过抑制转化生长因子（TGF-β1）途径来预防压力过载引起的心脏纤维化。研究结果表明，鹿茸不管在低钙还是高钙的条件下对离体蟾蜍心肌收缩力都具有双向调节的作用，并且推测了这种作用可能与心肌细胞膜上钙离子通道有关。鹿茸多肽还可明显升高线粒体细胞膜电位，增强细胞膜稳定性，提高心肌干细胞存活率，并促进心肌干细胞基因和心肌肌球蛋白重链基因的表达，通过调节氧化酶的活性，促进过氧化物的分解，对心肌干细胞分化成心肌细胞具有促进作用。对于心肌缺血性损伤，鹿茸多肽也有保护作用，在一定剂量范围内可显著减少因心肌缺血而造成的心肌梗死面积。鹿茸多肽还具有提高血清和心肌组织中的超氧化物歧化酶的活性，降低血清中肌酸激酶、乳酸脱氢酶、天门冬氨酸氨基转移酶和心肌组织中丙二醛的含量的作用。综上所述，鹿茸多肽在心肌损伤性疾病的康复中有比较好的治疗价值。

（9）保护肝损伤的作用

肝纤维化是很多肝脏疾病的诱因，肝窦状毛细血管化是肝细胞纤维化过程中一个重要的病理改变，鹿茸多肽能调节人体肝细胞，改善肝损伤，提高肝脏功能，从而能够保护人体肝脏。鹿茸多肽能够促进肝细胞再生，修复肝细胞损伤。利用大鼠肝纤维化模型，经观察发现鹿茸多肽可减轻肝窦毛细血管化，改善肝脏微循环，减轻肝纤维化病变，通过提高机体内对自由基的清除程度，保护肝脏的细胞，在肝脏疾病的治疗中作用明显。鹿茸多肽能够很好地减弱高脂肪引起的肝损伤，并且对四氯化碳引起的小鼠肝中毒具有保护作用。

（10）在骨骼方面的作用

鹿茸多肽在治疗骨性疾病中效果显著，是骨质疏松及关节炎潜在的治疗手段。可能是通过表皮生长因子和表皮生长因子的信号传导通路来保护成骨细胞免受炎症和氧化损伤。

研究结果发现，鹿茸多肽具有促进软骨细胞和成骨细胞增殖的作用。此外已有研究表明鹿茸多肽可增强成骨细胞的分化，抑制破骨细胞的发生，还可以通过信号通路调节胞外基质（ECM），达到治疗骨性关节炎的目的。同时在延缓关节软骨退变、加快骨折愈合速度、增强抗骨折能力，延缓椎间盘软骨终板退变等方面具有明显作用。

（11）改善认知功能的作用

轻度认知障碍是一种神经退行性疾病，被认为是早期阶段的阿尔茨海默症。研究发现，对轻度认知障碍大鼠给予鹿茸多肽，可提升大鼠血清、海马组织中脑源性生物标志物的含量和表达水平，且行为学跳台试验结果表明鹿茸多肽组错误反应次数减少，但起效机制仍然不甚明确。

（12）对组织创伤修复的作用

在临床上皮肤创伤常见，包括烧伤、烫伤、划伤等导致皮肤表面出现破损，鹿茸多肽作为鹿茸含量丰富的活性物质，对人体组织间细胞的生长有促进作用。鹿茸多肽可促进皮肤创口愈合，作用机制是促进表皮细胞和成纤维细胞的分裂，鹿茸多肽在对皮肤创口治疗过程中外敷给药的效果要比注射给药效果显著。此外在一定条件培养下，骨髓间质干细胞能向软骨细胞表型分化，并且特定含量的鹿茸多肽对骨髓间质干细胞的增殖有明显效果。鹿茸多肽是有丝分裂中强有力的启动子。实验测定鹿茸多肽对不同部位骨头的影响，结果显示，鹿茸多肽对骨质有明显的增殖现象，能促进骨折愈合，并且随浓度的增高，增殖的效果越加明显；同时针对脊髓损伤大鼠运动功能恢复也有促进的作用。另外，从马鹿中提取的多肽对成纤维细胞和表皮细胞增殖有明显的促进作用。鹿茸多肽针对各种急、慢性炎症也具有明显的抑制作用。

（13）对胃肠道的作用

多糖还对胃溃疡有一定的保护作用，可对抗大鼠应激型胃溃疡。研究发现鹿茸糖胺聚糖以及水提取物中的蛋白类成分具有较好的胃黏膜保护作用，其中鹿茸糖胺聚糖保护效果更为显著。相关的蛋白质成分分析以及保护胃黏膜机制还有待进一步研究。

鹿茸具有多种功效，被广泛应用于临床。鹿茸富含多种成分，哪怕其中的一种成分就可以有很多的功效。随着时代的进步、科技的发展、研究的不断深入，鹿茸中成分的作用不再仅仅局限于治疗和防御疾病方面，将会有更广阔的用途。而且鹿茸是一种营养价值极其丰富的中药，在临床应用方面具有较大潜力。鹿茸中还有很多未知成分有待于进一步开发，所以鹿茸及相关产品的研发必将成为中医药研究的热点与重点。

2. 鹿角药效

鹿角，为鹿科动物梅花鹿或马鹿已骨化的老角，其性温，味咸，具有滋肾补虚、活血消肿等疗效，临床用治疮疡肿毒、瘀血作痛、虚劳内伤、腰脊疼痛等症。在历代医书中都有鹿角的功能、主治等方面的详细记载。鹿角始载于《神农本草经》，并列为上品。《本草纲目》中称其为斑龙角，无毒，用于"骨虚劳极、胎死腹中"的治疗。现代多用来治疗心脏疾病、乳腺疾病、性神经官能症以及骨关节疾病。

（1）对乳腺疾病的作用

乳腺增生病又称乳腺结构不良，是女性常见的多发性疾病。乳腺增生发生的主要原因与内分泌激素失调有关，尤其是和黄体期卵巢分泌的雌、孕激素平衡失调密切相关。中医认为肝肾两经与乳房关系最密切。鹿角和鹿角胶可减轻乳头红肿和乳腺小叶、腺泡、导管增生，降低血清中雌二醇、孕酮、睾酮、促黄体生成素，对大鼠的乳腺增生有明显的治疗作用。

鹿角提取物可能是通过升高脑多巴胺含量从而达到抑制血中催乳素的分泌来完成的。将乳腺增生症大鼠经鹿角溶液治疗后，乳头红肿或增生有所减轻，乳腺组织病理切片观察：乳腺腺泡出现萎缩，腺泡数目减少，导管扩张不明显，部分乳腺已恢复到正常状态。实验证明鹿花盘水溶液和鹿花盘多肽成分皆能抑制戊酸雌二醇所致的小鼠乳腺增生，使左前肢腋下乳腺直径、高度减小，乳腺的萎缩数随治疗时间的延长而增加，两者抗乳腺增生作用远较丙酸睾丸素强。一定剂量的复方鹿角盘胶囊可以直接作用于子宫，恢复试验性乳腺增生小鼠子宫重量，并通过调节雌激素和黄体生成素含量间接促进子宫、卵巢功能恢复，最终达到治疗乳腺增生的目的。另外，试验表明鹿角盘制剂抗乳腺增生作用与巨噬细胞吞噬功能的增强、T淋巴细胞数量的增多，以及增生和坏死的乳腺上皮细胞、乳腺囊肿液的清除有关。高剂量鹿角盘活性成分可以明显增强小鼠单核—巨噬细胞的吞噬功能，降低乳腺增生大鼠的血清雌二醇（E2）含量，而且治疗效果与剂量有关，但对孕酮含量无明显影响。以上反映了鹿角治疗乳腺增生是从多靶点而起效的，显示出中药治疗疾病的优越性。

临床应用中，收集门诊就医的急性乳腺炎患者，用鹿角霜治疗后，治愈率良好，其乳汁分泌正常，均未停止给婴儿哺乳，母婴状况良好，无明显不良反应。同时也有在产后乳头皲裂患者中采用鹿角霜调和鸡蛋油治疗的方法。使用后于当日下午乳头皲裂处出现愈合，产妇自觉略痒，婴儿吸吮时微感疼痛，晚睡前疼痛症状消失。继续涂抹鹿角霜即见乳皲裂处愈合良好，吸吮时不痛，可正常哺乳，结果表明应用鹿角霜治疗乳头皲裂，其方法可靠，安全性好，效果显著。除了外涂，临床也有口服鹿角粉对哺乳期妇女挤奶疼痛患者进行治疗。温开水吞服后，患者乳头疼痛好转，无任何不良反应出现，提示鹿角粉治疗妇女挤奶疼痛疗效确切。用于治疗产后乳汁不通，可用鹿角粉分餐黄酒吞服。治疗后乳房无胀痛，产妇无发热，乳汁分泌通畅，哺乳时有很强的下奶感，奶量能满足婴儿需要，哺乳后乳房松软无硬块。

（2）对性功能的影响

血浆中 LH、T 水平过低或 PRL 水平过高，均可能导致男性性功能降低。鹿角多肽能显著地增加雄鼠血浆和腺垂体细胞培养液中 LH 的含量，还能显著地增加雄鼠血浆中 T 的含量，降低雌鼠血浆和雌鼠腺垂体细胞培养液中 PRL 含量。鹿角多肽可能是影响性功能的有效成分之一。鹿角胶能显著提高雄鼠阴茎勃起能力，缩短电流刺激诱发阴茎勃起的潜伏期，对雄鼠交配能力有增强趋势。

（3）在骨科方面的作用

骨质疏松是一种全身骨量减少、骨强度降低、骨脆性增加、易发生骨折的疾病，而造成骨质疏松的关键是骨钙质的大量流失。通过复方鹿角冲剂对正常小鼠血清钙含量的观察研究表明，复方鹿角冲剂可明显增加正常小鼠血清钙含量浓度。对于骨质疏松模型，复方鹿角冲剂亦显著增高血清钙含量浓度。鹿角胶可使去卵巢大鼠骨钙、骨磷、血清骨钙素含量升高，提示鹿角胶可能是通过增加骨矿物质含量刺激骨形成，增加 NO 浓度而抑制骨吸收来防治骨质疏松。马鹿角对鼠胚成骨细胞有明显的促进增殖和促进分化作用，其抗骨质疏松作用是通过各种信号通路发挥作用的。

脊椎骨质增生归属于"痹证""腰痛"范畴，该方是以强筋健骨、补肾壮腰膝为主，兼以化瘀通络的药物，配伍主次分明，从扶正的这一面为主达到愈病目的，通过鹿角等温补药物起到"正气存内，邪不可干"的作用。有报道，服用鹿角利腰汤治疗脊椎骨质增生用药后，手足麻木消失，病变部位活动自如，伴随症状和阳性体征消失，能参加劳动和工作。

颈椎病是由于颈椎间盘退行性变、颈椎骨质增生所引起的一系列临床症状的综合征。其病因复杂，并且症状多样，临床常表现颈、肩臂、肩胛上背及胸前区疼痛，臂手麻木，肌肉萎缩，甚至四肢瘫痪。以鹿角为君药制备的鹿角四虫胶囊对此疗效显著。其显效的机理可能是通过鹿角的温阳作用配伍大队搜风通络的虫类药物，加速局部的气血运行而达到"通则不痛"的疗效，从这方面反映出鹿角不只是单纯的"温肾阳、壮元阳"的传统认识，它可以在适当的配伍下和其他药物相辅相成而具有"通"的特性。

（4）对心功能及心肌细胞的作用

通过观察鹿角复方对心脏病人的影响，发现其水煎剂对心脏疾病患者的心电图显示有效改善，心肌耗氧量下降。用鹿角方给大鼠灌胃后，分离其药物血清，用不同浓度的药物血清培养心肌细胞，发现鹿角方药物血清可升高乳鼠心肌细胞内游离钙离子浓度，提示鹿角方正性肌力作用可能与升高心肌细胞内的钙离子浓度有关。充血性心力衰竭是心脏疾病中的常见多发病，而左心室肥厚是其发病的主要环节。鹿角方从不同的环节改善心功能的状态，较以往单纯提高心功常用药物有所进步。临床上用鹿角方制剂治疗缺血性心脏病心绞痛患者，显效率较高，其显效的机理可能是通过鹿角等药补益人体元阳，使缺血的心肌阳气得通，从而使阴寒、痰浊、血瘀等病理产物随之而消除的结果。

（5）对机体免疫功能的作用

鹿角托盘制剂和水溶性成分均可显著地促进小鼠巨噬细胞的吞噬功能和T淋巴细胞的增殖能力，使T、B淋巴细胞的比值明显增大。研究发现鹿茸多糖具有增强免疫功能作用，能提高免疫功能低下小鼠的T淋巴细胞总数。当与ConA共同作用时，可明显增高刺激指数，实验结果提示鹿角托盘具有促进成纤维细胞生长的作用，从而具有增强机体免疫力等方面的疗效。

（6）抗癌作用

采用酸提醇沉法获得梅花鹿鹿角脱盘（长春市双阳鹿场）总肽，经SDS-PAGE分析表明总肽含有11、18、40、64、80kDa五种多肽，总肽及11kDa单体多肽对小鼠乳腺癌细胞均有抑制作用。给小鼠注射鹿花盘水溶液，能显著地促进小鼠巨噬细胞的吞噬功能和T淋巴细胞的增殖能力，能明显抑制肿瘤的生长，并能改善乳腺癌小鼠T淋巴细胞的衰竭，T、B淋巴细胞比值明显增大。

（7）抗病毒作用

鹿角盘多糖具有显著的抗牛病毒性腹泻病毒作用，且具有一定的量效关系。鹿角盘多糖的抗病毒特性，使其有希望成为继病毒逆转录酶活性抑制剂、蛋白酶抑制剂后的又一类潜在的新型抗病毒药物。

（8）抗炎、镇痛作用

鹿角提取物能抑制右旋糖酐和二甲苯所致急性渗出性炎症，对慢性肉芽组织增生性炎症及组胺、5-HT等引起的毛细血管通透性增强均有明显的抑制作用。鹿角盘蛋白对甲醛致大鼠足肿胀有明显抑制作用，能够明显减少醋酸所致小鼠扭体次数，证明鹿角盘蛋白具有明显的抗炎以及镇痛作用。鹿角盘多肽对小鼠二甲苯性耳郭肿胀有明显的抑制作用，这说明鹿角盘抗炎镇痛作用与其含有的多肽有关，可以为研发新型抗炎镇痛药物提供新的途径和理论基础。

（9）抑菌作用

试验结果表明鹿角盘多肽对大肠杆菌、金色葡萄球菌和溶血性链球菌具有明显的抑制作用，且效果强于鹿茸多肽。对蜂胶、鹿角盘等9种中药作用于乙型溶血性链球菌时，鹿角盘浓度在9种中药中的抑菌效果最明显。

（10）降血糖作用

鹿角盘多肽具有明显的降糖作用，不仅能降低小鼠的血糖水平，而且能明显增加胰岛素抵抗HepG2细胞模型小鼠的葡萄糖消耗量，使其恢复正常水平，效果明显比同剂量鹿角盘多肽粗品好。这说明该多肽是鹿角盘中改善胰岛素抵抗HepG2细胞、缓解胰岛素抵抗的主要有效成分，为深入研究其对糖尿病的治疗作用提供了可靠依据。

（11）抗疲劳、抗氧化作用

鹿角托盘蛋白质 PSAB 能显著地增强机体的抗疲劳作用和提高肾上腺功能，对油漆应激小鼠有明显保护作用，能显著增加小鼠红细胞数和血红蛋白的含量。此外鹿角胶可通过提高机体抗氧化能力，清除衰老机体产生的过多自由基，抑制机体组织、细胞的过氧化过程，使机体的各项生命体征得到改善，从而延缓衰老。生物活性试验结果表明，鹿角盘蛋白质可以使小鼠抗疲劳能力增强，肾上腺系数增加，并可据此推测鹿角盘的抗疲劳作用是通过增强肾上腺功能的增强来实现的。

（12）在两性生殖方面的作用

鹿角在中医临床应用中常取其"温肾壮阳"作用，而现代药理研究从微观的角度更证实了这一点。经过水提纯的鹿角多肽是一种高度纯化的活性多肽，该肽由 34 个氨基酸组成。鹿角多肽能显著地增加雄鼠血浆和腺垂体细胞培养液中黄体生成素的含量，降低雌鼠血浆和雌鼠腺垂体细胞培养液中催乳素含量，说明鹿角多肽可能是影响性功能的有效成分之一，并且可能是直接作用于腺垂体细胞促进黄体生成素的释放、抑制催乳素的释放。用氢化可的松造成小鼠阳虚模型，给药复方鹿角冲剂，小鼠的精囊 – 前列腺、子宫重量明显高于模型组。鹿角及其复方可能是通过多重环节来平衡体内激素的水平，影响性器官的重量。鹿角虽药力较鹿茸薄弱，但鹿角兼有活血、散瘀、消肿作用，在外科及妇科方面应用较多，如可治疮疡、乳痈、梦交、妊娠腰痛、产后腰痛、妊娠下血不止、胎死腹中、堕胎血瘀不下、产后血晕、妇人白浊等。一般说来，鹿角熟用能益肾补虚，强精活血；生用则偏重于散热行血，化瘀消肿。用现代医学的标准，更科学合理地证实中医学对鹿角的"兴阳而不伤阴"的观点，显示出其性温而不燥烈的特性，从而使机体达到"阴平阳秘"的境界，是中医理论通过现代医学落实到实践的具体体现和典范。

（13）对活血、补血的作用

《千金要方·卷二妇人方上·妊娠诸病第四》以桂心、鹿角屑、大豆黄卷各一两，来治"妇人无故尿血"。三者当中鹿角屑化瘀止血，当为关键的药物。在《日华子本草》中就记载鹿角化瘀止血安胎的功效，称其"补虚羸，壮筋骨，破瘀血，安胎下气"。给小鼠灌胃鹿角盘蛋白质，能明显增加红细胞数，提高血红蛋白含量。研究表明，鹿角盘蛋白质和鹿角盘胶都有补血作用，前者的补血效果强于后者，提示在提高机体造血功能方面，鹿角盘蛋白质是鹿角盘胶中的主要活性物质。鹿角盘蛋白质增加血红蛋白含量及增强机体造血功能，其机制是鹿角盘蛋白质可以促进造血系统分泌造血相关因子，改善造血微环境，并能促进造血丁细胞增殖、分化和成熟，从而促进外周血红细胞和血红蛋白升高。

3. 鹿角胶药效

鹿角胶具有补元阳、益精血等功效，是治疗阳痿的"圣药"，如《本草经疏》载："鹿乃仙兽，纯阳之物也。其治劳伤羸瘦，益肾添精，暖腰膝，养血脉，强筋骨，阳道之圣药也。"而且鹿角胶药性温和，无毒，可以长期服用，使得鹿角胶具有较大的研究价值。

《神农本草经》把鹿角胶列为虫兽部的上品之药，书中载："主治伤中劳绝，腰痛，羸瘦，补中益气，妇人血闭无子，止痛，安胎。久服轻身延年。"鹿角胶为无毒的上品之药，性味甘平，可以久服，具有轻身延年之效。这可作为将鹿角胶开发为养生保健之品的理论依据。而《神农本草经》将鹿茸和鹿角列为中品之药，书中载："鹿茸味甘温。主治漏下恶血，寒热惊痫，益气强志，生齿不老。角，主治恶疮痈肿，逐邪恶气，留血在阴中。"《神农本草经读》对此进行了解释，"何以《本经》白胶为上品，鹿茸列为中品乎？盖鹿茸温补过峻，不如白胶之甘平足贵也，功用略同，不必再释"。可见鹿茸虽可补肾阳、益精血、强筋骨、调冲任，但其性味甘温，为峻补之药，作为养生之药使用具有较大的局限性，不似鹿角胶药性平和，受用群体广泛。而且鹿茸稀少，价格昂贵，大大限制了它的使用。

关于鹿角胶、鹿茸和鹿角霜功效的区别，《本经逢原》有精辟的记载："鹿角，生用则散热行血，消肿辟邪，熬胶则益阳补肾，强精活血，总不出通督脉、补命门之用，但胶力稍缓，不能如茸之力峻耳。互参二条《经》旨，乃知茸有交通阳维之功，胶有缘合冲任之用。"鹿茸秉纯阳之性，具生发之气，峻补元阳，有交通阳维脉之功。鹿角善活血消肿。鹿角胶功效不如鹿茸峻猛，但优于鹿角和鹿角霜，有补肾助阳，益精活血，调和冲任之功。《中华人民共和国药典》（2010年版）指出：鹿角胶具有温补肝肾，益精养血的功效。用于肝肾不足所致的腰膝酸冷，阳痿遗精，虚劳羸瘦，崩漏下血，便血尿血，阴疽肿痛。现将鹿角胶相关现代医学的药效作用总结如下：

（1）在骨科方面的作用

采用大鼠"摘除双侧卵巢法"建立骨质疏松模型，实验表明鹿角胶组对大鼠骨密度、骨矿物质含量、血清生化指标、骨组织形态的影响：鹿角胶组能显著提高去卵巢大鼠的骨密度、骨矿物质含量及血清中骨钙素，降低碱性磷酸酶含量，增加骨小梁宽度及骨小梁面积百分比；显著增加成骨细胞数，降低破骨细胞数，从而表明鹿角胶对去卵巢所致的大鼠骨质疏松症具有拮抗作用。采用维甲酸建立了大鼠骨质疏松模型组，鹿角胶丸方各剂量组中血清碱性磷酸酶、血清骨钙素、骨密度的指标均明显高于模型组，说明鹿角胶具有改善骨代谢，增加骨胶原的利用，促进骨形成，抑制骨吸收从而达到防治骨质疏松的目的。鹿角多肽（分子量800～1500、浓度1.261×10^{-1}g/mL）对骨髓间充质干细胞（BMSCs）具有良好的促增殖、促成骨化作用。鹿角胶通过增强 MEK/ERK 磷酸化的表达水平，促进豚鼠 OA 软骨细胞的增殖。用梅花鹿鹿角盘（双阳鹿场）的水提取和 70% 乙醇提取物对骨质疏松小鼠模型进行干预，发现其均有抗骨质疏松活性的作用；考虑药效、成本等因素，水提物更好，且对骨矿物质及有机质作用均很显著。鹿角胶可提高去卵巢大鼠的骨密度、骨矿物质含量和骨钙素浓度，降低碱性磷酸酶含量，增加骨小梁宽度及骨小梁面积百分比，增加成骨细胞数，降低破骨细胞数。而且，鹿角胶还能显著提高去卵巢大鼠血清 NO、NOS 浓度。

（2）对两性生殖方面的作用

用鹿角胶粉末溶液给雄性 Wistar 成年大鼠灌胃后，能够显著缩短电刺激诱发阴茎勃起的潜伏期，具有一定促性激素样作用，增强大鼠交配的能力，并对雄性大鼠前列腺与精液囊有明显的增重作用。另外，鹿角多肽能够显著增加雄鼠血浆中睾酮含量，并能显著增加离体腺垂体细胞培养液和雄鼠血浆中黄体生成素含量，降低垂体细胞悬液中泌乳素含量，且不同个剂量组对睾酮含量、黄体生成素含量、泌乳素含量值的影响有明显的量效关系。

（3）抗衰老作用

通过老龄大鼠体内实验研究表明，鹿角胶能够明显提高衰老大鼠肝、血清中超氧化物歧化酶、谷胱甘肽还原酶、铜蓝蛋白，有利于清除体内自由基；能够降低肝单胺氧化酶活性，有效改善老龄大鼠老化相关酶活性；降低肝丙二醛、脂褐质含量，可改善大鼠过氧化脂质的产生及降低与衰老相关的氧化酶，从而改善衰老状况。采用 D- 半乳糖所致小鼠亚急性衰老模型，发现鹿角提取液能提高衰老小鼠血中超氧化物歧化酶活性，降低肝丙二醛含量；延长小鼠游泳时间和缺氧条件下的存活时间；增加小鼠脾脏指数，减少胸腺指数；结果表明鹿角提取液具有抗氧化作用、增强小鼠耐疲劳和耐缺氧能力、调节免疫作用。

（4）对乳腺疾病的作用

通过实验研究鹿角胶对乳腺增生模型大鼠治疗情况：鹿角胶能够明显增高血清中孕酮、促滤泡生成激素的含量，降低血清中黄体生成激素、雌二醇的含量，从而调节乳腺增生大鼠血清雌激素水平；改善血液流变学指标：降低全血比黏度、血浆比黏度及红细胞压积；明显减少乳腺增生大鼠乳房直径及乳头高度。鹿角胶能够使乳腺腺泡萎缩，腺泡数目减少，导管扩张不明显，部分乳腺已恢复正常；同时研究发现血清中雌二醇、孕酮、睾酮、促黄体生成素含量均降低，垂体泌乳素含量升高，提示鹿角胶对大鼠乳腺增生有明显的治疗作用。通过长期外源性注射苯甲酸雌二醇、黄体酮建立大鼠乳腺增生模型，经鹿角胶治疗后，大鼠的乳头红肿、乳腺小叶、腺泡、导管增生均缓解，血清雌二醇、孕酮、睾酮、促黄体生成素不同程度降低，垂体泌乳素浓度升高。

（5）活血、补血作用

雌激素与传统中医所认识的"血瘀"相关疾病形成有某种关系，雌激素刺激导致的子宫内膜增生过长而出现月经量多、经血有血块等表现，又多属于中医"血瘀"的范畴；而育龄期妇女过度的雌激素作用，介导血管舒张，则易于形成中医所说的"血瘀"状态或形成血瘀相关病症。因此雌激素与血瘀之间的关系不可忽视。鹿角胶对环磷酰胺致血虚小鼠的影响，结果与模型组比较，鹿角胶能够明显升高凝血酶原时间及活化凝血活酶时间，以上两者是反映机体凝血功能的重要指标，提示鹿角胶能够通过抗凝血来实现化瘀的作用。用鹿角胶颗粒剂灌胃小鼠后，与氯化钠溶液对照组对比，贫血小鼠与正常小鼠的红细胞、血红蛋白、血球压积都有不同程度升高，表明鹿角胶有一定补血作用。通过给正常小白鼠灌胃鹿角胶液后，也发现血红蛋白的含量可显著增加。

（6）对胃肠道的作用

通过对大鼠胃黏膜损伤的试验观察到鹿角胶溶液能够降低胃黏膜损伤指数，增强胃黏膜屏障，具有显著的保护作用。通过肉眼观察和光镜测量大鼠胃黏膜充血、水肿、坏死、糜烂程度，研究鹿角胶对强烈的胃黏膜损伤剂——无水乙醇造成的大白鼠胃黏膜损伤的影响，实验证实鹿角胶溶液能够降低胃黏膜损伤程度，减小溃疡面积，提示鹿角胶溶液能够降低胃黏膜损伤指数，增强胃黏膜屏障，对大白鼠胃黏膜损伤具有显著的保护作用。利用氨基酸分析仪对鹿角胶提取物在离体肠内不同时间点的吸收情况进行分析统计，计算其累积渗透量及渗透速率，结果发现，鹿角胶在离体肠内有很好的透过性能，在体内能够迅速被吸收利用。

（7）促表皮分化

鹿角胶有类似透明质酸的作用，可增加 p63、整合素 α6（integrin α6）、整合素 β1（integrin β1）和丝聚蛋白（Filaggrin）的表达，提高干细胞活性，促进表皮分化，而且鹿角胶和透明质酸在此影响上有协同作用。

（8）对内分泌调节的作用

鹿角胶中含有睾酮、孕酮、垂体泌乳素、雌二醇等多种甾体类生物激素，一方面可以直接补充雌激素的不足，另一方面有研究表明鹿角胶对长期外源性注射苯甲酸雌二醇、黄体酮建立乳腺增生模型大鼠有明显的治疗作用，且使血清中雌二醇、孕酮、睾酮不同程度降低。因此鹿角胶具有对雌激素的双向调节作用，对雌激素水平异常升高或降低造成的"瘀血"状态均有明显的治疗作用。

（9）对心脑血管的作用

鹿角胶溶液灌胃给大鼠与模型组比较：鹿角胶给药组脑缺血程度明显减轻，梗死面积减小，神经元胞体肿胀减轻，乳酸脱氢酶和丙二醛水平下降，总超氧化物歧化酶、谷胱甘肽过氧化物酶及过氧化氢酶的活力增强。脑组织 TTC 染色和 HE 染色结果显示，与模型组比较，鹿角胶给药组脑组织梗死面积减小，细胞排列整齐，病理改变减轻，进一步证实鹿角胶对缺血脑组织的保护作用。鹿角胶具有明显的脑组织保护作用，其机制之一是降低由于脑缺血产生的氧自由基含量，提高氧自由基清除率，从而减轻脑组织损伤。鹿角胶是否还通过其他途径对脑组织产生保护作用仍需进一步研究。研究表明，鹿角胶含牛磺酸，而牛磺酸能有效降血压并能降低血脂。鹿角胶使元阴元阳均得到补充，阴成形阳化气。鹿角胶使得肾虚造成的元气不足、无力鼓动血脉、血液运行迟缓得以改善，恢复气化功能正常可能是鹿角胶降血脂的理论基础。

（10）在老年痴呆病中的作用

龟鹿二仙胶出自《医便》，方中鹿角胶甘咸而温，善于温肾壮阳，益精补血。采用中药龟鹿二仙胶治疗老年痴呆，并设对照组对其疗效进行系统评价，结果表明，治疗组效果明显优于对照组，尤其是认识能力方面的改善更为显著，表明龟鹿二仙胶在治疗老年痴呆症、延缓衰老方面不但疗效好，而且具有整体调节、多靶点作用的优点。

（11）抗炎镇痛的作用

研究中发现，各剂量的鹿角胶在二甲苯所致小鼠耳郭肿胀及角叉菜胶所致足跖肿胀度抗炎实验和热板法镇痛实验中的镇痛作用和对耳肿胀的抑制作用都具有较为显著的药理活性，低剂量组无显著影响。实验结果提示鹿角胶有明显的抗炎、镇痛作用，为扩大鹿角胶的临床应用范围和进一步的研究提供了科学依据。

鹿角胶作为珍贵的动物药在我国药用历史中已有两千多年，因其独特且多样的药理作用及能够迅速被吸收利用的优点，使得鹿角胶的应用领域不断拓展，并且在保健和许多疾病治疗中发挥着重要的作用，从而逐渐受到人们的重视。因此，对鹿角胶的进一步开发和利用具有重要意义，并可为日后关于鹿角胶的进一步研究提供较为有利的科学依据。

第五章

使用鹿角胶的名方

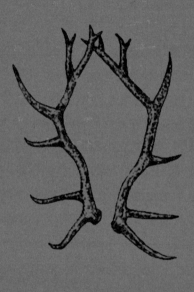

一、地黄丸

【组成】熟地黄（九蒸）10 两，菟丝子（淘洗，酒浸，蒸）5 两，鹿角霜 5 两，茯苓 3 两，柏子仁 3 两，附子 1 两。

【出处】《类编朱氏集验方》

【功效】温肾助阳，益精填髓。

【主治】白浊。

【用法用量】每服 100 丸，盐酒任下。

【证治机理】

白浊病名始出于隋·巢元方的《诸病源候论·虚劳小便白浊候》："胞冷肾损，则小便白而浊也。"在古籍记载中根据白浊来源以及症状特点的不同分为尿浊和精浊。尿浊是指白浊来源于溺窍，以小便混浊色白为主要特点，与淋病相似，又称溺窍病；精浊是指白浊来自精室，以溺孔常流出白色浊物而小便自清为主要特点，与淋病不同，亦称精窍病。二者皆从尿道口流出，但其内口不同，故疾病性质有别。此篇所论之白浊病证主要指精窍病，即指男性尿道口有白色滑腻之物待排出为特征的一种疾患。历代医家对白浊病因病机的认识主要可归纳成三种情况：一为主肾气虚冷，气不摄精；二是心肾不交，相火妄动，浊精下行；三为脾虚湿注。然三者中以肾虚为本。

白浊乃男子尿道口有白色滑腻之物待排出，而小便自清，其浊来自精室。肾为人体阴阳之根本，藏精、主生殖、司前后二阴之开合。若肾阳亏虚，则肢寒畏冷，失于气化固摄之功，难以收摄精华，则肾中之精自溺而出，而小便清长。《太平圣惠方》曰："夫虚劳小便白浊者，此由劳伤于肾，肾气虚冷故也。"心者属火，居于上焦，心火下交于肾以资肾阳，共同温煦肾阴，使肾水不寒，肾者属水，肾水上济于心以资心阴，此即水火既济。然肾阳亏虚，不能鼓动肾水上济心火，心火独炽而心阴暗耗，则心烦失眠，日久累及下焦肾水，肾阴不足，则相火妄动，扰动精室，故《寿世保元》云："精之主宰在心，精之藏制在肾。"脾者居于中焦，主运化，若脾气虚弱，水液运化无力，则湿浊内生。湿性重浊，易袭阴位，下注精室，则成白浊。故《素问》曰："伤于湿者，下先受之。"故治宜温肾助阳，益精填髓，佐以沟通心肾，健脾助运。

【方义解析】

本方重用熟地黄十两，补血滋阴，益精填髓。《雷公炮制药性解》言其可"活血气，封填骨髓，滋肾水，补益真阴"。附子一两，温壮元阳，《长沙药解》云："暖土燥水，泻湿除寒，走中宫而温脾，入下焦而暖肾，补垂绝之火种，续将断之阳根。"此二味相合，则补肾中之元阴元阳，以固生命之本。菟丝子五两，味甘，性温助阳，滋补肝肾，且又有固精之功，《本草经集注》云："养肌，强阴，坚筋骨，主茎中寒，精自出，溺有余沥。"鹿角霜五两，血肉有情之品，温肾助阳，通督脉，《医学入门》云："治五劳七伤羸瘦，补肾益气，固精壮阳，强骨髓，治梦遗。"菟丝子、鹿角霜二味佐助附子增强温肾阳之功。茯苓三两，性平，味甘淡，利水渗湿，健脾安神。柏子仁三两，养心安神，沟通心肾，《本草纲目》："养心气，润肾燥，益智宁神。"

全方阴阳相伍，补肾为主，兼顾健脾祛湿，沟通心肾，共奏温肾助阳，益精填髓之功效。以上六味，为末成丸，"丸者，缓也"，不图峻补而以丸药缓缓图之，且以盐水送服，咸味增强诸药入肾之功，可谓本方药虽然简单，但于细节处见其设计精妙。

【临床应用】

（1）急、慢性前列腺炎。前列腺与中医精室部位相似，肾为封藏之本，精之处。可用于尿频、尿急、尿滴白伴腰膝酸软、夜尿增多、神疲乏力、舌质暗，苔薄白，脉沉弦或沉涩者。

（2）肿瘤相关性贫血。肾主藏精，精血同源，适用于肿瘤导致贫血，从而使组织器官慢性缺氧，可见头晕、耳鸣、倦怠乏力等证候。

（3）中老年男性雄性激素缺乏症。常见腰痛、四肢乏力、性欲减退、耳鸣、头晕、失眠多梦、脱发等证候。

【类方比较】本方与济生肾气丸比较：

济生肾气丸出自《严氏济生方》，由炮附子、茯苓、泽泻、山茱萸、山药、车前子、牡丹皮、肉桂、牛膝、熟地黄组成，具有温补肾阳，利水消肿的功效。两方皆有温补肾阳之功效。不同之处在于济生肾气丸中加川牛膝、泽泻、车前子具有利水下行之功，专于温阳利水，宜水湿泛滥，阴盛阳微之证；地黄丸中加菟丝子、鹿角霜增强补肾填精之功，使肾阳有生化之源；柏子仁养心安神；仅用茯苓淡渗利湿。因此地黄丸更专注于温肾助阳，益精填髓。

二、地黄饮

【组成】生地黄 8 两（研取汁），鹿角胶 1 两（炙燥，碾为末）。

【出处】《圣济总录》，《仁斋直指方》又名地黄煎。

【功效】清热凉血，养阴止血。

【主治】肺损，吐血不止。

【用法用量】上先以童便 5 合，于铜器中煎，次下地黄汁及胶末，搅令匀，煎令溶，10 沸后，分作 3 次服，当止。《仁斋直指方·卷二十六》：加姜汁少许调下。

【证治机理】

吐血是指胃络受损，血溢于胃，由胃而来，从口而出，甚者可倾盆盈碗之病证。由于吐血、咳血、呕血皆从口腔而出，故此三者当作鉴别。咳血病位在肺与气道，血色鲜红，常伴有泡沫痰液，咳血之前多伴有咽痒、胸闷、咳嗽、血随痰而出等症状，咳血常伴有持续多日的痰中带血，无黑便或便血等消化道症状；吐血病位在胃与食道，血色紫暗，常混有食物残渣，伴有胃脘不适，恶心等消化道症状，常伴有恶心呕吐，痰中常不带血，但大便可出现黑便。吐血有声谓之呕血，无声者称为吐血。

《圣济总录》书中写到吐血有三：一曰内衄，二曰肺疽，三曰伤胃。内衄是由于心肺蕴热，热迫血妄行，下流入胃，胃气上逆，导致吐血；肺疽是指素体虚弱之人，心肺虚损，肝不藏血，或者因情绪暴怒，气血上逆导致吐血；伤胃是指饮食不节，蕴积脾胃，胃气逆乱，血随食出。经过后世医家的不断发展补充，认为吐血的病机有虚实之分，实者多因气火亢盛，热伤血络，迫血妄行所致；虚者多因阴虚火旺，迫血上逆或者气不摄血，血溢脉外所致。总之吐血病位在胃，与肝、心、脾、肾密切相关，吐血之本在于气逆。本方主治吐血当属书中"内衄"范畴，病机为邪热炽盛，热迫血妄行，血溢于胃，胃气上逆，从口吐出。临床表现为吐血量多，色红或紫暗，常夹有食物残渣，脘腹胀闷甚则疼痛，便秘或大便色黑，舌红，苔黄，脉数。吐血不止则体现病情急迫或危重。邪热炽盛，灼伤真阴，吐血过多亦伤阴液，故治宜清热凉血，养阴止血。

【方义解析】

吐血不止是由于血热炽盛，灼伤真阴所致，故治宜清热凉血，养阴止血。《古今医鉴》言"病有标本，急则治其标，缓则治其本"，吐血不止，须急用寒凉降逆之品，重镇上逆之血。生地黄甘寒微苦，质润多汁，本方重用八两，取其清热凉血，以速宁妄行之血，研汁鲜用，滋阴生津又便于吸收。《雷公炮制药性解》云："生地黄，味甘苦，性寒无毒，入心肝脾肺四经。凉心火之烦热，泻脾土之湿热，止肺经之衄热，除肝木之血热……按：生地黄总是凉血之剂，故入四经以清诸热。老人津枯便结，妇人崩漏，及产后血攻心者，尤为要药。"鹿角胶，乃血肉有情之品，味甘咸，补肾填精，养血止血，寓固护肾中元阴元阳，以守生命之源之意，且性温，使得清热凉血之生地黄汁不至凉遏伤胃，《名医别录》记载："疗吐血，下血，崩中不止，四肢酸疼，多汗，淋露，折跌伤损。"二者一清一补，清热凉血，养阴生津，为主药。童便味咸，气寒，咸走血，寒凉血，且能引肺火下行从膀胱而出，以止气血上逆之势，且泻火补阴迅速，又能补充吐血之阴伤，既增强生地黄清热凉血之力，又助鹿角胶养阴之功。全方仅由三味药组成，配伍严谨，标本兼顾，药简力专，使血不妄行而循于脉道，以达止血之目的。《仁斋直指方》中云本方加姜汁少许调下，叶天士云"络以辛为泄""酸苦甘腻不能入络"，而姜汁辛润可引余药入络，除络中之血热，且取汁鲜用，较易吸收。

【临床运用】

（1）消化道溃疡性出血。见吐血量多，色红或紫暗，夹有食物残渣，大便色黑，腐秽熏鼻，可见腹胀闷甚则腹痛，舌红，苔黄，脉细或数等证候。

（2）功能性子宫出血。功血属于中医"崩漏"之范畴，多见于阴虚血热，根本在肾，本方起塞流澄源作用，现代医学研究认为生地黄能提高凝血机能达到止血目的。

【类方对比】与大黄生地汤进行对比。

两方皆用大剂量生地黄清热凉血，皆可治疗血证。不同之处在于地黄饮用生地黄配伍鹿角胶、童便，清热凉血兼有养阴之功效。大黄生地汤以生地黄配伍大黄，清热凉血兼有通腑泻热、消瘀活血之功。

三、加减左归饮

【组成】大熟地4钱，龟甲胶1.5钱，山萸肉1.5钱，云茯苓2钱，菟丝子3钱，鹿角胶1.5钱，怀山药2钱。

【出处】《马培之外科医案》。

【功用】补益肾阴。

【主治】真阴不足，不能滋养营卫，腿腰酸痛。

【用法用量】水煎服。

【证治机理】

腰痛是一种常见临床症状，最早在《素问·刺腰痛论》中出现。由于腰部的结构特殊，腰痛往往伴有下肢及臀部的放射痛，故常常腰腿痛并称。王肯堂在《证治准绳》中云："（腰痛）有风、有湿、有寒、有热、有闪挫、有瘀血、有气滞、有痰积，皆标也；肾虚，其本也。"导致腰腿痛的病因有很多，但不外乎虚实两端。不通则痛，由于感受外邪、气滞、血瘀、痰凝、情志失调、经络病变导致腰部血脉不畅而发生腰痛。不荣则痛，由于气虚、血虚、阴虚、阳虚导致腰部不能得到温煦濡养而发生腰痛。由于外邪、外伤导致的急性腰痛以实证居多，治宜活血利气，祛邪通络为主，病程较久、反复发作的慢性腰疼以虚证为主，治宜补腰肾、强筋骨为主。

肾主骨，生髓，为脏腑阴阳之本，生命之源，腰为肾之府，五脏之中肾与腰部关系最为密切。《素问·生气通天论》云："阴平阳秘，精神乃治。"阴阳失去平衡则会导致疾病的发生。肾阴亏虚之腰痛临床表现为腰痛延绵，以腰膝酸软为主，反复发作，伴有潮热盗汗，牙齿松动，头晕目眩，遗精早泄，心烦多梦，舌红少苔，脉细数，治宜滋补肾阴。肾阴不足，精亏髓少，腰府失充，则腰膝酸软；脑为髓之海，髓海空虚，则头晕目眩；骨失所养，则牙齿摇动，生骨迟缓。《景岳全书》云："寒从中生，则阳气无所依存而泻散于外，即为虚火，假热之谓。"阴虚不能制约阳气，阳气亢奋发越，虚火内灼外蒸，则出现潮热盗汗、遗精早泄，热扰心神则烦躁多梦。

【方义解析】

《景岳全书》云："凡病腰痛者，多由真阴之不足，最宜以培补肾气为主。"方中重用熟地黄四钱，滋补阴血，益精填髓，《药性赋》云："味甘、苦，性温，无毒。沉也，阴也。其用有四：活血气，封填骨髓；滋肾气，补益真阴；伤寒后胫骨最痛，新产后脐腹难禁。"山茱萸，主入肝经，补益肝肾，收敛固涩。《日华子本草》云："暖腰膝，助水脏，除一切风，逐一切气，破癥结，治酒皶"。山药两钱，补脾益阴，以后天充养先天，《本草分经》云："补脾肺，清虚热，化痰涎，固肠胃，涩精气，兼能益肾强阴，而助心气。"三者补益肝脾肾，合为"三补"。菟丝子味辛甘，性平，入肝、肾、脾经，补肾益精，共奏补益之功。《神农本草经》云："主续绝伤，补不足，益气力，肥健。"龟甲胶，滋阴补血，《本草分经》云："咸，寒，至阴。通心入肾，补阴清热，治一切阴虚血弱之症。能通任脉。"鹿角胶为血肉有情之品，味甘咸，性温，补益精血。《本草汇言》云："鹿角胶，壮元阳，补血气，生精髓，暖筋骨之药也。前古主伤中劳绝，腰痛羸瘦，补血气精髓筋骨肠胃。虚者补之，损者培之，绝者续之，怯者强之，寒者暖之，此系血属之情，较草木无情，更增一筹之力矣"。二者皆为血肉有情之品。鹿角胶偏于补阳，龟甲胶偏于滋肾，二者合力沟通任督二脉，益精填髓，于补阴中包含"阳中求阴"之义。肾为水脏，肾虚常致肾浊，茯苓淡渗利湿，药性轻平，泻浊而不伤正，且能防滋腻恋邪。全方七药相合共奏补益肾阴之效。

【临床应用】

（1）慢性肝炎、肝硬化。基于"肝肾同源"的理论，在肝病进展中可出现肝病及肾、肝肾同病的病证。适用于疾病进入恢复期，出现头晕目眩、疲乏无力、口干心烦、腰腿酸痛、夜寐不安，舌红，苔薄少津等肾精不足的证候。

（2）卵巢功能不全。肾藏精，主生长、发育与生殖。适用于月经不调伴腰骶酸痛，头晕耳鸣，潮热，失眠多梦，性欲减退，神疲乏力，舌光少苔，脉细或数。

（3）原发性骨质疏松症。肾主骨，生髓，适用于肾阴亏虚、骨失所养、虚热内生所致的腰膝酸痛、烦热急躁等证候。

【类方比较】 与左归丸、左归饮进行对比。

本方由左归丸去枸杞子、牛膝加茯苓而成。两首方皆有补益真阴之功效，用于精血不足之证。左归丸方中枸杞子益精明目，牛膝补髓填精，益阴活血，且能引药下行，故补益之力较强，适用于纯虚无邪者。加减左归饮中茯苓淡渗利湿，适用于虚中夹湿滞者。

本方由左归饮去枸杞子、炙甘草加菟丝子、鹿角胶、龟甲胶而成。两首方皆有养阴补肾之功效，皆为治疗真阴不足之证，且补中有渗，适用于虚中夹湿滞者。但本方加入龟甲胶、鹿角胶之血肉有情之品，故补益之力强于左归饮。

四、右归饮

【组成】熟地 2～3 钱或加至 1～2 两，山药（炒）2 钱，山茱萸 1 钱，枸杞 2 钱，甘草（炙）1～2 钱，杜仲（姜制）2 钱，肉桂 1～2 钱，制附子 1～3 钱。

【出处】《景岳全书》卷五十一。

【功效】温肾填精。

【主治】肾阳不足。腰膝酸痛，气怯神疲，大便溏薄，小便频多，手足不温，及阳痿遗精，舌苔淡薄，脉象沉细者；阳虚咳嗽；产妇虚火不归原而发热者；肾虚火衰，晕坠而痛；或阴盛格阳、真寒假热之证。

【用法用量】水 2 盅，煎 7 分，空腹温服。

【加减】如气虚血脱，或厥，或昏，或汗，或运，或虚，或短气者，必大加人参、白术，随宜用之；如火衰不能生土，为呕哕吞酸者，加炮干姜 2～3 钱；如阳衰中寒，泄泻腹痛，加人参、肉豆蔻，随宜用之；如小腹多痛者，加吴茱萸 5～7 分；如淋带不止，加破故纸（补骨脂）1 钱；如血少血滞，腰膝软痛者，加当归 2～3 钱。

【证治机理】

右归饮出自明代张景岳的《景岳全书》。他认为"生杀之权，皆由阳气""得阳则生，失阳则死""阴阳之进退，皆由乎阳气之盛衰耳"。方中贯彻"肾阳得以恢复，阴阳相生，肾精得以逐渐恢复生长，骨髓得以充盈"。该方现在被广泛用于膝关节炎和骨质疏松证属肾精亏虚不足者。肾精亏虚，则见腰膝酸软，骨痛，形寒畏冷，脱发、头发早白、疲弱无力、耳鸣耳聋、小便频数、大便溏稀，泄泻，甚至有生殖机能的减退。在女子则为宫冷不孕，在男子则为阳痿遗精。

该方通过补肾填精，助精化气，补髓温补肾阳，进而可补一身之阳气。因此，精气充才得以滑利关节，筋骨关节才可逐渐坚强，从而达到治病求本，标本兼治的功效。现代药理研究证实，该方不仅可以增强软骨细胞活力，还能抑制关节软骨细胞凋亡，从而有效地改善全层软骨缺损造成的创伤性骨性关节炎病理表现。中医理论认为"肾主骨，生髓"，肾精的盛衰与骨骼的生长代谢密切相关。肾精足，髓腔充，则骨骼坚；肾精亏，髓腔空，则骨骼脆。软骨则同属于骨的范畴。因此补肾的中药方皆能促进软骨的再生与修复。

综上所述，该方对于肾精不足，损及肾阳之病症，兼见腰膝酸痛，疲乏无力，女子月经不行，男子遗精滑精之症状治疗效果甚佳。

【方义分析】

张景岳首次将"阴阳互济"贯彻到阴阳精气水火不足证的立法组方中。于实践中制定了右归饮，方中熟地黄补肾填精，山药益脾阴，共为君药。山茱萸滋补肝肾之阴；《神农本草经》言枸杞子"主五内邪气，热中，消渴，周痹。久服坚筋骨，轻身，不老"。因此其具有补肝肾强筋骨之功效；杜仲味辛，平，主腰脊痛，《神农本草经》言其"补中，益精气，坚筋骨，强志，除阴下痒湿，小便余沥。久服轻身，耐老"。且三药均有收敛涩精之功效，共为臣药。同时加入附子、肉桂温养肾阳，助君药化生肾气。体现了景岳先生的"善补阳者，必于阴中求阳，则阳得阴助，而生化无穷，善补阴者，必于阳中求阴，则阴得阳生，而泉源不竭"。此亦为"益火之源以消阴翳"的治法，共为佐药。炙甘草和中益气，调和诸药，为使药。

【临床运用】

该方现在常常用于治疗膝关节炎、股骨头坏死、骨质疏松、白细胞减少、肾病综合征、女子闭经、男子阳痿早泄、更年期综合征等疾病属于肾精不足，伴有肾阳虚衰之病证。

【类方比较】

本方从金匮肾气丸化裁而成，同时和右归丸有密切的联系。右归丸与右归饮均为温补肾阳之方。但右归丸较右归饮药物组成中增加鹿角胶、菟丝子、当归，而不用甘草，方中之鹿角胶为血肉有情之品。可知，右归丸较右归饮更加增添了补肾填精之功效。遂制成丸剂，久服，助精化气。

右归饮同时又和左归饮成姊妹方。两方皆体现其医学理论的核心，即方中熟地、枸杞子、山药这三个药物。《神农本草经》认为枸杞"味苦，寒。主五内邪气，热中，消渴，周痹。久服坚筋骨，轻身，不老"。熟地和山药分别可以补肾填精和补脾胃之阴。张景岳认为"阳非有余"是言人之正气，并从形气、寒热、水火三方面阐述了这一点。在认识阳在人身的重要性之同时，又从真阴之象、真阴之脏、真阴之用、真阴之病、真阴之治五个方面阐述了阴亦属不足。

除此之外，右归饮和左归饮为阴阳两相呼应之方。左归饮在右归饮的基础上去杜仲、肉桂、附子加茯苓，注重补肾填精，同时茯苓可防止熟地、山药、山茱萸、枸杞子太过滋腻。

【医案举隅】

孙显祥医案：

彭某，38 岁，2009 年 5 月 6 日就诊。

主诉：月经后期 1 年半。

现病史：1 年半前流产手术后月经失调，经期逐渐后延，经血量少色淡，曾用西药人工周期疗法和中医治疗不效。

现在症：面色晦暗，畏寒怕冷，精神不振，腰膝酸软，食少便溏，小腹发凉，舌质淡胖大，脉沉细无力。诊断为肾阳虚闭经。治宜温补肾阳，填精补髓通经。方用右归饮加味。

具体方药：制附子 15g，肉桂 9g，枸杞子 12g，鹿角胶 12g（烊服），山药 12g，山茱萸 9g，熟地 12g，杜仲 12g，当归 15g，淫羊藿 12g，甘草 9g。

治疗 1 个疗程月经来潮，续用 2 个疗程后月经周期正常，随访半年未复发。

五、右归丸

【组成】大怀熟地 8 两，山药（炒）4 两，山茱萸（微炒）3 两，枸杞（微炒）4 两，鹿角胶（炒珠）4 两，菟丝子（制）4 两，杜仲（姜汤炒）4 两，当归 3 两（便溏勿用），肉桂 2 两（渐可加至 4 两），制附子 2 两（渐可加至 5～6 两）。

【出处】《景岳全书》卷五十一。

【功效】温补肾阳，填精止遗。

【主治】元阳不足；或先天禀衰，或劳伤过度，以致命门火衰。而为脾胃虚寒，饮食少进；或呕恶鼓胀；或翻胃噎膈；或怯寒畏冷；或脐腹多痛；或大便不实，泻痢频作；或小水自遗，虚淋寒疝；或寒侵溪谷，而肢节痹痛；或寒在下焦而水邪浮肿；阳亏精滑，阳痿精冷。

【用法用量】每服 100 丸。上先将熟地蒸烂杵膏，余为细末，加炼蜜为丸，如弹子大。每嚼服二三丸，以滚白汤送下（现代用法：蜜丸，每服 9g；也可水煎服）。

【加减】如阳衰气虚，必加人参以为之主，或 2～3 两，或 5～6 两，随人虚实而有增减；如阳虚精滑，或带浊便溏，加补骨脂（酒炒）3 两；如飧泄肾泄不止，加北五味子 3 两、肉豆蔻 3 两（面炒，去油用）；如饮食减少，或不易化，或呕恶吞酸，皆脾胃虚寒之证，加干姜 3～4 两（炒黄用）；如腹痛不止，加吴茱萸 2 两（汤泡半日，炒用）；如腰膝酸痛，加胡桃肉（连皮）4 两；如阴虚阳痿，加巴戟天 4 两、肉苁蓉 3 两，或加黄狗外肾 1～2 付，以酒煮烂捣入之。

【证治机理】

右归丸的创制者张景岳为温补学派的代表人物。他的学术思想与"阴阳"紧密相关。阴阳互根、精气互生始终贯穿其间，并在朱丹溪的"阳常有余，阴常不足"的基础上，纠

良胶熬就独用角
鹿角胶

偏补弊，他提出"阳常不足，阴本无余"之论，他认为阳者，主动，主生发，主人体一切积极的，向上的，如人体的运动，快速的思考，甚至是人体处于生病状态下与疾病做抗衡的人体正气；阴者，主静，主封藏，主人体一切安静的，消极的，阴暗的，如人体的嗜睡、痰饮、水肿等病理因素。

同时张氏还创立了以命门兼具水火为特点的命门学说，认为肾主水而水中有火，命门真阴涵摄真阳。他重视阳气，认为"生杀之权，皆由阳气"；"得阳则生，失阳则死"；"阴阳之进退，皆由乎阳气之盛衰耳"。并且认为人之一身"难得而易失者惟此阳气，既失而难复者亦惟此阳气"。他在《景岳全书·大宝论》中指出"天之大宝只此一轮红日，人之大宝只此一息真阳"。足见阳气对于人的重要。而阳气根于肾，此处的阳气即是肾阳，最终皆可损及真阳，张景岳认为，人身之真阳来源于命门之火。命门火衰，阳气不振，则见气衰神疲、腰膝酸软；肾阳无以暖脾阳，则脾气运化失职，则纳呆食少、腹胀腹满、便溏泄泻，但"脾胃乃气血生化之源"。脾失健运，则气血不生；脾主四肢，脾主大腹，可见形寒畏冷、面色萎黄少华、形体消瘦等症状；肾主封藏，阳虚而精衰血少、精关不固，则阳衰无子、阳痿滑精、腰膝萎软、疲弱无力、耳鸣耳聋、小便频数、宫冷不孕、脱发、头发早白；肾阳虚衰，则膀胱失约，小便自遗；舌淡苔薄白，脉细。

在制方上，张氏提出："其有气因精而虚者，自当补精以化气；精因气而虚者，自当补气以生精。"又如"阳失阴而离者，非补阴何以收散亡之气？水失火而败者，非补火何以苏随寂之阴？此又阴阳相济之妙用也。故善补阳者必于阴中求阳，则阳得阴助而生化无穷；善补阴者必于阳中求阴，则阴得阳升而泉源不竭"；"善治精者能使精中生气，善治气者能使气中生精"。因而景岳首次明确将"阴阳互济"贯彻到阴阳精气水火不足证的立法组方中，使之与实践密切相关。而最具代表性并得到医家广泛应用的，当属左、右归丸、右归丸从阴引阳，体现出张景岳的"育阴以涵阳为度，补阳以配阴为尺"，此主张是在"阴阳互根"的基础上建立起来的。《黄帝内经》云："阳为气，阴为味。味归形，形归气，气归精，精归化；精食气，形食味，化生精，气生形。味伤形，气伤精；精化为气，气为阳，阳必生于阴；精为阴，阴必生于阳。所以精之与气，本自互生。"

所以，张氏强调阳气对人体的重要性，而制方上，又善于"从阴引阳，从阳引阴"，共奏补人体一身之阳气之功。

【方义解析】

张氏认为："凡气虚者，宜补其上，人参、黄芪之属是也；精虚者，宜补其下，熟地、枸杞之属是也；阳虚者，宜补而兼暖，桂、附、干姜之属是也；阴虚者，宜补而兼清，门冬、芍药、生地之属是也。"

方中附子、肉桂温壮元阳，益精血，共为君药。《医学启源·药类法象》载附子"性大热，味辛甘，气厚味薄"，能温壮肾阳，补命门之火。肉桂气热，味大辛，同为气厚味薄之品，能补下焦火热不足。熟地黄、山茱萸、枸杞子、山药滋阴益肾，养肝补脾。《医学启源·药类法象》载熟地黄"气薄味厚，沉而降，阴也"；山药甘、平，归脾、肺、肾三经，平补三阴，能护养胃气，同时还能补肾涩精，属气薄味厚之品；山茱萸酸、涩，微温，重在补益，有收敛之功，张元素言其"阳中之阴"，故当属气薄味厚之品；枸杞子甘、平，归肝、肾经，能平补肾精肝血，入阴分，为气薄味厚之品；此四者共为臣药，与君药配伍，具有"阴中求阳"之功。佐以菟丝子、杜仲补肝肾，强腰膝；菟丝子辛、甘、平，入足之三阴，能补肾益精，故其味厚，同时又调动激发机体阳气，辛能升散，故气亦厚，因其有助阳之功，故气厚于味。鹿角胶甘、咸，温，为血肉有情之品，功能补肝肾、益精血，味厚气薄。上述几味入里养气血安五脏，顾护阴液，填精补形。当归养血补肝。方中寓意益火之源，以培右肾之元阳（《景岳全书·新方八阵》），故名"右归"。本方是治疗命门火衰之常用方。

【临床运用】

（1）老年性骨质疏松症。该症在中医中属于"骨枯""骨萎""骨痹"的范畴，具体表现为乏力、腰背疼痛、腰膝酸软、全身骨节疼痛、驼背，主要由肾精不足、骨失滋养导致的。

（2）肾病综合征。基于中医"肾藏精""肾主骨"理论，肾精亏虚是该病发生的基本病机。

（3）膝关节炎见神疲乏力，面浮肢肿，少气懒言，腰痛身重，自汗，舌胖，边有齿痕，脉弱。

（4）甲状腺减退症。可见怯寒畏冷，神疲乏力，反应迟钝，头发稀疏，记忆力减退，心率减退等症状。

此外，右归丸还可治疗精少不孕症、性欲减退症、贫血、白细胞减少症等疾病属于肾阳虚衰、精血不足者。

【类方对比】与左归丸进行对比。

左归丸是右归丸中去当归、杜仲、肉桂、附子，加龟甲胶、牛膝而成，故该方和右归丸的"补阳"相比，实为纯补肝肾之阴、壮水之剂，凡精血亏损、津液不足者均可应用；右归丸为益火之方，主治肾阳不足、命门火衰之证。左归丸从阳引阴，右归丸从阴引阳，体现出张景岳主张"育阴以涵阳为度，补阳以配阴为尺"的阴阳互济思想。阴阳互济者，阴中求阳，阳中求阴是也，是在阴阳互根基础上建立起来的治疗大法。

但两方皆体现其医学理论的核心，即方中熟地、枸杞子、山药这三个药物。《神农本草经》认为枸杞"味苦，寒。主五内邪气，热中，消渴，周痹。久服坚筋骨，轻身，不老"。

熟地和山药分别可以补肾填精和补脾胃之阴。张景岳认为"阳非有余"是言人之正气，并从形气、寒热、水火三方面阐述了这一点。在认识阳在人身的重要性之同时，又从真阴之象、真阴之脏、真阴之用、真阴之病、真阴之治五个方面阐述了阴亦属不足。

六、加味右归饮

【组成】大熟地（姜汁炒）8 钱，枸杞子（酒炒）3 钱，净萸肉（酒炒）4 钱，怀山药 4 钱，泽泻 2 钱，丹皮（酒炒）2 钱，熟附子 3 钱，肉桂心 1 钱，白茯苓 2 钱，鹿角胶 3 钱，巴戟肉 3 钱，炮姜 8 分。

【出处】《胎产秘书》卷下。

【服法】水煎服。

【功用】补气壮阳。

【主治】产后风寒入于腠理，经络不和，而致手足搐搦，眼目上视，角弓反张，口眼歪斜，舌瘖不语，痰涎上涌，不省人事者。

【用法用量】水煎服。

【证治机理】

加味右归饮出自清代陈笏庵所撰写的《胎产秘书》，本书又名《胎产金针》，刊于 1796 年。本书根据《丹溪秘书》而撰，因该书法脉取宗于丹溪先生而作者之姓氏湮没不传故仍言之曰《丹溪秘书》。因古籍中关于陈笏庵的记载甚少，遂不做过多介绍。陈笏庵先生的弟子在原序中提道："是书内分胎前 34 症、临产 4 症、产后 47 症三门，且记述难产救治调护各法，复附保婴要诀。其别类也详，其论症也确，其立方也精，较之《达生篇》更为尽善而尽美，《达生篇》虽善，但何症应作何治，尚未详备。此治产之宝鉴，济世之良书也。"

陈氏认为症之至危而治之甚难者，莫如胎产。未产而保卫之，既产而调护之，此其道失之毫厘，谬以千里者也。故治疗产后疾病应慎之，慎之。

加味右归饮多治疗产后妇人气血亏虚，新产后创伤和出血、多汗、过早劳累、调养失宜致气血耗伤，元气受损，百节空虚，筋骨受累等所致；或因产室寒凉，阳气虚弱，腠理疏松，元真之通会及皮肤脏腑之纹理皆不能秉常道而行。《金匮要略》有言："邪在于络，肌肤不仁；邪在于经，即重不胜；邪入于腑，即不识人；邪入于脏，舌即难言，口吐涎。"患者"手足搐搦，眼目上视，角弓反张，口眼歪斜，舌瘖不语，不省人事"，此皆为阳气亏虚之证，阳虚则不化津，气虚则不生血，津血亏虚不足，则经络失于濡养，则腠理不顺，则三焦通会元真之功能失常，则致经络不和，同时，肾主水，肾虚不足以推动津液的运行，故可见"痰涎上涌"。若此时下医不仔细辨证审查，认为其乃肝阳上亢、痰涎壅盛之中风之实证，则动手便错，终致虚虚实实，此乃医家之大忌。此时察其色可见面色少华，舌淡，四肢厥冷，或有感受风寒及剖宫产或大出血等病史，按脉可得微细虚弱之脉象，甚或冷汗淋漓，故陈笏庵老先生认为，此时急需补气壮阳为主。阳气充足，则可化生气血，则营卫方和，则经络得以濡养，同时经络可以贯穿上下，沟通内外，使脏腑功能得以调控，故病自然可解。

《胎产秘书》卷下："产后手足搐搦，眼目上视，角弓反张，口眼歪斜，舌暗不语，痰涎上涌，不省人事者，皆由风寒入于腠理，经络不和所致。与中风相类，切不可作风治。急须补气壮阳为主，治宜右归饮、加味续命等汤。若用风燥药，重耗其血，以亡其阳，如苏合丸、牛黄丸之类，入口即毙。"因此加味右归饮在古人多用于治疗产后肾精亏虚之人。其人或正气虚弱，卫外不固，风邪乘虚而入，以致营卫不和，气血失调、筋脉失于濡养，故得此疾病，但其本在于肾精亏虚不足。因此，治疗重在补气养血，益精填髓，以此来达到调和气血，充养营卫，滋养筋脉，解肌祛风，安内攘外之作用。

【方义解析】

方中是由《金匮要略》中的肾气丸加减化裁而来，通过阅读原文关于肾气丸中的4条条文可知其可以补肾填精，升阳以利水。不仅可以治疗虚劳、痰饮、消渴之证，还可治疗妇人转胞小便不利之证，此乃"异病同治"之原则。方中"三补"：山药、山茱萸、熟地，可以补肾填精，同时加入"血肉有情之品"鹿角胶，黄元御的《玉楸药解》说其味辛、咸，微温，入足少阴肾、足厥阴肝经。具有补肾益肝，敛精止血，滋益精血之功，可治疗阳痿滑精，鬼交梦遗、吐衄崩带、腰疼膝痛等虚损性疾病。同时叶天士的《本草经解》又言其可归于肺、脾经，又可补脾益肺，可治疗脾虚之人作劳伤及真气，可知鹿角胶可以补充真元之气。故肾气丸中加入鹿角胶可助其补肾填精之功效；又因病在筋络，故加入枸杞子，《神农本草经》言其苦，寒。主五内邪气，热中，消渴，周痹。久服坚筋骨，轻身，不老。巴戟肉亦可强筋骨增志益气。又因"脾胃为气血生化之源"，加味右归丸中加入炮姜，可以温补脾阳，使气血充盛。肾精充则气化得出，气化出则气血充，则营卫和，则经络得以舒畅，则产后痉病可解。

【临床运用】

（1）本方是陈氏用来治疗产后因脾肾阳虚、气血不足之产后痉病之方。因本病实为少见，加之目前西方医学迅速发展，且对于妇产科分科较细，故中医益渐丢失产科疾病之阵地。但笔者认为，此方在妇人产后调理中仍可发挥其重大的作用。如产后缺乳、产后疼痛、甚至血液病中的再生障碍性贫血、小儿肾病等属于脾肾阳虚和气血亏虚之证皆可用。

（2）妇人产后气血本虚，脾肾阳虚，若平时调护不当，可出现头晕，疲乏嗜睡，脱发，表情淡漠，面色萎黄，甚至出现肢体浮肿，毛发稀疏，全身疼痛，乳汁不下等虚象。可用此方补气养血，益精填髓，温补肾阳。痹症中，若出现脾肾阳虚，精血不足，而致骨节疼痛，遇风加重，得热则舒，冷痛，兼见面色白、形寒畏冷、舌淡，苔薄，脉迟等症状，则可用此方加减。

【类方比较】与右归饮做比较。

加味右归饮是右归饮去甘草、杜仲，加鹿角胶、茯苓、泽泻、牡丹皮、巴戟天、炮姜。两方都可以补肾填精，益精填髓，助气化。但加味右归饮将肾气丸中的"三泻"加入，使整个方补而不滞，补中有泄。该方可用于治疗肾精不足，兼有阳虚，同时又有痰饮的患者，而右归丸为纯补之剂，对于阳气虚衰而没有实邪的患者较为适合。

七、长生丹

【组成】地黄 8 两，山药 4 两，白茯神 4 两，何首乌半斤，女贞子 6 两，甜石斛半斤，枸杞 6 两，鹿角霜半斤，山茱萸 6 两，菟丝子半斤，肉苁蓉 2 两，鹿角胶半斤，川牛膝半斤，宣木瓜 4 两，虎胫骨 4 两（用代用品），人参 1 斤，丹皮 8 两，杜仲 1 两，胡麻 1 斤，桑椹子 1 斤。

【出处】《集验良方》。

【功效】补肾填精，强腰壮骨。

【主治】男子劳损羸瘦，阳事不举，精神短少，须发早白，步履艰难；妇人下元虚冷，久不孕育。

【用法用量】制为丸剂，每服 3 钱，空腹白滚水送下。

【证治机理】

此方是为阴阳两虚而设。肾主蛰，封藏之本，精之处也。肾有藏精之生理功能，所藏之精即我们所谓的天癸，承担着生殖后代，繁衍生命的重要任务。男子由于过度手淫或房室不节，下元亏损，阴损及阳，性欲减退，阳事不举，精少无子。《诸病源候论·虚劳阴痿候》指出"肾开窍于阴，若劳伤于肾，肾虚不能荣于阴器，故痿弱也"，明确强调肾虚可以致痿。肾为先天之本，元阴元阳之根，气血津液精生化之源，受五脏六腑之精而藏之，肾之阴阳盛衰直接关系五脏荣枯，如果出现亏损，阴不足，不能充养形体，则体质瘦弱；阳不足则疲乏倦怠，下元阳气不足，则胞宫无以温煦，女子不孕；精血亏虚，则须发早白，女子月经量少甚至停闭。腰为肾之府，肾主骨，肾元不足，则会出现腰膝酸软，步履难行。

【方义解析】

下元衰惫，法当温补下元。鹿角霜和鹿角胶为血肉有情之品，甘咸而温，用至一斤，能够壮元阳，充精髓，补督脉，强筋骨，对于阳气不足、阳事不举、畏寒乏力、四肢痿弱等证，有峻补元阳，强筋健骨之功效；人参大补元气，助鹿角胶温补阳气，配伍地黄、山茱萸、何首乌、女贞子、桑椹、胡麻、枸杞子、山药补肾阴之亏损，通肾阳和阴气；菟丝子、肉苁蓉益气养血，使肾阳温健，气血充足；炒杜仲、川牛膝、木瓜、虎胫骨（用代用品）、石斛补肝肾，强筋骨；丹皮配伍木瓜活血祛瘀，使全方温而不燥、补而不滞，同时茯神宁心安神。全方温而不燥，滋而不腻，阳药有阴药相扶，阴药有阳药所化，阴阳调和，阳起自升。名为长生丹，寓意服用此方能够延年益寿。

【临床运用】

本方用于治疗肾精不足，阴阳两虚导致的男子阳痿、无子，女子不孕。临床主要治疗勃起功能障碍、前列腺增生、少弱精症、卵巢功能早衰、闭经、膝关节退行性病变、腰椎间盘突出、小儿发育迟缓等属于中医虚劳范畴的疾病。

八、生地黄煎

【组成】大黄8两，茯苓1斤，麦门冬1斤（去心），桃仁半升（去皮尖），甘草1尺（炙），人参3两，石斛4两，桂心4两，紫菀4两。

【制法】上药合捣筛，以生地黄汁8升，清酒8升，合调，放铜器中，置炭火上，纳鹿角胶1斤，数搅之，得1升；次纳饧3升，白蜜3升，于铜器中釜汤上煎令调，药成。为丸如弹丸大。

【出处】《千金翼方》卷第七妇人篇。

【用量用法】食前服1丸，日3次。不知，稍加至2丸。

【功效】补气活血，滋阴温阳。

【主治】妇人产后虚羸短气，胸胁逆满。

【证治机理】

产时耗血伤阴，亡阳伤气，产后百脉空虚，因此胸胁逆满多是气血阴阳不足，瘀血痰湿内阻经脉，《妇人大全良方》提出："产后虚羸者，因产伤损脏腑，劳侵气血。"此由生产日浅，气血虚弱，气机逆乱，饮食未平复，不满日月，气血虚羸，将养所失，导致疲乏气短，胸胁逆满。

【方义解析】

本方用于治疗妇女产后不适。妇人产后多虚、多瘀、多寒，治法上以补血活血，暖宫祛瘀为主，用生地、石斛、麦冬补阴血。《神农本草经》：石斛可"补五脏虚劳、羸瘦、强阴"。熬制时加入生地黄汁8升，大剂量生地可以大补阴血，活血祛瘀，养阴生津。麦冬滋阴生津，辅以茯苓淡渗利湿，防止滋腻太过生湿。桃仁活血祛瘀，鹿角胶血肉有情之品，补肾壮阳，填精益髓。人参大补元气，桂心温阳通络，平冲降逆。紫菀益气平喘。熬制时加入清酒，宣通百脉，流通气血，使药物更好发挥作用。加入饴糖、白蜜，同甘草共同调和诸药，甘缓益气。《千金方衍义》：虚赢短气，而用地黄、门冬，举世之通套；用桂心、大黄、近世所未闻。须知地黄、门冬得桂心则滋而不滞；桂心得大黄则宣而遂通；鹿角胶、醇酒、饴糖、白蜜等温养精血之味，咸得辛温敷布之力。群行补剂之中虽有一味大黄，只能行滞，断无泄泻之理。

【临床运用】

本方本为妇科产后虚劳方，临床可用于治疗产后身痛、月经不调、不孕、多囊卵巢、银屑病、老年性皮肤瘙痒、失眠、口腔溃疡等疾病。

九、资生大造丸

【组成】人参 2 两，山药 2 两，山茱萸 2 两，补骨脂 2 两，五味子 1 两（去蒂），川牛膝 2 两，覆盆子 1 两，楮实子 1 两，龟甲 1 两（酥炙），鹿角胶 2 两，生地 1 两，枸杞子 1 两，肉苁蓉 2 两，菟丝子 1 两，紫河车 1 具，白茯苓 4 两，川杜仲 2 两，上为末，炼蜜为丸，如梧桐子大。

【出处】《集验良方》。

【功效】添精补髓，益气生血，固元阳，健脾胃，壮筋骨，安五脏，祛风湿，令人耳目聪明，不受外邪，健步乌须。

【用法用量】每早 4 钱，白开水或盐汤送下。

【主治】用于男妇虚损劳伤，形体羸乏，腰背疼痛，遗精带浊，耳鸣耳聋。

【证治机理】

资生大造丸有重造阴阳之功，肾虚至极的人服了以后可改善体质。肾为先天之本，受五脏六腑之精而藏之，肾精不足，则阳痿、目暗、耳鸣、腰膝酸软、五脏虚羸。

【方义解析】

方中运用鹿角胶、龟甲、紫河车之类血肉有情之品补人之精血，其中鹿角得天地之阳气最全，善通督脉，龟得天地之阴气最厚，善通任脉。李时珍在《本草纲目》中记载：人、羊、猪、牛等哺乳动物的胎盘（紫河车）均可以入药，可以治男女一切虚损劳极，安神养血，益气补精，非金石草木可比……生命垂危者，吃一两服，即可得以存活。久服之，耳聪目明，黑须发，延年益寿，有夺造化之功，乃神奇之药。五味子、覆盆子、楮实子、菟丝子、枸杞子补肾填精，山茱萸、生地补肾阴，山药健脾益肾，茯苓健脾祛湿，补骨脂、肉苁蓉补肾壮阳，川牛膝、杜仲补肝肾，强筋骨。全方脾肾双补，补肾填精益髓。

【临床运用】

治男子、女人一切虚弱，不问老幼，或禀气素弱，或斫丧太过，阳事早痿，面色萎黄，形体尪羸，口不能呼，足不能任地；或老年虚惫，气血俱衰；或女人月水不调，或常小产。凡气血虚损不足之证，艰于嗣育者，皆宜。

【类方比较】

资生大造丸、河车大造丸、补天大造丸都以大造丸为名，都能补五脏虚劳。

河车大造丸出自吴球方，被清代汪昂收入《汤头歌诀》内，方由熟地黄、生地黄、天门冬、杜仲、黄柏、五味子、当归、枸杞子、牛膝、肉苁蓉、锁阳、紫河车十二味药组成，可滋阴清热，补肾益肺，有大补真元、滋阴降火之功，常用于肺肾两亏，虚劳咳嗽，骨蒸潮热，盗汗遗精，腰膝酸软。汪昂谓："不寒不热、补阴补阳、诸法具备、力量宏深，少年虚劳损怯，老人精血衰颓，服之立见其功，诚补剂中之大方也。"

补天大造丸出自《医学心悟》由人参、黄芪、白术、当归、枣仁、远志、白芍、山药、茯苓、枸杞子、熟地、紫河车、鹿角、龟甲组成，补五脏虚损，可用于治疗肺痨属阴阳两虚者，咳逆喘息少气，咳痰色白，或夹血丝，血色暗淡，潮热，自汗，盗汗，声嘶或失音，面浮肢肿，心慌，唇紫，肢冷，形寒，或见五更泄泻，口舌生糜，大肉尽脱，男子滑精、阳痿，女子经少、经闭，舌质光淡隐紫、少津，脉微细而数，或虚大无力。

十、鹿角胶汤

【组成】鹿角胶（炙燥）1两，甘草（炙，锉）1两，杏仁（去皮尖双仁，炒，研）1两，麻黄（去根节）1两，半夏（汤浸3～7遍，生姜1两同捣作饼，焙干）1两。

【出处】《圣济总录》卷六十五。

【用法用量】每服3钱匕，水1盏，入生姜3片，同煎至7分，去滓，食后、临卧各1服。

【功效】温肾助阳，宣肺止咳。

【主治】大肠咳。咳则遗矢（屎）。（补充：咳嗽有少量白痰，伴恶寒无汗，肢冷，腰膝酸软，舌淡苔白）

【证治机理】

《素问·咳论》云："肺咳不已，则大肠受之，大肠咳状，咳则遗矢。"本证因肾阳不足为本，复感风寒之邪，导致肺咳不解，同时影响至大肠，大肠传导失司，则出现咳而遗矢。大肠乃传导之官，传导糟粕下行，主要与肺气的肃降、胃气的通降、肾气的推动和固摄有关。若肾阳不足，固摄失司，易影响大肠的正常传导与固摄，因此本证当为肺、肾、大肠三者同病。

【方义解析】

方中鹿角胶性温，温肾助阳，补肾阳亏虚之本；麻黄辛温解表，以祛在表之余邪，配伍杏仁宣降肺气以止咳，以恢复肺之宣降之功，进而调节大肠；影响肺通调水道之功，水道不利则津停成痰，故配伍温燥之半夏，燥湿化痰，调节津液输布。三药合用以恢复肺之正常生理功能。甘草则调和诸药，和中缓急。

【临床运用】

肾阳不足兼有外寒不解之大肠咳。若肾精亏虚明显，可加熟地、肉苁蓉、紫河车等补肾填精；若寒象明显，可加干姜、肉桂、附子等温阳散寒；若滑脱显著，可合赤石脂禹余粮汤。

【类方比较】主要与古方中同样主治大肠咳的三方进行鉴别：

（1）黄芪散（《圣济总录》卷六十五）

组成：黄芪1两（细锉），桑根白皮1两（细锉，炒），人参1两，白茯苓（去黑皮）1两，甘草（炙，锉）3分。

主治：大肠咳。

功用：补肺益气，调津止咳。

鉴别：本方所治大肠咳主要病机为久咳致肺气虚损，传至大肠使传导失司，而无明显肾阳不足之症。

（2）禹余粮汤（《杂病源流犀烛》卷一）

组成：禹余粮、赤石脂。

主治：大肠咳。

功效：温阳涩肠止泻。

鉴别：本方重在温阳涩肠止泻，是针对肠寒所致滑脱的治标之法。

（3）回风养脏汤（《医醇賸义》卷三）

组成：沙参4钱，苏子1钱半，枳壳1钱，前胡1钱，桑叶1钱，茯苓2钱，白术1钱，苡仁4钱，橘红1钱，贝母2钱，荷叶蒂1枚。

功效：培土化热，息风。

主治：风阳外烁，肺热移于大肠，咳而遗屎。

鉴别：本方主在治肺，清肺化痰止咳，肺热得清，则大肠之病得解。

十一、鹿角胶煎

【组成】鹿角胶3两（捣碎，炒令黄燥，捣罗为末），牛乳1升，白蜜1合，牛酥1合，生姜汁 1 合。

【出处】《圣惠》卷九十五。

【功效】填骨髓，好颜色，祛风气，润鬓发。

【主治】五劳七伤，身无润泽，腰背疼痛，四肢沉重。

【用法用量】食后细细含咽之。

【证治机理】

五劳七伤导致精血不足，肌肤失于濡养，故身无润泽；肾精亏虚，腰府不能养，故腰背疼痛；精不化气，气不足则易四肢沉重。

【方义解析】

鹿角胶性温，味甘咸，能温补肝肾，益精养血。牛乳性微寒，《名医别录》言：补虚羸，止渴，下气。牛酥为牛乳或羊乳经提炼而成的酥油，味甘微寒，无毒，《名医别录》言：能补五脏，利大小肠，治口疮。《本草纲目》言：益虚劳，润脏腑，泽肌肤，和血脉，止急痛，治诸疮，温酒化服良。白蜜味甘平，《神农本草经》言：主治心腹邪气，诸惊痫痉，安五藏诸不足，益气补中，止痛解毒，除众病，和百药。诸药益精填髓，但恐阴寒不化，故加入生姜汁一合，与鹿角胶温补脾肾，共复阳气，使诸药得阳而运，以防滋腻不化而徒伤胃阳。故全方共奏益精填髓、补益精血之功而不伤人体阳气。

【临床运用】

本方主要用于偏于精血不足证之虚劳病，或身无润泽，或腰背疼痛，或四肢沉重，或脱发、毛发稀疏等。

本方可作为很好的药膳方，可制备成膏方或块状包装冷藏，制备方法：先煮牛乳，待快熟之时下鹿角胶，再倒入姜汁，缓慢倒入白蜜，最后一边搅动一边缓慢倒入牛酥，待凝结成块后切成小片，可包装。（原文：上五味，先煎牛乳，欲熟，即下胶消讫，次下姜汁，次下蜜，唯须缓入，煎十余沸，倾于瓷器中，仍数数搅，勿令酥浮于上，待凝，以竹刀割为小片。）

十二、蛤蚧散

【组成】蛤蚧 1 两，阿胶 1 两，生犀角 1 两（用代用品，下同），鹿角胶 1 两，羚羊角 1 两。

【出处】蛤蚧散出自《本草衍义》卷十七，名见《赤水玄珠》卷七。

【功效】补肺益肾，清热凉血。

【主治】久嗽不愈，肺间积虚热，久则成疮，嗽出脓血，晓夕不止，喉中气塞，胸膈噎痛。

【用法用量】 每服用河水 3 升，于银石器中，慢火煮至半升，滤去滓，临卧微温细细呷其滓。候服尽，再捶，作 1 服，以水 3 升，煎至半升，如前服。若病人久虚不喜水，当递减水。

【证治机理】

肺痈一病，乃为热毒蕴结于肺，肺叶生疮，血败肉腐，形成痈脓，以发热、咳嗽、胸痛、咳吐腥臭浊痰，甚至咳吐脓血痰为主要临床表现。热毒蕴结于肺，还应辨别痰热毒瘀及有无气阴两伤的表现。脓毒消除后，再予补虚养肺。久嗽不愈，肺间积虚热，久则成疮，嗽出脓血，则一方面当辅佐正气，另一方面清其热邪。

【方义解析】

方中蛤蚧补肺肾，益精血，定咳喘，为治肺肾不足，虚喘久咳之要药，《本草经疏》说"蛤蚧属阴，能补水之上源，则肺肾皆得所养而劳热咳嗽自除"；此物补肺气，定咳喘，功同人参；益阴血，助精扶羸，功同羊肉，劳损瘵弱，引为要药。阿胶、鹿角胶乃血肉有情之品，大补精血，且鹿角胶为纯阳之物，善温补下元，并可填精益血而补阴中之阳，阿胶为纯阴之味，滋阴补血功佳，经云"形不足者温之以气，精不足者补之以味"，鹿角胶咸温可壮阳生气，阿胶甘腻纯厚以填精助阴，二药相合，有阴阳兼顾，形气俱补之妙。正如张景岳所云："善补阳者，必于阴中求阳，则阳得阴助而生化无穷；善补阴者，必于阳中求阴，则阴得阳升而源泉不竭。"此外，二者本胶，其性黏滞，均有养血止血之长。犀角、羚羊角二角乃寒凉之品，皆可清热泻火解毒；其中犀角苦咸寒，善清心、肝、胃三经大热，尤长于清心经邪热，可凉血止血，清热解毒，适用于血热动血之咳血吐血；羚羊角咸寒，主入肝经，善于清肝火，平肝阳，息肝风，又可清热解毒，二药相合，清热解毒，凉血止血。

【临床运用】

本方主要用于呼吸系统疾病，例如肺痈、肺痿日久，咳吐脓血、肺部肿瘤等病。

十三、葆真丸

【组成】 鹿角胶半斤（锉作豆大，就用鹿角霜拌炒成珠，研细），杜仲（去粗皮，切碎，用生姜汁 1 两同蜜少许拌炒断丝）3 两，干山药 2 两，白茯苓（去粗皮，人乳拌，晒干，凡 5～7 次）2 两，熟地黄 2 两，菟丝子（酒蒸，捣，焙）1 两半，山萸肉 1 两半，北五味子 1 两，川牛膝（去芦，酒蒸）1 两，益智仁（去壳）1 两，远志（泔煮，去骨）1 两，小茴香（青盐 3 钱同炒）1 两，川楝子（去皮核，取净肉，酥炙）1 两，川巴戟（酒浸，去心）

1两，破故纸1两，胡芦巴（同故纸入羊肠内煮，焙干）1两，柏子仁（去壳，另研如泥）半两，穿山甲（酥炙）3钱（用代用品，下同），沉香3钱，全蝎（去毒）1钱半。

【出处】《证治准绳·女科》卷四。

【功效】滋肾填精，温肾助阳。补十二经络，起阴发阳，能令阳气入胸，安魂定魄，开三焦积聚，消五谷进食，强阴益子精，安五脏，除心中伏热，强筋骨，轻身明目，去冷除风。

【主治】九丑之疾。茎弱而不振，振而不丰，丰而不循，循而不实，实而不坚，坚而不久，久而无精，精而无子，及治五劳七伤，无子嗣者。

用法用量：每服50丸，淡秋石汤、温酒任下，以干物压之。渐加至100丸。服7日，四肢光泽，唇脸赤色，手足温和，面目滋润。

【证治机理】

《素问》说"肾者主蛰，封藏之本，精之处也"，肾藏精，主生殖，肾精又是化生为气的物质基础，所以肾精是生长发育的物质基础，各种功能活动的动力源泉。当肾精不足，精不化气，男子则出现性欲减退，功能下降，久而无精，精而无子；肝主筋膜，有赖水为之濡，肾阴一亏，水不涵木，则茎弱而不振，振而不丰，丰而不循，循而不实，实而不坚，坚而不久。故治疗当以温阳益精。

【方义解析】

本方所治证属命门火不足，精气虚损所致。故立温阳益精法以治之。方中鹿角胶壮元阳，补血气，生精髓；得巴戟天、补骨脂、菟丝子、肉苁蓉则温肾壮阳之力更著；熟地黄滋肾水，填骨髓，生精血，合萸肉、山药则补肾益阴之功倍增；茯苓补五劳七伤，养心安神，健脾利湿，与熟地、萸肉、山药配伍，有补中寓泻之意，与柏子仁同用，可收通肾安神之妙；杜仲、牛膝、胡芦巴补肾壮腰膝；沉香、小茴香、益智仁温肾暖命门；以其火衰精亏易致精血涩滞，阳道不畅，故配全蝎、山甲化瘀通络；用川楝子者，以寒降之性，防诸药温燥太过，引阳药归宿下元。方中温补通散并用，有壮阳益精之功，而无腻滞挫阳之弊，使阳壮精复则诸症自愈。本方不用桂附壮火助阳，纯用温阳益精血之品，独以沉香、益智仁鼓其氤氲之气，又以川楝子抑其阳气，引诸阳药归宿下元，深得广嗣之旨。

【临床运用】

本方主治命门精气两亏虚证，临证以不育，射精无力，或阳痿早泄，腰膝酸软，气短自汗，舌质淡，苔薄白，脉弱为要点。临床凡阳痿遗精或肾虚阳衰而致少腹冷痛，尿频遗尿者亦可用本方调治。本方可合用五子衍宗丸以增强补肾生精功效。

十四、干地黄散

【组成】熟干地黄 1 两，白茯苓 3 分，芎䓖 1 两，鹿角胶 1 两（捣碎，炒令黄燥），桂心 3 分，紫菀 3 分（去苗土），人参 1 两（去芦头），大麻仁 1 两。

【出处】干地黄散出自《太平圣惠方》卷四十六。

【功效】补肾填精，止咳润燥。

【主治】肺伤咳嗽唾脓血，腹中有气，不欲饮食，恶风目暗，足胫酸寒。（主治中"恶风"，原作"恶水"，据《普济方》改）。

【用法用量】上为散，每服 2 钱，以水 1 中盏，加大枣 2 枚，大麦 1 匙，煎至 6 分，去滓温服，不拘时候。

【证治机理】

咳嗽一症，病位在肺，但"五脏六腑皆令人咳，非独肺也"，外感和内伤各种原因，影响到肺的宣发肃降功能，气津输布失常，都会表现为咳嗽咳痰，日久影响到血分，则咳唾脓血；由于金水相生，病久及肾，肾精不足，精不化气，阳虚寒凝，则恶风目暗，足胫酸寒，故在治疗上，一方面要补肾填精，辅佐正气；另一方面止咳养血润燥。

【方义解析】

方中干地黄、鹿角胶各用一两，大补精血，补肾填精；配伍川芎，养血活血；少佐肉桂，温肾助阳，通利血脉，血得此而温和流畅；人参益气，配伍茯苓，可健脾化痰；咳嗽一症，虽属于肺，但也不止于肺，肺与大肠相表里，腑气一通，则咳嗽止，故用火麻仁一两，润燥滑肠，麻仁之甘，可缓脾润燥；紫菀甘苦微温，温润不燥，能润肺下气，化痰止咳，因肺之与肾，金水相生，肺肾之阴液相互滋养。

【临床运用】

主要用于呼吸系统疾病病程日久者，咳嗽，咳痰，甚至咳血；精亏血少的老年人出现慢性支气管炎，支气管哮喘，肺部肿瘤等。

【类方鉴别】与阳和汤进行对比

（1）药物对比

阳和汤以熟地、鹿角胶二药补血益精，温肾助阳，少佐肉桂助气化；而本方亦重用干地黄、鹿角胶，少佐肉桂，同时配伍川芎加强养血活血之功，组方思路、选药配伍十分相似。阳和汤取白芥子化皮里膜外之痰，本方用人参配茯苓益气化痰以调津；阳和汤用炮姜炭、麻黄、甘草，辛通阳气，温煦脾阳，重在助气化，而本方选用火麻仁、紫菀，温润不燥，润肺下气，润肠通便。

（2）方剂特点

阳和汤强调气化功能，本方在大补肾精、温补肾阳的基础上，助精化气，气化则津行，气化则血脉通利，故可用于一切阴疽、流注、鹤膝风等属于阴寒之证，局部肿满无头，皮色不变。干地黄散强调温润补益，润燥下气止咳，本方在重用干地黄、鹿角胶、人参、川芎等补益药物的基础上，选用紫菀，火麻仁，润燥止咳，润肠通便，故可用于精血不足的咳嗽唾脓血等症。

十五、熟干地黄丸

【组成】熟干地黄 1 两，山茱萸 1 两，薯蓣 1 两，白茯苓 1 两，石斛 1 两（去根），桂心 1 两，附子 1 两（炮裂，去皮脐），牛膝 1 两（去苗），巴戟天 1 两，五味子 1 两，泽泻 1 两，黄芪 3 分（锉），天门冬半两（去心，焙），柏子仁 1 两，鹿角胶 1 两（捣碎，炒令黄燥），菟丝子 1 两（酒浸 3 日，晒干，别捣为末），肉苁蓉 2 两（酒浸 1 宿，刮去皱皮，炙令干）。

【出处】《太平圣惠方》卷七。

【功效】填精益肾，健脾滋阴。

【主治】骨痿。症见肌体羸瘦，下肢无力，难以行走，甚或不能直立，腰脊酸痛，小便混浊等，舌淡苔白，脉沉细或微细。

【用法用量】上为末，炼蜜为丸，如梧桐子大。每服 30 丸，空心及晚食前以温酒送下。

【证治机理】

痿证早在《内经》就有较为详细的论述，《素问·痿论》提出本病主要病机为"肺热叶焦"，即由于肺不能输布津液，经脉筋骨失养，导致肢体软弱无力。并根据病情轻重及病变脏腑分为"皮、脉、筋、骨、肉"五痿，其中本方所治的骨痿以下肢无力为主，甚或腰脊酸软不能直立。由于肾主骨生髓，骨枯多责之于肾，故骨痿又名"肾痿"。痿证成因复杂，后世在《内经》的基础上多从热与虚两方面论治，随着临床实践不断完善，医家逐渐认识到热、湿、痰、瘀阻滞及脏腑亏损不足都能导致肌肉筋骨失养，而发为痿证，如《景岳全书·痿论》中所述："元气败伤则精虚不能灌溉，血虚不能营养者，亦不少矣，若概从火论，则恐真阳衰败，及土衰水涸者有不能堪，故当酌寒热之浅深，审虚实之缓急，以施治疗，庶得治痿之全。"

对于骨痿的病机，《素问·痿论》从肾虚内热灼伤阴液的角度进行论述："肾气热，则腰脊不举，骨枯而髓减，发为骨痿。""有所远行劳倦，逢大热而渴，渴则阳气内伐，内伐则热舍于肾。肾者水脏也，今水不胜火，则骨枯而髓虚，故足不任身，发为骨痿。"骨痿的核心病机是肾精不足，筋骨失去气血津液的濡养；而导致肾精不足的因素则有内热煎灼阴精或先天不足、久病劳伤，且常与其他脏腑同病，其他脏腑亏损（尤其肝脾）到后期亦可累及到肾，如脾失健运，后天水谷不能资肾精，脾肾精气虚衰，严重者可致舌体瘫软、呼吸和吞咽困难；邪热久羁肝肾，精血津液不足，病情由实转虚，或导致瘀血阻滞，则缠绵难愈最终发为骨痿。在此基础上，《内经》提出"治痿独取阳明"的治疗原则，主要提示临床治疗痿证应注重调脾胃，使气血津液充足，筋脉得以濡养；并结合辨证予清胃火、祛痰湿等治法。

临床表现上，肾精不足则髓海空虚，筋骨失养不能支撑身体，以下肢和腰脊为主；由于脾胃生化赖肾阳鼓舞，先天不足则后天无以滋养肌肉四肢，身材瘦削羸弱；肾失固摄则精微从小便下泄，小便混浊，多乳白如脂；伴见耳鸣、两眼昏花、腰背酸痛、舌淡苔白、脉沉细等肾精不足表现。

【方义解析】

本方主要治疗五痿之一的"骨痿"，兼能用于尿浊、腰脊酸痛，治法上采取"填精益肾，健脾滋阴"，补肾的同时配合健脾气、温脾阳、祛痰湿，符合《内经》"治痿独取阳明"的治则。整首方用药较为平和，并制成丸剂缓图疗效，对于骨痿羸瘦之人是一首调补良方。本方以熟地黄为名，取其"养血滋阴，补精益髓"的功效切合本病病机；山药配茯苓、泽泻健脾肾而祛痰浊，使水道畅通；桂心、附子温助阳气，引火归元；山萸肉、五味子补肾收涩敛精，并可改善尿浊；以上药物的配伍思路沿袭自《金匮要略》肾气丸，在此基础上进一步加强滋阴填精之效：天门冬、石斛、黄芪加强滋脾阴、健脾气；巴戟天、鹿角胶、肉苁蓉可温肾阳，大补精血；菟丝子、牛膝补肝肾，强筋骨；本病累及心经致心肾不交可出现心神不宁、失眠，且津亏多伴有便秘，故加柏子仁养心润燥。纵观全方，配伍紧扣病机，用药平和，补而不腻。

【临床运用】

本方可用于治疗骨痿偏属脾肾亏虚者，临床以下肢、腰脊酸软无力为特点，伴见尿浊、腰痛、消瘦等。现代医学中多发性神经炎、重症肌无力、脊髓病变、运动神经元病等有本病表现者，可结合辨证考虑运用，使用时应与"口干，两颧潮红，夜寐多汗，舌红少苔，脉细数或弦"的肝肾阴虚证相鉴别，凡有虚热表现者应先清标热，再考虑调理脾肾，巩固疗效。

【类方比较】与《圣济总录》卷五十二之干地黄丸比较：

《圣济总录》卷五十二：干地黄丸。熟干地黄 3 两半，白茯苓（去黑皮），肉苁蓉（酒浸，去皱皮，切，焙）1 两，远志（去心）1 两半，牛膝（酒浸，切，焙）1 两半，山芋 1两半，山茱萸 1 两半，蛇床子（微炒）1 两半，续断 1 两半，黄芪（炙，锉）1 两半，覆盆子（去萼）1两半，石斛（去根）1两半，巴戟天（去心）1两半，泽泻1两半，附子（炮裂，去皮脐）1两半，菟丝子（酒浸，别捣）1两1分，桂（去粗皮）1两1分，牡丹皮1两1分，杜仲（去皱皮，锉，炒）1两1分，人参1两1分，鹿茸（去毛，酥炙）1两1分。上为末，炼蜜为丸，如梧桐子大。服法：每服30丸，空腹温酒送下，1日3次。不知，加至40丸。主治：肾脏虚损，腰重不举，阳气痿弱，肢体瘦瘁。

两干地黄丸都含有与《金匮要略》肾气丸类似的药物，并配伍大队补肝肾、健脾胃的药物，核心病机都为肾脏亏虚，但《圣济总录》针对下元虚寒所致的腰痛、阳痿等症，使用蛇床子温阳燥湿，杜仲、续断强筋骨，远志通心肾。与《太平圣惠方》干地黄丸相比，此方病位偏下焦，药味更加繁多，使用时两方可互相参考借鉴。

十六、覆盆子散

【组成】覆盆子2两，五味子3分，黄芪1两（锉），石斛1两半（去根，锉），肉苁蓉1两（酒浸1宿，刮去皱皮，炙干），车前子3分，鹿角胶1两（捣碎，炒令黄燥），熟干地黄1两，钟乳粉2两，天门冬1两半（去心，焙），紫石英1两半（细研，水飞过），菟丝子1两（酒浸3日，晒干，别研为末）。

【出处】《太平圣惠方》卷三十。

【功效】补虚劳，益精血。

【主治】少精症。症见虚劳精气乏，四肢羸弱。

【用法用量】上为细散。每服2钱，食前温酒调下。

【证治机理】

少精症主要表现为性交时泄精量少，是导致男性不育的常见病之一。早在《素问·上古天真论》中就提到本病基本病机为"八八天癸竭，精少，肾脏衰，形体皆极，则齿发去"，即肾脏虚衰。中医认为肾主藏精，肾精来源于先天之精与后天水谷精微的充养，其正常的生理功能包括生殖及促进生长发育；随着年龄增长，肾精逐渐充盛，部分肾精在"天癸"的作用下转化为生殖之精，其贮存与施泄依赖于肾气的固摄，另外，由于肝主疏泄，肝经循阴器，故肝也参与生殖之精的藏泻。

在临床上本病病机多样，除输精管道结构异常外，常见原因有"邪实"与"正虚"两方面，邪实多为肝胆湿热下注或瘀血阻滞，精泄不畅；正虚以肾脏亏虚最为重要，先天不足、后天失养或久病情志所伤等可致精亏，生殖之精化源不足；肾失固摄，频繁遗精者也可同时出现少精症；素体阴虚或房事无节，频繁遗泄，则使虚火妄动，热扰精室，灼伤精液。

良胶熬就独用角
鹿角胶

本方主治少精症属于虚劳导致，虚劳的病名最早在《金匮要略·血痹虚劳病脉证并治》中提出，是气血阴阳虚衰，脏腑功能亏损的一类疾病总称，多为慢性消耗性疾病或功能衰退性疾病。本方针对的虚劳以肝肾精血亏虚为主，多表现为形体消瘦，面色苍白，怔忡健忘，四肢乏力，纳差，遗精滑泄，腰膝酸软，耳鸣耳聋，视物模糊等临床表现。

【方义解析】

《药性论》言覆盆子"主男子肾精虚竭，女子食之有子；主阴痿，能令坚长"。《本草衍义》称其"益肾脏，缩小便"。覆盆子性酸甘，味平或微温，补肾固涩，养肝明目，是阴阳双补之品。由于其补而不燥，兼能敛精，对遗尿遗精有良好疗效，在补肾涩精方中较为多见，也常用于不孕不育的治疗，代表方如五子衍宗丸；本方中覆盆子重用 2 两为君，与菟丝子配合共奏"补益肝肾，固精缩尿"之功；五味子加强酸收敛精，并能补肾；脾肾虚则易生湿浊，阻遏阳气升发，故少佐车前子，为泻中寓补，并防滋腻太过。明代王肯堂《证治准绳》中治疗不孕不育的名方"五子衍宗丸"即是以上四味药物加上枸杞子，《摄生众妙方》在引用此方时评价道："添精补髓，疏利肾气，不问下焦虚实寒热，服之自能乎。"除用四味子实类药物外，方中还使用鹿角胶、肉苁蓉、熟地黄直补肝肾精血，患者久病已致虚劳，或先天肾精亏损不足，非血肉有情之品不能胜任。脾胃为气血生化之源，虚劳的治疗重视健脾胃，补后天以资先天，方中黄芪益气固表，石斛、天门冬养阴生津，改善患者疲劳、四肢乏力感。钟乳粉温肺纳气，用于虚劳喘嗽，《药性论》言其"主泄精，寒嗽，壮元气，能通声"。《日华子本草》："补五劳七伤。"肾为气之根，肾失固摄除了导致精微、水液的滑脱，还有气机不能正常肃降，上逆则生咳喘，所以咳喘也是虚劳常见表现之一，咳声多无力，动则益甚，病程较长；心肾不交或心血不足都可导致心悸怔忡、失眠健忘，对少精症患者来说睡眠充足、作息规律、情绪舒畅也是治疗中重要的一环，所以方中适当运用镇心安神的紫石英。紫石英性甘温，多用于虚劳惊悸，或妇人血海虚寒不孕，有"镇心安神，降逆气，暖子宫"的功效。两味矿物药不仅温肾助阳，并能降肺气、镇心神，可以兼顾虚劳涉及心肺的情况。本方配伍全面，标本兼治：少精为标症，方中可固涩敛精、直补精血；虚劳为本，方中可肝脾肾同补，兼顾纳气安神。

【临床应用】

可用于治疗肾精亏虚导致的男性不育症如少精症，也可用于遗精、滑精、早泄、阳痿、女性不孕属肾精不足者。阴虚火旺者不宜使用。少精症有虚实之分，临床当仔细分辨；有时也与性生活频率过高相关，嘱患者恢复规律、适度的性生活即可；在辨证处方前，应注意排除结构异常如先天性精囊腺或射精管缺如导致的少精，如有输精管道的堵塞应配合手术治疗，以避免服药不能达到预期效果的情况发生。

【类方比较】与《太平圣惠方》补益覆盆子圆方对比：

补益覆盆子圆方:"治虚劳梦与鬼交,失精,腰膝疼痛。补益覆盆子圆方:覆盆子四两,菟丝子二两,龙骨一两半,肉苁蓉二两,附子一两,巴戟天一两,人参一两,蛇床子一两,熟干地黄二两,柏子仁一两,鹿茸二两,上药捣罗为末,炼蜜和捣三五百杵。圆如梧桐子大。每服,空心及晚食前,以温酒下三十圆。"

本方与覆盆子散同出《太平圣惠方》,同样重用覆盆子治疗虚劳,但侧重有所不同。本方重在温肾固精,养心安神,主治以梦交、失精为主,偏于温补,虚劳程度较轻;而覆盆子散填肝肾精血、固涩敛精的力量更强,用于治疗少精及四肢无力等症。

十七、熟干地黄汤

【组成】熟干地黄 2 两,人参 1 两,北五味子 1 两,石斛 1 两,白茯苓 1 两,白术 1 两,鹿角胶 1 两,附子 1 两,桂心 3 分,当归 3 分,川芎 3 分,泽兰叶 3 分,黄芪 3 分,续断 3 分。

【出处】《妇人良方大全》。

【功效】补肾健脾,养血除湿。

【服法】上㕮咀。每服 4 钱,水 1 盏,加生姜 3 片,大枣 1 枚,煎至 6 分,去滓温服,不拘时候。

【主治】产后虚羸,短气不能食。

【证治机理】

妇人产后有三大生理特点:一是亡血伤津。由于分娩用力、出汗、产创出血,导致阴血耗伤,阳气浮散,易出现产后血晕、产后痉证、产后发热、产后大便难等;二是元气大伤。若孕妇产程过长、耗气太过,或失血过多、气随血耗,易致产后发热、产后恶露不绝、产后自汗等。三是瘀血内阻。产后余血浊液若不能经阴道排出,则属离经之血,为瘀;或因产后百脉空虚,运血无力,血滞成瘀;加之起居不慎,六淫之邪内侵,寒凝血瘀或热灼成瘀。总之,产后病以"虚""瘀"居多,故形成了产后"多虚多瘀"的病机特点。

妇人怀娠十月,胎儿依赖母体的营养生长发育,加之分娩过程伤津耗血,脾胃生化不及,脾土虚则难以生肺金,则肺气亦虚。肺主气,肺气虚则产妇可出现短气之症;肾为气之根,若脾虚日久累及到肾或素体肾精不足,肾不纳气则短气加剧。结合妇人舌淡,苔白,脉细可以辨证。

【方义解析】

陈自明,字良甫,江西临川人,是南宋时期著名的妇产科专家,陈氏家中三代行医,博学多能,年轻时于东南各地寻师访友,搜采众方。1237 年任建康府明道书院医学教授,在长期的临床和教学实践中，学识和经验日趋成熟，撰成《妇人良方大全》，奠定了中医妇产科学的基础。陈氏对脾胃、气血的调和尤为重视，被视为后世医家治疗妇科疾病的典范。针对妇人产后虚羸，短气不能食，陈氏创立熟干地黄汤，并补气血阴阳。本方重用熟地黄2两，养血滋阴，补精益髓，《雷公炮炙药性解》云："熟地黄，活血气，封填骨髓，滋肾水，补益真阴。"鹿角胶乃血肉有情之品，尤擅温补肝肾，填精养血；治病求本是中医理论中的重要思想，肾乃阴阳之根本，熟地黄合鹿角胶意在填肾精、补精血、助肾阳，以资气血化生之源。续断补肝肾，行血脉，续筋骨；肉桂、附子入脾肾经，性味辛热，温阳散寒通滞，此三味药合用，既助熟地黄、鹿角胶补肝肾，温肾阳，又兼有行血脉之功，补而不滞。当归、熟地、川芎合用补血活血，调经化瘀。人参、茯苓、白术益气健脾除湿，补后天之本。泽兰活血祛瘀，行水消肿，兼顾妇人产后多瘀的生理特点；同时，妇人生产伤津耗气，石斛有养胃生津，滋阴除热的作用。

全方气血阴阳俱补，兼顾活血化瘀，扶正祛邪虚实并治，补而不敛邪，散而不伤正。

【临床运用】

本方是治疗妇人产后病的常用方剂。临床以产后虚羸弱、短气不能食，面色苍白或无华，舌淡，苔白，脉细为辨证要点。可用于治疗产后气短、产后气血阴阳俱虚等属于中医产后病范畴的疾病。临床运用时若见潮热盗汗舌红少苔等阴虚表现明显者，可加大石斛用量、加麦冬、沙参等滋阴药。注意体质壮实，声音洪亮，形体偏胖，舌红苔厚腻，脉大者不可轻易使用此方。

【类方比较】

《圣济总录》卷一之干地黄汤：生干地黄（焙）二两，生姜（去皮，切碎，炒干），甘草（炙），当归（切，炒），桂（去粗皮）各一两。上五味，粗捣筛，每服三钱匕，水一盏，煎取七分，去滓，温服，不拘时。产后血气不利，或感风冷，心腹绞痛，肢体虚冷，胸膈不快。

两首干地黄汤都治疗妇人产后，配伍上根据产后多虚多瘀的特点都选择熟地黄为君，配伍桂枝、当归温经活血，但《圣济总录》干地黄汤治疗产后虚寒，血气不畅导致的心腹痛、肢冷、胸闷不舒等，病变主要在血脉，虚损未及下焦，所以没有配伍鹿角胶大补精血及健脾滋阴之品，药简力专。

十八、薯蓣煎

【组成】薯蓣20分，甘草14分，泽泻4分，人参4分，黄芩4分，当归3分，白蔹3分，桂心3分，防风3分，麦门冬3分，大豆黄卷2分，桔梗2分，芍药2分，山茱萸2

分，紫菀2分，白术2分，芎䓖2分，干姜2分，蜀椒2分，干地黄2分（上20味捣筛），生地黄18斤（捣绞取汁，煎令余半），麻子仁3升（研），大枣80枚，蜜3升，獐鹿杂髓8两，鹿角胶8两，桑根皮5升（忌冈上自出土者，大毒，大忌离屋垣墙下沟渎边者，皆不中用）。

【出处】《备急千金要方》卷十四引徐嗣伯方。

【功效】疏风散邪，补益肝肾。

【主治】风眩。

【用法用量】每服1枚，日3次，稍加至3枚。以清酒2斗4升，煮桑白皮、麻子、枣，得1斗，去滓，乃下地黄汁、胶、髓、蜜，煎减半，纳前诸药末煎之，令可丸，如鸡子黄大。

【证治机理】

风眩泛指因风邪、风痰所致的眩晕。多由血气亏损，风邪上乘所致，又称风头眩，分有风寒眩晕、风热眩晕、风痰眩晕等。《素问》载有"诸风掉眩，皆属于肝"，将肝风内动作为风眩主因。《景岳全书》提出了"无虚不作眩"，朱丹溪在《丹溪心法》中则认为"无痰不作眩"。徐嗣伯认为风眩的病因病机是"夫风眩之病，起于心气不定，胸上蓄实，故有高风面热之所为也。痰热相感而动风，风心相乱则闷瞀，故谓之风眩。"这说明他认为风眩的发病主要在于内因，而不是外来的风邪。"心气不定"既可以指内在气血津液失常而引起心失濡养，也可以指患者的情绪过于急躁，从而导致情志致病，宋刻本中"心气不定"作"心气不足"，"胸上蓄实"意在呼应"心气不定"这一病因，指出了病位与病性，"高风"言其风邪内动后侵袭上位，"面热"是具体的临床表现，肝风内动实证患者常常有面红目赤的症状。

以上所述之风眩，其病机在徐嗣伯的风眩篇中分为了四大类别：初发、急证、轻证、缓证。薯蓣煎所针对的是风眩发展到后期，久病及肝肾，由初期的实证转为虚证的情况，此时气血津液俱虚，阴阳失调。因其属于虚证，故眩晕日久难以痊愈。

【方义解析】

薯蓣煎化裁自《金匮要略》虚劳病篇的薯蓣丸，即《金匮要略》薯蓣丸减去杏仁、阿胶、柴胡、神曲，加入泽泻、黄芩、山茱萸、紫菀、蜀椒、生地黄、麻子仁、獐鹿杂髓、鹿角胶、桑根皮。其主要差别为去阿胶，用鹿角胶，张璐在解释此方时云："《金匮》以补虚为务，故用阿胶。嗣伯风眩以眩目为主，故用有升阳之效的鹿角胶。"鹿角胶性味甘温，入肝肾经，能够温补肝肾，益精养血。眩晕发展至后期，气血津液精大虚，非血肉有情之品不能补回。同时合用獐鹿髓阴阳同补，山茱萸、蜀椒助其温补下焦。在《金匮要略》薯蓣丸基础上去杏仁、柴胡，是因其里虚为本，外邪不盛。

方中重用薯蓣 20 分，《神农本草经》言其"主伤中，补虚羸，除寒热邪气，补中益气力"。脾胃为后天之本，气血津液生之源，合用大枣 80 枚，甘草 14 分，为辅药，可以健运脾胃，使气血阴阳生化有源。同时《名医别录》言薯蓣"主治头面游风，风头眼眩"，故其为风眩"高风面热"头面症状之对症用药。芍药、干地黄、当归、川芎组成"四物汤"补血，人参、茯苓、白术、甘草为"四君子汤"补气，二者合用，为补益气血之八珍汤。豆黄卷化湿和中，桔梗、白蔹理气开郁。

【临床运用】

现代社会生活节奏加快，许多人出现了虚劳的表现，不能及时对自然界的寒热变化做出适应性调节，容易发生疾病。薯蓣煎化裁自《金匮要略》薯蓣丸，故其临床应用与薯蓣丸大致相仿。

（1）慢性疲劳综合征：临床表现为疲劳、低热或自觉发热、咽喉痛、肌肉痛、头痛、关节痛、注意力不易集中、记忆力差、睡眠障碍和抑郁等非特异性表现为主的综合征。长期工作紧张、情绪不稳定和负性生活事件容易诱发本病。中医学认为本病的发生与烦劳过度、情志抑郁、先天禀赋不足、大病后失于调理有关。其病机为虚实夹杂，因此其治疗原则应是扶正祛邪。薯蓣煎具有疏风散邪，补益肝肾之功效，使气血津液生化有源，又可祛邪。

（2）癌病：南京中医药大学黄煌老师用薯蓣丸治疗以消瘦、疲乏、贫血为特征，伴心悸气短、纳差、便溏、易感等症的恶性肿瘤术后及放化疗后的虚损状态，取得了较好的疗效，大大改善了患者的生活质量。薯蓣丸健运脾胃、化生气血，且能祛邪，可谓正虚感邪的最佳治法，对于改善癌症患者的体质最为合宜，不过需长期服用。薯蓣煎在薯蓣丸的基础上重用血肉有情之品，对于气血大亏、正虚较甚者更为合适。

十九、地髓煎

【组成】 生地黄十斤（洗净，捣压取汁），鹿角胶一斤半，生姜半斤（绞取汁），蜜二升，酒四升。

【出处】《本草纲目》卷十六引《备急千金要方》。

【功效】 补益精血，润燥通便。

【主治】 血枯便燥结。

【用法用量】 文武火煮地黄汁数沸，即以酒研紫苏子四两，取汁入煎十至二十沸，下胶，胶化，下生姜汁、蜜再煎，候稠，瓦器盛之。每服一钱匕，空心酒化下。

【证治机理】

便秘是指粪便在肠内滞留过久，秘结不通，排便周期延长，或周期不长，但粪质干结，排出艰难，或粪质不硬，虽有便意，但便而不畅的病症。其病机分为虚实两端，《素问·灵兰秘典论》曰："大肠者，传导之官，变化出焉。"故五脏之虚实均可作用于大肠而引起排便的异常。实证常见病因有素体阳盛，肠胃积热之阳明腑实、情志失和，气机郁滞之气秘以及瘀血阻滞之下焦蓄血，治疗方法以攻下行滞为主。虚证多因气血津液精之亏虚，肾精亏虚不足，精不生血则血枯，气虚不行津则津停，精血亏则肠络失于濡养，肠中燥结，秘塞不通。

【方义解析】

本方重用生地黄十斤滋阴增液，补充受损阴津，似增液汤增水行舟之意，戴原礼曰："阴微阳盛，相火炽强，来乘阴位，日渐煎熬，为虚火之证者，宜地黄之属，以滋阴退阳。"阴虚阳盛生热煎熬津液，阴液得补，则热自去。鹿角胶味甘、咸，性温。归肝、肾经。功能补肝肾、益精血，方用一斤半，大补肾阳助气化，大肠得温，津液敷布，燥结得去。生姜取汁半斤，温中行气，助中焦运化。紫苏子作为一个种仁类药物，所含脂肪油的量较高，所以润肠通便的效果很好，古人常单用紫苏子来治疗肠燥便秘。加蜜二升，更能增强润下之功。

【临床运用】

适用于肠燥便秘，以及年老、产后的血中津虚便秘。加入当归、玄参、麦冬养血滋阴，枳壳调气行津，能够增强润肠通便之功。

【类方比较】

《杨氏家藏方·卷第十六》之地髓煎丸：通经脉，补虚羸，强脚膝，润泽肌肤，和畅筋脉。生地黄（一斤，取汁），牛膝（去苗，酒浸一宿，为末），上将地黄汁入银、石器内熬成膏子如饧，搜和牛膝末，丸如梧桐子大。每服三十丸，温酒送下。

地髓煎与地髓煎丸同用生地黄大补阴血，后者取牛膝合用，补肝肾，强筋骨，引药下行，通利经脉，熬膏如饧成丸剂，丸者缓也，缓缓图之。

二十、地黄煎丸

【组成】生地黄20斤（洗，捣取汁），熟干地黄（焙）2斤，生干地黄（焙）2斤，甘草（炙，锉）半斤，醇酒1斗（用无灰者），菟丝子（酒浸，别捣）4两，鹿角胶（炙燥）4两，白蒺藜（炒，去角）4两，牛膝（酒浸，切，焙）4两，覆盆子（去梗）4两，丁漆（末，用酒拌和，炒令烟尽）4两，白茯苓（去黑皮）4两，白槟榔（煨，锉）4两，枳壳（去瓢，麸炒）4 两，萆薢 4 两。

【出处】《圣济总录》卷一八五。

【功效】平补诸虚，牢牙齿，荣须发，久服坚筋骨，长肌肉，悦颜色，聪耳明目，令人壮健。

【主治】虚劳诸风。

【用法用量】上除生地黄汁并酒外，余各为细末。先取地黄汁与酒 5 升，于银锅内慢火煎 30 沸，次下鹿角胶搅匀消尽，次下地黄末，又次下诸药，添酒，以柳枝不住手搅，候堪为丸，即分为 20 剂，余以蜡纸裹于宽瓷瓶内封贮。旋取 1 剂，为丸如梧桐子大。每服 30 丸，加至 50 丸，空心、食前温酒送下，用地黄酒下尤佳。余药收经 3 月余，取于日中晒之，依前收封。

【证治机理】

《黄帝内经》曰：一阴一阳之谓道，偏阴偏阳之谓疾。阴阳平衡是人体健康的前提，然宋代世人不遵医道养生法则，贪食药石成风，这样对于身体非但无益，反伤和气。地黄煎丸所属章节论平补之法，欲阴阳适平而已。

肾者受五脏六腑之精而藏之，肾阴与肾阳互为其根。在疾病状态下，可以单见阳虚，或单见阴损，或者相互转化，阴虚日久可以导致阳虚，阳虚日久亦可以导致阴损。肾者主骨，当肾精亏损，形体失养时可以出现齿摇发枯，须发早白，脑为元神之府，目为元神视觉之窗，目能明察秋毫，全赖阴精充足，髓充于脑，阳气旺盛，若其髓海不足，脑失髓充，则视物昏花，目暗不明，耳聋耳鸣。肾主先天，脾主后天，二者亦为互根互用的关系，肾脏有病可累及脾，脾主肌肉，脾失健运，生化不足，则肌肉瘦削，面色无华。

【方义解析】

本方重用生地二十斤，大补阴血，《本草纲目》云："熟地黄，填骨髓，长肌肉，生精血。补五脏内伤不足，通血脉，利耳目，黑须发。"合用生干地黄、熟干地黄同入肾经滋肾水。鹿角胶属血肉有情之品，温补肝肾，益精养血，牛膝补肝肾，坚筋骨，活血脉，菟丝子平补肝肾，益精血，白蒺藜疏肝明目，覆盆子益肾固精，白茯苓合白槟榔、枳壳、萆薢行气利水，防补益太过，壅滞之弊。以醇酒一斗入方中，既能制大剂量生地寒凉之性，又能推动气血运行，以助药力。

【临床运用】

本方可用于治疗肝肾不足所导致的须发早白，牙齿松动，筋骨痿软，腰膝酸软，形体瘦削。

二十一、斑龙丸

【组成】鹿角胶（炒成珠子）半斤，鹿角霜半斤，菟丝子（酒浸，研细）半斤，柏子仁（取仁，洗净）半斤，熟地黄半斤，白茯苓 4 两，补骨脂 4 两。

【出处】《医学正传》卷三引《青囊集方》。

【功效】滋肾填精，益气养血，升固奇经，通补督脉，育子添嗣，延年益寿。

【主治】虚劳肾虚，真阴亏损，精气不足，遗精滑精，阳痿腰痛，盗汗耳鸣，体倦心烦。

【用法用量】上为细末，酒煮米糊为丸，或以鹿角胶入好酒烊化为丸，如梧桐子大。每服 50 丸，空心姜、盐汤送下。老人、虚人常服。

【加减】如阳损及阴者，加龟甲、鳖甲、枸杞子；心肾阴虚者，加人参、麦门冬、远志；脾肾两虚者，加山药、芡实、石莲子；尿混浊者，加萆薢、益智仁；小便不畅者，加牛膝、车前子。

【证治机理】

斑龙丸又名仙传斑龙丸、斑鹿丸、青囊斑龙丸，出自明代著名医家虞抟所著《医学正传》卷三引《青囊集方》。虞抟，字天民，自号花溪恒德老人，家世业医，其曾祖虞诚斋为朱丹溪入室弟子，世代皆以丹溪为宗。抟自幼聪颖，医术乃"祖父口传心授""私淑丹溪之遗风"，且集张仲景、孙思邈、钱乙、李杲诸家之精华，融会贯通，自有独创，中年即名震江浙一带，被誉为"医道大行，求疗者不责报，尤精于脉理，诊之死生无不验""义乌以医鸣者代不乏人，丹溪之后惟抟为最"……抟耄耋之年尤奋笔疾书，以求"挽医道之偏歧，回医学之正道"，文献记载其著作有七部，最具代表性且影响较大的是《医学正传》，该书融前人诸家之说、虞氏家传经验见解为一体，对后世医学继承发展大有裨益。

虞抟认为"阳常有余，阴常不足"的理论是在《内经》"阳中有阴，阴中有阳"的基础上发挥而来，体现阴阳一体观，"阳"和"阴"并非指人体内的阳气与阴血，其创立的"两肾总号命门"之说及临床遣方用药规律正是以此为理论根据。

此外，虞抟还指出命门为"元气之根本，性命之攸关"。"命门"一词首见于《内经》，然其所指本为"睛明穴"，后《难经》中将命门与脏腑相结合，提出"其左为肾，右为命门"一说，虽后世医家王叔和等辈以其为理论依据，仍有诸多医家以为不妥，虞抟则提出"当以两肾总号命门"之说，命门与肾脏关系紧密，命门虽为元气之本，命门之火即指"火之源"肾阳，然亦有"水之主"肾阴相依，二者相反相成，共同调节人体脏腑功能，故抟认为命火不足常与肾阴虚弱同时存在，即"阴阳一体"。命门乃元气之根，攸关性命，古人有"肾无实证，亦无泻法"之言，应"水火既济"方可恢复肾脏正常生理功能。

综上所述，虞抟强调阴阳一体与命门的重要性，为后世肾阴、肾阳理论奠定了基础。

【方义解析】

本方病机乃肾亏真阳不足所致。方中鹿角胶为血肉有情之品，可补肝肾、填精血，《本草汇言》曰"鹿角胶，壮元阳，补血气，生精髓，暖筋骨之药也"；鹿角霜乃熬制鹿角胶后剩余的骨渣，《本草蒙筌》言其"主治同鹿角胶，功效略缓。如精血不足，而可受腻补，则用胶；若仅阳虚而不受滋腻者，则用霜可也"，鹿角胶、鹿角霜同用可防大剂量鹿角胶滋腻太过，虚不受补，鹿角（鹿角胶半斤，鹿角霜半斤）配以补骨脂（四两）旨在补肾壮阳、填精养血、纳气缩尿；熟地黄（半斤）乃滋阴补血、壮水之药，《本草从新》言其"滋肾水，封填骨髓，利血脉，补益真阴，聪耳明目，黑发乌须……诸种动血，一切肝肾阴亏，虚损百病，为壮水之主药"；菟丝子（半斤）补益肝肾，固精缩尿，《本草汇言》曰"菟丝子，补肾养肝，温脾助胃之药也。但补而不峻，温而不燥，故入肾经"；熟地质黏腻，脾虚之人难以受用，此处与菟丝子相须而用，一则补益肝肾，二则益阴以配阳；柏子仁养心安神，交通心肾；茯苓健脾运湿。诸药共奏肾阴、肾阳并补，温中有润，补而兼涩，有温补元阳，大补精髓之效，正如虞抟所言"老人虚人常服，延年益寿"，也体现了虞抟循《内经》"阴中求阳"理论下的"两肾总号命门"思想。

【临床运用】

本方是治疗肾阳不足所致诸症的方剂。临床应用以形寒畏冷，小便频数，阳痿滑泄，腰酸带下稀如清水，舌淡苔白，脉沉细无力等症状为辨证要点，多适用于年老体弱之人。常用于治疗前列腺肥大症、性机能减退症、精液异常症、不孕症、夜尿增多症、糖尿病等属肾阳不足的疾病范畴。临床运用时若改作汤剂，使用时若见舌红苔黄、口干咽燥，属阴虚火旺者，禁用本方；纳呆口苦、胸闷苔腻者，亦不宜服用。

二十二、鹿角胶丸

【组成】鹿角10斤（截半寸长，浸7日，用淫羊藿1斤，当归4两，黄蜡2两，如法熬，去滓成胶，角焙燥成霜，听用），鹿角胶1斤，鹿角霜半斤，天门冬（去心）4两，麦门冬（去心）4两，黄柏（盐、酒炒褐色）4两，知母（酒洗，去毛）4两，虎胫骨（酥炙）4两（用代用品），龟甲（水浸，刮去浮壳，酥炙）4两，枸杞子4两，山药4两，肉苁蓉（酒洗，去浮甲白膜）4两，茯苓（去皮）4两，山茱萸（净肉）4两，破故纸（炒）4两，生地（酒蒸9次）4两，当归（酒洗）4两，菟丝子（酒煮，捣成饼，焙干）6两，白芍（酒炒）3两，牛膝（去芦，酒洗）3两，杜仲（姜汁炒去丝）3两，人参（去芦）3两，白术3两，五味子2两，酸枣仁（炒）2两，远志（甘草汤浸，去骨）2两，川椒1两（去目，焙去汗）。

【出处】《万氏家抄方》卷五。

【功效】补肾填精，固本培元，育子添嗣。

【主治】精寒阳痿，无子。

【用法用量】上为末，炼蜜为丸，鹿角胶为丸，如梧桐子大。每服100丸，空心盐汤或酒送下。

【加减】如遗精早泄者，可加锁阳、金樱子；如见耳鸣头晕者，加枸杞子、莲须、沙苑蒺藜；小便频数而清长者，加芡实、益智仁；腰酸腰痛者，加巴戟天、桑寄生；脾虚重者，可重用白术，加党参、黄芪等益气健脾，促进消化吸收。

【证治机理】

肾为脏腑阴阳之本、先天之本，主藏精，主生长、发育与生殖，主水，主纳气。肾精不充，不能化气生血，不能填髓充脑，则见发育迟缓；肾精亏虚，生殖之精化生无源，故而可见性欲减退，生育机能低下，男子表现为滑精遗精、阳痿早衰、精少不育等，女子则可表现为性欲低下、经闭不孕等；若亏损不足太过，脑与骨髓不得充盈，则见头晕耳鸣、恍惚健忘、神情呆钝、腰膝酸软无力、两足痿软、动作迟缓等症。脾为后天生化之本，历代有医家言"补肾不如补脾"之论，脾为后天之源，津血精液生化之源，肾亦可得脾的供养，以补先天不足。如丹溪所言"补肾不如补脾，脾得温则化而食味进，下虽暂虚，亦可少回"（《格致余论》），后景岳亦言"真正肾虚，必专补脾"（《景岳新方砭》），故而可见在肾精不足的治疗中补脾的重要性。

【方义解析】

本病病机乃肾精亏虚不足所致。方中用大剂量鹿角、鹿角胶、鹿角霜血肉有情之品，鹿角以淫羊藿、当归、黄蜡浸润熬制，加强其补益精血，温补肾阳之功用。天门冬、麦门冬二药均为甘寒清润之品，二者养阴润燥之功相似，故相须为用。麦门冬主入肺经，以养肺阴；天门冬兼入肾经，以润肾燥，二药相合，有金水相生之妙。黄柏为滋阴降火要药，其味苦，可泻火坚阴，性寒可清热。知母虽苦寒，然其甘寒质润，泻火而不燥，滋阴而不腻，以清润为长。《纲目》有言："知母之辛苦寒凉，下则润肾燥而滋阴，上则清肺金而泻火，乃二经气分药也。黄柏则是肾经血分药。故二药必相须而行。"此以二者相须为用正为此意。《本草蒙筌》言龟甲："专补阴衰，善滋肾损。"龟甲、虎胫骨皆为动物之骨，中医认为肾主骨，肾精充则骨壮，取类比象以骨补骨，可强筋骨，补肝肾；东北虎现为保护动物，临床多用狗骨替代。淫羊藿为补肾壮阳，强筋骨之品，李时珍言："淫羊藿味甘气香，性温不寒，能益精气……真阳不足者宜之"；方用淫羊藿、肉苁蓉、山茱萸、牛膝、杜仲、菟丝子、枸杞子、补骨脂之品，诸药皆可补益肝肾，强筋骨、益肾精。本方虽意在补益精阳，然其亦用柔阴之品，以达阴阳双补，滋肾填精之功，方用当归配以白芍，人参、茯苓、白术、甘草相须为用，乃仲景健脾养血、血水同治之思想，又加川椒取其温中之性，以达健脾温中、益气养血的目的。《本草纲目》言山药、五味子、山茱萸、人参同用有"治诸风眩运，益精髓，壮脾胃"之妙。酸枣仁配远志，宁心安神、交通心肾。全方既补肾填精，助精化气，又可滋阴补脾，培补后天之本，补而不燥，滋而不腻。

【临床运用】

本方以腰膝酸软、四肢无力、头昏耳鸣、形寒畏冷、舌淡苔白、脉细弱为其辨证要点。临床可用于治疗遗精滑精，阳痿早泄，性机能减退症，精液异常症，不孕症，进行性肌萎缩，重症肌无力，周期性麻痹，肌营养不良症，足跟痛等肾精不足证。阴虚火旺者，不宜服用本方。

【类方比较】

《医学正传》卷四之鹿角胶丸：鹿角胶 500 克，鹿角霜、熟地各 250 克，当归身 120 克，人参、川牛膝、菟丝子、白茯苓各 60 克，白术、杜仲各 60 克，虎胫骨（酥炙，用代用品）、龟甲（酥炙）各 30 克，上为细末，另将鹿角胶用无灰酒 450 毫升烊化，为丸如梧桐子大，每服 100 丸，空腹时用姜盐汤下。主治痿证，补肾益精，强筋壮骨。血气虚弱，两足痿软，不能行动，久卧床褥者。

《医学正传》版鹿角胶丸方中同以鹿角胶、鹿角霜补肾益气；龟甲、虎胫骨（用代用品）、杜仲、牛膝、菟丝子益肾填精；人参、茯苓、白术健补脾胃，滋养后天生化之源；当归以养血，但其配以大剂量熟地黄，加强了壮水之效，临床上更适宜以舌红少苔、脉细弱伴有阴虚为主症的肾精亏损者，现代临床常用于治疗多发性神经炎，急性脊髓炎，进行性肌萎缩，重症肌无力，周期性麻痹，肌营养不良症，足跟痛等肝肾不足的病证。

二十三、鹿角胶散

【组成】鹿角胶 1 两（捣碎，炒令黄燥），鹿茸 1 两（去毛，涂酥炙微黄），乌贼鱼骨 1 两（烧灰），当归 1 两（锉，微炒），龙骨 1 两，白术 1 两。

【出处】鹿角胶散载自《太平圣惠方》卷七十三。

【功效】补肾健脾，益精血，止血崩。

【主治】妇人白崩不止。

【用法用量】上为细散，每服 2 钱，食前以热酒调下。

【加减】临床可改用汤剂，若见脾虚甚者，可加人参、白芍、山药；如见畏寒严重、肾阳虚重者，可加肉苁蓉、菟丝子、黄芪、肉桂之品；若见夹有湿热，带下为赤白相间者，可见黄柏、知母、熟地黄等。

【证治机理】

"白崩"一词首见于晋《脉经》，为五崩之一，乃指带下量多，日夜津流如米泔水或如胶黏，状如崩冲。《诸病源候论·妇人杂病诸候·崩中候》曰"白崩者，是劳伤包络，而气极所为"，后世《济阴纲目》中指出白崩多与情志、脏腑失调相关，而虚损多责之心肝脾肾四脏。若忧思过度，劳伤心脾，脾气虚，中土失运，不能化血为经水，清阳不升、浊阴独降，则见白滑之物崩下；若肾气不足，则无法摄纳，既不能温煦元气，使气上行，亦不能固涩已崩之浊阴；若心气亏损，心阳不能温煦肾水，心肾不交，亦见崩下之症；若损及肝脏，肝气不足，则可见一身之气升降失调，疏泄功能异常，崩下亦无止。因此，治疗本病重在健脾益气，补肾填精，心肝同调，固涩止带。

【方义解析】

本方病机乃脾肾阳虚所致。方中鹿角胶为血肉有情之品，《本草汇言》曰"鹿角胶，壮元阳，补血气，生精髓，暖筋骨之药也"，乃温补肝肾，益精养血之良品；鹿茸是指梅花鹿或马鹿的雄鹿未骨化而带茸毛的幼角，为名贵药材，汉代文献就有"鹿身百宝"的说法，鹿茸更是被视作"宝中之宝"；《本草纲目》中称鹿茸"善于补肾壮阳、生精益血、补髓健骨"，鹿角胶、鹿茸二者合用，补肾填精，益血生髓之功更强。乌贼骨有固精止带、收敛之功，入脾、肾二经，《药性论》言其可"止妇人漏血"；龙骨入心、肝、肾经，有镇惊安神，平肝潜阳，收敛固涩之效，方用乌贼骨烧灰入药，配伍龙骨，更加强其止血收涩之功，以达交通心肾之用。当归乃补血活血之品，《本草正》言："当归，其味甘而重，故专能补血，其气轻而辛，故又能行血，补中有动，行中有补，诚血中之气药，亦血中之圣药也。"白术为健脾益气之品，有燥湿利水之功；当归配以白术，补血健脾，燥湿止带。本方在补益脾肾的同时，加以补肝血、安心神的药物，补虚而不壅，益气而不郁，培本固精，收敛止带。

【临床运用】

本方以带下量多、色白质稀，形寒畏冷，面色萎黄或㿠白，神疲乏力，舌淡苔白润或白腻，脉细缓或沉为其辨证要点。临床可用于治疗阴道炎、宫颈炎、盆腔炎等以白带质稀量多为主要症状的妇科疾病。阴虚火旺及发热饮冷、舌红苔黄、便结尿黄等实热迫血妄行所致血崩者，均不宜用。

二十四、杜煎鹿角胶

【组成】鹿角 50 两，黄精 8 两，熟地 8 两，枸杞 4 两，金樱子 4 两，天冬 4 两，麦冬 2 两，牛膝 2 两，楮实子 2 两，菟丝子 2 两，桂圆肉 2 两。

良胶熬就独用角

鹿角胶

【出处】《饲鹤亭集方》。

【功效】补肾填精，温阳补血。

【主治】四肢酸痛，头晕眼花，崩带遗精，一切元阳虚损劳伤。

【用法用量】煎胶，每日适量口服。

【证治机理】

　　杜煎鹿角胶出自清代名医凌奂所著《饲鹤亭集方》。凌奂（1822—1893年），字晓五，晚号折肱老人，归安（今浙江吴兴）人，师从吴古年，太平天国仙授天医。为人治病，不言劳，不责酬，贫病者，免费施以药，而临证慎思明辨，用药一丝不苟，足为后学师法。凌氏书斋名"饲鹤亭"，藏书万卷，著有《饲鹤亭集方》三卷。

　　本方主治一切元阳劳损，尤其适宜于肾精不足出现崩漏滑脱者。肾主骨生髓，肾精不能充养四肢百骸则一身酸疼；精不足不能上承头面诸窍，则视物昏花、头晕空痛；肾固摄失常则妇人冲任不固，男子遗精滑精。肾与肝为乙癸同源，肾精不足亦使肝血亏虚，同样可导致头晕目眩等症。此外还可有形寒畏冷，小便清长，齿松发落等表现。

【方义解析】

　　本方重用鹿角为君药，鹿角为骨，髓藏其中，入肾经补肾填精，因其生于颠顶，升发之力强，入肝经强筋壮骨，性温可温肾助阳；鹿角胶始载于《神农本草经》，称"白胶"，《本草汇言》曰"鹿角胶，壮元阳，补气血，生精髓，暖筋骨之要药也"，对于肾阳亏虚、肾精不足之人，鹿角胶血肉有情之品，较草木无情更胜一等。《黄帝内经》曰"形不足者，温之以气，精不足者，补之以味"，相较于草木无情类补益药，血肉有情之品与有形之精血有"声气相应"之优点，且不似草木之品药效峻烈，叶天士云"夫精血皆有形，以草木无情之物为补益，声气必不相应，桂附刚愎，气质雄烈。精血主脏，脏体属阴，刚则愈劫脂矣……且血肉有情，栽培身内之精血，但王道无近功，多用自有益"。本方针对元阳虚损之人，其崩带遗精日久更伤精气，当以鹿角胶之类血肉有情之品直补精血，尽快达到固崩止遗之效，阻止肾精进一步耗伤。熟地补血滋阴，益精填髓；牛膝、菟丝子、枸杞子补肝肾、益精血；黄元御《玉楸药解》曰"楮实子味甘，气平，入足少阴肾、足太阳膀胱经、足厥阴肝经，起痿助阳，利水消肿"，既暖肝肾、补益虚劳、壮筋骨、强腰膝，亦能利水；金樱子酸涩敛藏，涩精止遗；桂圆肉补益心脾、养血安神；天门冬、麦冬、黄精滋阴润燥；诸药合用，气血阴阳俱补，肢体、头面得以荣养，则四肢酸痛、头晕眼花除；元阳充足，肾开阖有序，则崩带遗精自收。

　　本方功效补肾填精、温阳养血，取法五子衍宗丸，两方用药稍有不同，然其理则一。五子衍宗丸为补肾益精代表方之一，由菟丝子、五味子、枸杞子、覆盆子、车前子组成，菟丝子温肾壮阳，枸杞子填精补血，金樱子酸敛，与五子衍宗丸之五味子用同，补中寓涩，固精止遗；楮实子补肝肾、利水，类五子衍宗丸车前子之用，可使水道通畅，以防湿邪耗伤阳气；本方重用血肉有情之品补肾精、温肾阳、强筋骨，补中有泻，阴阳并补，配伍简练得当。

【临床运用】

适用于肾精不足、阳气亏虚、气血不足患者，以腰膝酸软、形寒畏冷、月经量大或淋漓难尽、遗精、头晕眼花、疲乏少气等为主要表现，一切元阳虚损劳伤皆可用之。

二十五、法制鹿角胶丸

【组成】鹿角（新解者）1付（锯断，以寸为度，用糯米泔水浸1暮夜，刷去角外黑垢，劈成薄片。每角1斤，用桑白皮4两，芡实肉红者2两，黄蜡4两，放瓦罂中，又用生地黄2两，熟地黄2两，天门冬去心2两，麦门冬去心2两。另用一瓦罂煮汤，以水5升，煮3升，入鹿角，罂内用干桑柴慢火煮，一罂鹿角，一罂药物，并以桑柴火煮。待鹿角罂水耗三分之一，即以药罂中热汤添之，切不可入冷水在角罂中，药罂添水煮，角罂添汤煮，至1日1夜，以角酥软嚼碎为度，以净布滤去滓，再入银铛中，慢火熬成胶取起），山药4两，山茱萸（去核，焙）2两，肉苁蓉（酒洗，去外鳞，破去内白膜，晒干）1两，莲肉（去皮心）2两，芡实（去壳）2两。

【出处】《保命歌括》卷三十四。

【主治】阳痿、遗精、早衰或崩中、带下、不孕等下元虚冷不固之症。

【功效】添精补髓，却病延年。

【用法用量】上为细末，和鹿角胶杵匀为丸，如梧桐子大，适量服用。

【证治机理】

法制鹿角胶丸出自明代医家万全所著《万氏家传保命歌括》，万全字密斋，晚年别号通仙，生于罗田（今属湖北）大河岸，是我国明代与李时珍齐名的著名医学家、养生家，古有"万密斋的方，李时珍的药"之说。万密斋博学多才，能诗善文，精医术，擅书法。他治学严谨，医德高尚，行医五十多年，除继承家学外，又承父训以《素》《难》为本，精研《脉经》《本草》，博采仲景、河间、东垣、丹溪诸家之说，精通内、妇、儿各科及养生之学，以儿科、妇科、痘诊科享有盛誉，在养生保健理论和实践方面独树一帜，他所著《万密斋医学全书》对中医理论与临床实践有较高的学术价值。誉满鄂、豫、皖、赣，在明隆庆万历年间名噪一时，后被康熙皇帝嘉封为"医圣"，在嘉靖至万历年间享有盛名。

万全在儿科、妇科、养生、嗣育等方面颇有建树，养生方面的学术思想以寡欲以固精、慎动以调气、法时以和阴阳、却疾以理精神为主，万全尤为重视精气神在养生保健中的统领作用；在儿科方面注重胎教、早教，提出"三有余、四不足"，四诊合参、注重望诊，发展五脏证治学说，治疗注重脾胃；在妇科方面，从调经、妊娠疾病及产后病来讲，见解独到；在外科方面，在诊查疾病和治疗方法上亦有所创新。

本方以大队补肾填精药佐以益气健脾之品，盖肾为先天之本，脾为后天之本，补后天以助先天，脾胃健运，气血生化不绝，气机升降得宜，助气血运行全身，则脏腑调和，肾精充足，肾化气、封藏功能正常，方可维持机体阴平阳秘，不受病邪侵害。

【方义解析】

本方以鹿角胶丸命名，鹿角胶用量最大，一角一斤，1付即2角，故鹿角用量2斤，鹿角胶乃血肉有情之品，性温，入肝肾二经，补肾益肝，敛精止血。生地、熟地同用养血滋阴，补精益髓；天门冬、麦冬滋阴润燥，山茱萸酸涩敛固、补益肝肾，与山药、熟地合用，取六味地黄丸"三补"之意，加强补益作用；芡实、山药、莲子健脾益气除湿，桑白皮辛甘入脾、肺二经，李中梓言"辛则走西方而泻肺金，甘则归中央而利脾土"，《神农本草经》记载：桑白皮主伤中，五劳六极，羸瘦，崩中，脉绝，补虚益气；肉苁蓉甘温，补肾助阳；诸药合用，共奏补肾填精、益气健脾之功，形气同调。且肾为人体阴阳之本，脾胃为气血之本，精填髓充，气调血和，故能却病延年。

【临床运用】

临床可用于下元虚冷不固之崩中、带下、不孕等症，以形寒畏冷、腰膝酸痛、带下清稀量多、月经量少或后期等为主要表现。或用于男性阳痿、遗精等，表现为形寒畏冷，须发早白，神疲乏力，腰膝酸软。有五心烦热，潮热盗汗，面赤颧红，舌苔黄腻等阴虚、湿热表现者不宜服用。

【类方比较】

《医学正传·卷四》之鹿角胶丸：鹿角胶 500g，鹿角霜、熟地黄各 250g，川牛膝、白茯苓、菟丝子、人参各 60g，当归身 120g，白术、杜仲各 60g，虎胫骨（酥炙，用代用品）、龟甲（酥炙）各 30g，上为细末，另将鹿角胶用无灰酒三盏烊化为丸，如梧桐子大。每服一百丸，空腹时用姜、盐汤下。具有补肾填精、强筋壮骨之功效。主治血气虚弱，两足痿软，不能行动，久卧床褥者。

两方均以鹿角为君药，皆可补肾阳，益精血，强筋骨，法制鹿角胶丸补肾固精，健脾益气，脾肾双补；鹿角胶丸更添当归身、牛膝、虎骨（用代用品）、龟甲，滋阴养血、强筋壮骨之效佳。

二十六、龙虎小还丹

【组成】鹿角胶 4 两，虎掌 4 两（酒炙，虎胫尤妙，用代用品，下同），川萆薢 4 两（酒洗），肉苁蓉 4 两，熟地 8 两（牛膝 3 两拌蒸），金钗石斛 1 斤，川续断 4 两，破故纸 4 两（研碎，拌胡桃肉蒸，炒），龟甲 4 两（酥炙），茯苓 4 两（人乳拌蒸），山萸肉 4 两，山药 4 两，天冬（去心）3 两，巴戟肉 3 两，沉香 5 钱，枸杞 6 两。

【出处】《惠直堂方》卷一。

【功效】种子延年。

【主治】一切手足拘挛，血气凝滞，阳事不举，齿豁目昏，心神散乱。

【用法用量】每服 100 丸，早晚淡盐汤或酒送下。

【加减】如精薄，加龟胶 4 两；如男妇同服，加当归 4 两。

【制备方法】上为末，将石斛用酒、水煎膏，入鹿角胶调化，加神曲 6 两，为糊为丸，如梧桐子大。

【证治机理】

龙虎小还丹出自陶承熹所编《惠直堂方·卷一》。陶承熹，清代文人。浙江会稽（今绍兴）人，字东亭。经二十余年，辑家藏及所收集之医方编成《惠直堂经验方》四卷（1734年），收方一千多首，汇集临床各科的有效成方与民间单方。《素问·上古天真论》云女子"二七而天癸至，任脉通，太冲脉盛，月事以时下，故有子"。肾为女性生殖之根本，傅青主认为肾精充足则子宫易于摄精成孕，肾气充足则气宜升腾于上，如大地阳春，随遇即是生化之机，肾阳充足，则胞宫如有雾露滴濡而能长养。傅青主言"凡种子之法，不出带脉、胞胎二经"。《傅青主女科》云："带脉急者，由于腰脐之气不利也，而腰脐之气不利者，由于脾胃之气不足也。"带脉系于脾，调脾即可调带脉，治以大补脾胃气血，则腰脐可利，带脉可宽，故种子助孕，亦应注重培土化源。此即《丹溪心法》所云"脾具坤静之德，而有乾健之运"。本方以补脾肾为主，兼调诸脏，具有种子之功效。

【方义解析】

本方以熟地 8 两为君药补血滋阴，益精填髓；鹿角胶、龟甲同用，一温肾阳，一滋肾阴，阴阳同补；虎骨、续断、牛膝补肝肾，强筋骨；巴戟天、肉苁蓉、补骨脂补肾助阳；沉香辛温，补肾纳气，亦行气使补而不滞；茯苓、萆薢疏利水道，清泻中、下焦之湿热；枸杞子、山茱萸主入肝经，补肝之血，山药、石斛主入脾胃二经，益气滋阴，肝脾同补，以助补肾；诸药合用，既填肾之精，滋肾之阴，亦温肾之阳，泻肾之浊，补肾不忘肝脾，补而不忘疏，使诸脏和调，气血通畅，故能种子延年。

【临床应用】

适用于肾精、肾阳不足患者，以腰膝酸软，发堕齿槁，遗精、不孕，形寒畏冷等为主要表现，可用于一切因精血不荣所致之手足拘挛、齿豁目昏，阳气不温所致之血气凝滞、阳事不举，阳虚不能温养之心神散乱。

【类方比较】与《圣济总录》地黄饮子比较：

地黄饮子组成：山药、山茱萸、石斛、麦冬、五味子、石菖蒲、远志、茯苓、肉苁蓉、肉桂、巴戟天、附子、薄荷、生姜、大枣。

两方均为阴阳并补之方，配伍相仿，都温肾阳、滋肾阴，并配伍渗利之品，使补而不滞。不同之处在于：地黄饮子桂附同用，温肾阳作用较强；本方重用熟地，配以龟甲、鹿角胶、虎骨（用代用品）、续断、牛膝等，补肾填精、强筋壮骨之力较强。

二十七、羌活散

【组成】羌活3分，天麻3分，芎䓖3分，酸枣仁3分（微炒），鹿角胶3分（捣碎，炒令黄燥），蔓荆子3分，羚羊角屑3分，人参3分（去芦头），白附子3分（炮裂），牛膝3分（去苗），肉桂3分（去皱皮），薏苡仁3分，乌蛇肉3分（醋拌，微炒），萆薢3分，犀角屑3分（用代用品），白鲜皮3分，地骨皮3分，柏子仁3分，防风3分（去芦头）。

【出处】《太平圣惠方·治肝脏中风诸方》卷第三。

【功用】补肝滋肾，祛风止痉，健脾祛湿，平肝息风。

【主治】肝中风，筋脉拘急，口眼偏斜，四肢疼痛。

【服法】上为细末。每服1钱，不拘时候，以豆淋酒调下。

【证治机理】

羌活散出自《太平圣惠方·治肝脏中风诸方》卷第三："夫肝中风者，是体虚之人，腠理开疏，肝气不足，风邪所伤也。证见筋脉拘挛，手足不收，坐踞不得，胸背强直，两胁胀满，目眩心烦，言语謇涩。"书中认为肝中风之病机多由体质虚弱而已受外风之邪气，内合肝风不定相夹而成中风，表现为上述风动摇摆不定之症。《素问·至真要大论》："诸暴强直，皆属于风……诸风掉眩，皆属于肝。"《黄帝内经》认为人体出现肢体摇摆不定，甚则抽搐疼挛等症状是为风动的表现，而风动之根本在于肝。肝气为春生长之气，主少阳气机的升发，少阳气机阳气虽微，但需从冬之收敛气机中破土而出，直升阳明当空而照，故偏执不定而易风动，此为生理之风，由于肝内的气血阴阳可自行约束、调节，故可制约内风的产生。

在《临证指南医案·肝风》中有记载曰："倘精液有亏，肝阴不足，血燥生热，热则风阳上升，窍络阻塞，头目不清，眩晕跌仆，甚则瘛疭痉厥矣。"中医认为肝风内动的产生需考虑自身气血阴阳之盛衰，若肝肾阴液精血亏虚，则导致血不养筋、水不涵木，肝阴不能制约肝阳，肝阳亢奋风动。另加之体质虚弱、气血阴阳不足，则更容易感受外风邪气侵袭，正如"正气存内，邪不可干""邪之所凑，其气必虚"所言，外风乘虚侵袭人体，进而引动内风，内外合邪，导致肝风失于制约而虚风内动，若内外合邪则出现眩晕欲仆、震颤抽搐、筋脉拘挛疼痛等风动摇摆不定之症。治疗上当遵循内补体虚、外祛风邪、柔肝息风等法。虚劳既补，外风已祛，肝内之风方可平息而愈。

【方义解析】

对于肝风内动的治疗，本方采用"补肝滋肾，祛风止痉，健脾祛湿，平肝息风"法。针对肝肾亏虚，方中选用鹿角胶，血肉有情之品能强补肝肾、填精养血，《本草汇言》曰："鹿角胶，壮元阳，补血气，生精髓，暖筋骨之药也。"肉桂补肾助阳，引火归原，散寒止痛，温经通脉，《本草经疏》言："治命门真火不足，阳虚寒动于中，及一切里虚阴寒，寒邪客里之证。"牛膝具有补肝肾、强筋骨之功，如《汤液本草》中描述："强筋，补肝脏风虚。"三者合用共凑填肾精、补肾阳、强筋骨之功，使得肝风得肾之滋养而缓和，滋水以涵木，木得养则风息。

针对体虚感受的外风邪气，本方选用羌活、防风、蔓荆子辛温祛风散寒、除湿止痛，外散袭表之风邪；用天麻祛风通络，息风止眩；用川芎上行头目、祛风活血，气血两治，更有《赤水玄珠》曰："川芎得天麻则止头眩。"故合用天麻加强祛风止眩之功。肝主筋，易动风，选用羚羊角咸寒清降，入肝经，清肝定惊，息风止痉，此为治肝风内动的常用药，如《药性切用》称其为惊狂抽搐专药。方中合用犀牛角加强清热凉血、定惊止痉之功效。

肝气不定，肝风内动，肝内气血津液运行失常。气郁化热，虚热内生，故用白鲜皮清热祛风止痒；地骨皮清虚热凉血，《纲目》言地骨皮可"去下焦肝肾虚热"。血郁扰神，故合用酸枣仁养肝血、宁心神以调神志；津停湿盛痰成，故方中使用白附子祛风痰通经络，更能加强镇痉止痛的作用，合用萆薢、薏苡仁更可加强清热祛湿、舒筋缓肝之功，共调经络之津液停滞，调肝以息风。

《金匮要略》曰："见肝之病，知肝传脾，当先实脾以治之。"肝属木，脾属土，肝木最易克脾土，进而导致脾土的运化失常。体质本虚、腠理疏松之人多有脾气不足之症，加之肝内气血不定，携外风侵袭，肝失其柔和疏泄之性，导致肝风内动，进而克侮脾土，脾气大伤而中气不足，脾土不运者肝风亦难息。故方中加入人参大补元气、补脾生津，合用柏子仁润肠通便、安神治惊，更有《医学衷中参西录》言柏子仁"能涵濡肝木，治肝气横恣胁痛；滋润肾水，治肾亏虚热上浮"。肝、肾、脾三脏同治，共奏滋水涵木、扶土抑木的功效。

综上所述，全方以"补肝滋肾，祛风止痉，健脾祛湿，平肝息风"为大法。既祛散外风、平肝息风，又滋补肝肾、健脾安神，合以津血同调，补泻兼施，祛邪扶正、虚实并治，祛邪不伤正，补虚不留邪，故能肝平而风止。

【临床运用】

可运用于因肝肾亏虚导致风气内动，出现筋脉拘急，口眼偏斜，四肢疼痛等虚风内动症状，临床应用以面白无华、唇甲色淡、头晕耳鸣、腰酸疲乏、舌淡、脉弦细等为辨证依据。西医所说的中风及后遗症、帕金森病、甲亢、高血压等疾病，只要符合本方病机及临床范畴皆可使用。

【类方比较】与《伤寒全生集》卷三之加味羌活散对比：

加味羌活散组成：羌活（上）、独活（中）、柴胡（上）、前胡（中）、枳壳（中）、桔梗（中）、人参（中）、茯苓（中）、川芎（中）、升麻（中）、芍药（中）、甘草（下）。加生姜，水煎服。主治斑疹初出，憎寒壮热，头疼体痛，胸满不利。

《伤寒全生集》所记载的加味羌活散，虽与本方方名相似，方中同有羌活、川芎等药，但所主之症却截然不同。《圣惠方》之羌活散主治肝肾精亏、内外风动之肝中风之证；加味羌活散主治斑疹初发时出现憎寒壮热、头疼体痛、胸满不利等症状，邪气发在少阳三焦之经，并有外透之趋势。故方中使用柴胡疏肝解郁、解肌退热，合以羌活、独活祛风散寒除湿之功，共解斑疹外透之邪气；前胡、枳壳、桔梗作为后世时方常用药对，升降相因，可行气利肺、调理气机；人参、甘草、茯苓健运中焦、化湿益气，合以升麻发表透疹、清热解毒、升举阳明经气，扶助中焦以祛内陷之斑疹外出；川芎行肝之血气，芍药同甘草缓急以柔肝，肝柔则气行血行，斑疹外透有径。诸药相合可通畅少阳三焦之经，清解已透之疹毒，扶助正气托未透之邪气，则诸症可解，斑疹即消。

二十八、阴红汤

【组成】鹿角胶 1 钱，产妇油发（烧）1 钱，没药 3 钱。

【出处】《仙授理伤续断秘方·又治伤损方论》。

【功效】补肾填精，活血化瘀。

【主治】妇人伤损，瘀血不散，腹肚膨胀，大小便不通，上攻心腹，闷乱至死者。

【服法】用酒 1 大盏煎服。

【证治机理】

阴红汤出自《仙授理伤续断秘方·又治伤损方论》，其中重视气血的思想是伤科病机和治疗原则的最早典范，正如书中言："凡伤重者，未服损药，先服气药，如匀气散之类……

凡伤重，先下次要调气，然后服损药""凡损药必热便生气血，以接骨耳"。气血是构成机体生命运行的基本物质，气机在人体内的运行如环无端是人体生命活动的基础，血液在人体内充盈运行是人体百骸得以荣润的保证，气血二者，相依相存，气为血之帅，血为气之母，两者协调一致共同维护生命的正常运行。气血盈虚通滞不仅在形体抵御外力强弱上得以体现，肢体百骸外伤受损时亦可累及气血，正如明代《正体类要》所言"肢体损于外，则气血伤于内，营卫有所不贯，脏腑由之不和"。气血盈虚通滞可影响肌肤、筋骨抵御外力侵袭的能力，若气血虚滞乖戾，兼外受伤病痼疾，除见破损机体外，气血二者亦受其害，如《仙授理伤续断秘方》中就有很多关于伤损之后气血失常的病理症状描述，如"瘀血留滞，外肿内痛，肢节痛倦""劳伤筋骨，肩背疼痛，四肢疲乏，动用无力"，等等。

书中描述阴红汤："专治妇人伤损，瘀血不散，腹肚膨胀，大小便不通，上攻心腹，闷乱至死者。"以上所述均由妇人肾虚精亏、精不化气、兼以外伤而瘀血阻滞，气血两伤所致。妇人者多劳倦体虚、奔波多产等原因，日久而损伤肾精，肾精不足而肾气无源以化，久而久之肾气空虚而元气大减，倘若不慎者则更易外损受伤，导致瘀血内停，久久难以驱散。若瘀血停滞于腹中则出现腹中急痛、肚胀难忍、大便难解、小便不通等症；瘀血若流攻于上，上冲心腹，则出现心中憋闷、烦乱致死等症，伤口难以痊愈、刺痛剧烈、舌紫暗、脉虚涩等均属体虚瘀血停滞之象。故治疗伤科疾病以调理气血、活血化瘀为法。气充则血行，瘀血难留，待皮充肤盛、筋强骨健，伤科疾患方可痊愈而安。

【方义解析】

针对妇人肾虚精亏、精不化气、兼以外伤而瘀血阻滞的病因病机，本方采用"补肾填精，活血化瘀"之法。

方中使用鹿角胶1钱，用血肉有情之品补肾填精、强筋壮骨，正如《药性纂要》所言鹿角胶："益肾补虚，暖精活血，壮筋骨，强腰膝。"通过大补肾精，使得精元充足而气化有源，肾气得以滋助而生化无穷，肾气充足者更易行血疗伤，提高自身抵抗力，促进伤科疾病的恢复。方中重用没药3钱达到活血化瘀、消肿定痛宽筋的作用，《仙授理伤续断秘方》提道："凡药，三四月炼，不可多合……合药断不可无乳香、没药。"强调了没药在活血化瘀治疗上的重要地位。另《纲目》言没药能"散血消肿，定痛生肌"。《日华子》认为没药可"破癥结宿血，消肿毒"。原文中称没药为损药，可见其专对外伤瘀血而设。另方中使用了一味较为特殊的药物：产妇油发。加入此药能加强活血化瘀止血的功效。专用产妇头发者，发为血之余，油者久也，故而取其精血充足、壮肾补血之功；产妇油发需要用火烧制至有焦发气方可入药，是取其炭烧后能加强其活血止血功效，《本经逢原》言其能"消瘀生新，能去心窍恶血"，故能治疗各种瘀血、出血证。此方后强调"急将此药通下瘀血，却依前次第眼药"，强调了此方在急下瘀血方面中的重要功效。

　　煎服法强调用酒1大盏煎服，是以酒调服可生血气、增强药力，且酒温热，有通络行血之力，能促进气血运行和代谢。书中更有关于酒的特殊服用方法的记载："病在下空心服，在上食后服""病重，不拘时服"，可见酒作为辅药在方中有着不可或缺的作用。

　　综上所述，本方以"补肾填精，活血化瘀"为大法。既着重内虚之因，大补肾精，精充而气足，又兼顾外破伤损而致的瘀血，活血化瘀。气血双调，扶正祛邪，攻补兼施，正反映了《仙授理伤续断秘方》中治疗伤科者注重气血二者的思想理念。

　　【临床运用】

　　本方可运用于肝肾亏虚所致的伤科疾病，表现为腹肚膨胀、大小便不通、心腹闷乱等临床症状，临床应用以面色苍白、腰膝酸软、舌质紫暗，有瘀斑、瘀点为辨证要点。西医皮损、骨折、关节脱臼等疾病，伤处多有疼痛、肿胀、出血等临床表现，只要符合本方病机及主治疾病范畴皆可使用。

　　【类方比较】与《伤科大成》补肾活血汤比较：

　　补肾活血汤组成：熟地9克，杜仲3克，枸杞子3克，补骨脂9克，菟丝子10克，当归尾3克，没药3克，山茱萸3克，红花1.5克，独活3克，肉苁蓉3克。水煎服。主治肾受外伤，两耳立聋，额黑，面浮白光，常如哭状，肿如弓形。

　　《伤科大成》之补肾活血汤与本篇之阴红汤的处方用药有异曲同工之处，都可治疗肾精亏耗，外受伤损之诸症。方药都是由补肾填精之品与活血化瘀之药相配伍，共奏补肾活血疗伤之功。不同的是补肾活血汤药味更多，处方更加全面。方中熟地、菟丝子、枸杞子、山茱萸、肉苁蓉可填补精血、强壮筋骨，更配伍了杜仲、补骨脂，可助续断接骨之功；配以当归尾、红花、没药等活血化瘀，独活祛风散寒除湿、通络止痛，疗瘀阻痹痛之余患。全方治以补益肝肾、强壮筋骨、活血止痛，适用于伤科后期兼有肝肾亏虚之证。

二十九、补肺散

　　【组成】人参（去芦头）1两，桂心1两，钟乳粉1两，白石英（细研，水飞过）1两，麦门冬（去心，焙）1两，五味子1两，熟干地黄1两，白茯苓1两，干姜半两（炮裂，锉），黄芪3分，鹿角胶（捣碎，炒令黄燥）2两，甘草3分（炙微赤，锉）。

　　【出处】《太平圣惠方·治虚劳咳嗽诸方》卷第二十七。

　　【功用】补肺益气，健脾助肾，止咳降逆。

　　【主治】虚劳咳嗽，气喘乏力，吃食全少，坐卧不安。

　　【服法】上为散，每服适量。

【证治机理】

《素问·五脏生成论》:"诸气者皆属于肺。"中医认为肺主气司呼吸,肺可主人一身之气。气从外界进入人体需要借助肺肃降的作用,方可使大气中的清气进入体内,进而参与人体中的气机运行;人体内的气机除了在体内循环无端地运行之外,更要靠肺的宣发作用宣散至外界,与外界形成一个良性交通循环。而肺气的生成运行不单单与外界清气相关,与人体五脏也关系密切。其中与脾肾关系最为重要:如古言中就有"肺为气之主,肾为气之根""中气不足,肺气乃伤""饮入于胃,游溢精气,上输于脾,脾气散精,上归于肺,通调水道"等相关论述。中医认为肺为华盖、肺为娇脏,若素体虚弱、寒温失调,劳逸情志等因素都易直接耗伤肺气,出现咳喘无力、气短声低;脾肾二脏亏虚最易间接耗损肺气,导致肺气亏虚、肺失肃降而虚劳咳嗽、喘息上逆等症。若兼有中气大亏,气津不能上乘散精于肺,则出现喘咳乏力、食少纳差、语音低弱等症;肾气虚弱,不能助肺纳气,则出现气不得续、动则喘甚、腰膝酸软等症。神疲乏力、舌淡苔白、脉虚弱等均属虚劳损耗之象。肺可调百脉、通调水道,故肺气虚日久可累及津液、血液的运行;气虚者日久易累及阳气形成阳气虚。故肺气虚患者可兼见上述病理变化的演变。

补肺散出自《太平圣惠方·治虚劳咳嗽诸方》卷第二十七:"夫虚劳咳嗽者,为脏腑气衰,邪气伤于肺故也。若久不已,则令人胸背微痛,或惊悸烦满。"书中认为所谓虚劳咳嗽者,多因内有脏腑气机衰惫,体质虚弱而不胜外邪,邪气乘虚侵袭人体,得之久久不愈而成劳咳,出现咳嗽胸痛、烦满惊悸等临床表现。故治疗上当遵循补肺益气、健脾助肾、止咳降逆等法。肺气既补,脾肾健运,劳咳喘逆方可平息而愈。

【方义解析】

对于虚劳咳嗽的治疗,本方采用"补肺益气、健脾助肾、止咳降逆"之法。针对肺气阴两虚,选用"生脉散"补肺益气生津:方中人参可大补元气、益肺补脾、生津止渴,《医学启源》言人参可"治脾肺阳气不足,及肺气喘促,短气少气"。《主治秘要》云人参可"补元气,止渴,生津液",配伍麦冬可加强益胃生津、养阴润肺之功效;合之五味子酸敛益气、固摄生津,正如《药性切用》言五味子"敛肺滋肾,专收耗散之气"为喘嗽虚乏多汗之专药。以生脉散全方益气生津固脉,以柔润之性滋补肺气阴之亏耗,气回津生,虚咳劳喘自止。另方中使用了两味矿物类药物,钟乳石研磨细粉入药可温肺散寒,尤有纳气降逆、平喘止咳之功,对气虚不得归元之寒嗽喘咳最有奇效,《本草求原》就曾记载过钟乳石可"暖肺纳气,治肺寒气逆,喘咳痰清,肺损上血",配伍辛温之白石英煎服可加强温肺散寒止咳之功,且两药均为矿物类药物,善于重镇、降逆、潜阳,内服可助肺之肃降,则咳喘易息而止。

脾属土,肺属金,脾为肺之母,中气充足是肺气健运的重要保障。脾气虚中气不足者,气弱无以上续，肺气空虚则劳咳即现。针对中气不足之病因，方中合用黄芪、炙甘草，与人参共奏健运中焦、补中益气之功，补土生金，中焦运而肺气自足。另炙甘者可与诸药相协，共为力而不争故善解诸急，可缓上气之咳逆。脾主运化、脾气通于湿，脾虚则湿盛，故健脾与祛湿之法常常合用，方中使用茯苓、干姜、炙甘草似为"茯苓甘草汤"之格局，可温脾暖阳、化气利水，助其恢复健运之气。肺司呼气，肾主纳气；肺属金，肾主水，肺肾相连、金水相生，肾气的充足是肺能实现正常功能的基础。方中各用熟、干地黄 1 两，其中熟地黄可滋阴补肾、益精填髓，《本草从新》认为其能治疗一切肝肾阴亏、虚损百病，"为壮水之主药"，干地黄可滋阴补肾，清热凉血，自有"补肾家之要药，益阴血之上品"的美称。重用鹿角胶 2 两，此为血肉有情之品，可大补肝肾、填精生髓，峻补肾精之不足，肾精充足者气化有源、肾气充足者肺气化源无穷、肺气充足者虚劳咳喘自止。

综上所述，全方以"补肺益气、健脾助肾、止咳降逆"为大法。以补益肺气为核心，益气生津、降逆平喘以复肺主之功能，兼以健脾益气、补肾填精，合补土生金、金水相生之理间补肺气之亏弱。脾运肾充，肺气自健而虚劳咳嗽平息而止。

【临床运用】

本方主要运用于肺气亏耗、肝肾不足所导致的虚劳久咳，出现咳嗽乏力，气喘食少，坐卧不安等临床表现，临床应用以面色苍白、神疲乏力、少气懒言、腰膝酸软、舌淡苔白、脉虚无力为辨证要点。西医学所说的慢性阻塞性肺疾病、慢性支气管炎、支气管哮喘、肺结核等疾病，只要符合本方病机及临床范畴皆可使用。

【类方比较】《儒门事亲》卷十二之人参补肺散对比：

人参补肺散组成：人参、麻黄（去节）、白术、防己、防风各等分、桑白皮倍加。上哎咀。每服半两，以浆水一碗，煎至半碗，去滓温服。主治咳嗽。

《儒门事亲》记载的人参补肺散，主要治疗虚劳咳嗽，兼外感风邪客肺之证。因以肺气虚为主症，故以人参冠以方名，意在重用人参达到益气补肺健脾的功效，合用白术加强健脾祛湿扶正之功。与本篇的补肺散不同：《太平圣惠方》中的补肺散所治疗虚劳咳嗽，重在内虚而无外邪侵袭之扰，故以健运肺、脾、肾三脏为法，内补亏耗之津气，更加适用于虚劳体质所致之咳嗽；《儒门事亲》之人参补肺散中使用麻黄、防风、防己、桑白皮祛风散寒利水，在调补内虚的同时祛散外邪，扶正祛邪，虚实并治，更加适用于肺气虚兼感风寒邪气之咳嗽。

三十、龟鹿二仙胶

【组成】鹿角（角二寸撅断，劈开净用）10 斤，龟甲（去涎，洗净，捶碎）5 斤，人参

15 两，枸杞子 30 两。

【出处】《医便》卷一。

【功效】滋阴填精，益气壮阳。

【主治】真元虚损、精血不足证。症见瘦弱少气，夜梦遗精，阳痿早泄，精神疲乏，目视不明，头晕目眩，齿发早脱，腰膝酸软，久不孕育，脉细弱等。

【用法用量】每服初起一钱五分（4.5g），十日加五分（1.5g），加至三钱（9g）止，空心酒化下（现代用法：熬胶，初服每日 4.5g，渐加至 9g，空心以酒少许送服）。

【制备】鹿角、龟甲二味，袋盛，放长流水内浸三日，用铅坛一只（如无铅坛，底下放铅一大片亦可），将角并板放入坛内，用水浸高三五寸（10～15cm），黄蜡三两（90g）封口，放入锅内，桑柴火煮七昼夜，煮时坛内一日添热水一次，勿令沸起，锅内一日夜添水五次，候角酥取出，洗，滤净去滓。其滓即鹿角霜、龟霜也。将清汁另放。另将人参、枸杞子用铜锅以水三十六碗，熬至药面无水，以新布绞取清汁，将滓置石臼水捶捣细，用水二十四碗又熬如前；又滤又捣又熬，如此三次，以滓无味为度。将前龟、鹿汁并参、杞汁和入锅内，又火熬至滴水成珠不散，乃成胶也。候至初十日起，日晒夜露至十七日，七日夜满，采日精月华之气。如本月阴雨缺几日，下月补晒如数，放阴凉处风干。

【证治机理】

本方出自《医便》卷一，由明代（1569 年）王三才所著，明代（1602 年）王肯堂的《证治准绳》中亦载此方。别名龟鹿二仙膏（《摄生秘剖》卷四），二仙胶（《杂病源流犀烛》）卷八。由于其延年益寿之功，使得后世对此方极为推崇，临床应用广泛。方名"龟鹿二仙"，取其龟鹿长寿，服用本方，可益寿延年之意，而龟鹿亦为本方君药，龟甲滋阴，鹿角壮阳。《素问·生气通天论》曰："生之本，本于阴阳。"本方阴阳气血并补，尤以调补阴阳为主，尤擅治疗肾阴阳两虚。补阳而无燥热之害，补阴而无凝滞之弊，临床可将其作为各类虚证的基础方。

此方可补人之三宝精、气、神，何也？"精可化气""精可化神"，《医方考》言："精生气，气生神。是以精极则无以生气，故令瘦削少气；气少则无以生神，故令目视不明"，故补人之三宝其要在于补精。《证治准绳》云："补精必以滋味纯厚之品为主。"此方重用血肉有情味厚之龟鹿，其组方特点即"补精"，可治疗阴阳精血俱不足之证。其病或因先天肾精不足；或因后天气血生化不及；或由病后失养，或久病体虚，以致阴阳精血俱虚，症见瘦弱少气，夜梦遗精，阳痿早泄，精神疲乏，目视不明，头晕目眩，齿发早脱，腰膝酸软，久不孕育，脉细弱等。

【方义解析】

此方以鹿角、龟甲两种厚味之品为君。天下最灵多寿而得仙者，惟龟与鹿耳。《本草纲目》曰"龟属阴，其首常藏向腹，通任脉，故补心补肾补血，皆以养阴也。鹿属阳，其鼻常反向尾，通督脉，故补命补精补气，皆以养阳也"，合而用之，阴中求阳，阳中求阴。能同补阴阳气血，填精补髓。人参为臣，一则补元气以助后天气血生化，二则固气以止精遗；枸杞子亦为臣，一则益肝补血，二则滋阴使火不外泄。二药同为臣，共助龟、鹿填精补髓，补阳助阴之功。正如李士材所言："精生而气旺，气旺而神昌，庶几龟寿之年矣，故曰二仙。"但本方血肉有情之品为多，恐脾胃难以耐受，故脾胃虚弱之人慎用此方，需投以小剂量或配伍砂仁、鸡内金等消食助运之品。

从剂量而言，虽鹿角、龟甲同为君，但鹿角用量倍于龟甲，枸杞子用量倍于人参。可知此方在调补阴阳上以补阳为主，在生化气血上以养血为主。"阳气者，若天与日""阳化气，阴成形"，患者机能衰弱，运化无力，不耐峻补，故需补阳以推动机体气化功能，药物方可吸收受用，枸杞子补血滋阴使得阴阳平衡。从剂型而言，选用膏剂更助培补之功。膏方进补是苏州、无锡、常州及浙北地区的重要民俗之一，使用膏方养生调体治未病也是龙砂医学流派重要的学术思想之一，传承柳宝诒的"致和堂膏滋药制作技艺"被列入国家第三批非物质文化遗产名录。柳宝诒在患者体质需要长期调理或者疾病正虚需要长期用药之时，常会选择膏方进行治疗。

【临床运用】本方可用于治疗：

（1）生殖系统多种疾病（性功能减退，阳痿早泄、不孕不育、少经闭经、功能性子宫出血）。

（2）神经系统疾病（肌萎缩侧索硬化症、阿尔茨海默病、迟发性脑病、重症肌无力、格林巴利综合征、进行性肌营养不良）。

（3）骨骼系统疾病（骨关节炎、骨质疏松症、腰椎间盘突出症）。

（4）血液系统疾病（化疗后骨髓抑制、再生障碍性贫血等贫血、肝硬化低蛋白血症）。

此外，龟鹿二仙胶还是延缓衰老的效验方，因其益寿延年的功效备受推崇，被广泛应用于慢性疲劳综合征。另有学者报道龟鹿二仙胶用于气胸、绝经后妇女不稳定型心绞痛的治疗，其证属真元虚损，精血不足者。《中医治法与方剂》言：此方纯属补剂，无须加减，熬制成膏，便于长期服用，若将鹿角换成鹿角胶，龟甲换成龟甲胶，制备更为方便，但宜减量，以500g左右为宜。

【类方对比】与地黄饮子、左归丸对比：

龟鹿二仙胶与阴阳并补的地黄饮子具有共性，亦有不同，二者同治阴阳两虚，但龟鹿二仙胶为纯补之方，用于纯虚之病证，且鹿角、龟甲等血肉有情之品与大补元气之人参相伍，而地黄饮子中多选用草药，其填精养血之力远不及龟鹿二仙胶；但地黄饮子治疗"喑痱"，具有化痰开窍之功，可疗虚实夹杂之症。对于肾虚而痰浊上泛、神志不清者更胜一筹。

龟鹿二仙胶与左归丸均有补肾填精之功，但龟鹿二仙胶药简力专，补肾填精针对性强。左归丸亦可补肾填精，但兼顾全面，故补肾填精效力不及龟鹿二仙胶专一，尤以补肾阳之力亦不及之。

【医案举隅】

金少游治黄淳之室，庚午秋，娩身后，腰胯痛，痛久，脊膂突出一骨，一二寸许，腹下季胁发一肿如拳大，每抽掣亦痛，遍身如刀剐，不能行，不能转侧，每欲舒展，则妇女八人舁之。三吴医者莫不就诊，无效。辛未秋，延少游，诊其脉无他，兼以饮食不废，谓之曰：奇经八脉俱受病矣，幸十二正经无恙，中气不虚可疗。淳问其故，答曰：盖脊梁突，督脉也。季胁痛肿，腹与胃痛，卫任也。两足筋急不能屈伸，阳跷、阴跷也。腰以下冷，溶溶如坐水中，带之为病也。初进龟鹿二仙膏二三两，煎剂以骨碎补、续断为君，佐以温经大养气血之剂，四服即缓。继以鹿茸、河车、自然铜、骨碎补等剂，丸服一半，即能下床行动，疗此症不过两月而愈。愈而妊，更属意外。其季胁近胯之瘤，为庸工决破而死，惜哉。（《奇症汇》）

三十一、长春至宝丹

方一：

【组成】鹿茄茸（炙）4两，蚕蛾（炒）4两，鹿角胶（牡蛎粉炒成珠）4两，巨胜子（炒）4两，人参4两，哺退鸡蛋7个（炙黄），枸杞子（酒蒸）4两，当归（酒洗）4两，肉苁蓉（酒洗）4两，楮实子（去毛）4两，杜仲（姜汁炒）4两，牛膝（酒洗）4两，金樱子（炒）4两，巴戟（酒浸）4两，锁阳（酥炙）4两，葱子4两，韭子（炒）4两，故纸（炒）4两，熟地8两，鸽子蛋（蒸熟入药）5个，何首乌（9次煎蒸，去筋）1斤。

【出处】《集验良方·卷二》。

【功效】健脾开胃，进食止泻，强筋壮骨，增精补髓，乌须黑发，明目聪耳，活血养筋，助阳种子。

【主治】命门火衰，阳痿精冷。可见腰膝酸软，阳痿不举，眼花耳聋，须发早白，男子不育等症。

【用法用量】上为粗末，将鸽蛋捣烂，入药拌匀，晒干为末，蜜和石臼中杵千余下为丸，如梧桐子大，每服3钱（约10克）。

方二：

【组成】鹿角胶（牡蛎粉炒成珠）4两，熟地8两，枸杞子（酒蒸）4两，当归（酒蒸）

4两，破故纸4两，牛膝（酒洗）4两，巨胜子（炒）4两，巴戟（酒浸）4两，肉苁蓉（酒洗，去鳞甲）6两，杜仲（姜汁炒去丝）4两，哺退鸡蛋壳（炙黄，研）6个，鳖头（蜜酥炙）5两，黑驴肾（切片，酒煨，杵烂）一条，锁阳（酥炙）4两，黄狗肾（酒煨，杵烂）3条，人参4两，鸽子蛋（煮熟入药）36个。

【出处】《寿世传真·修养宜护持药物第八》。

【功效】健脾开胃，进食止泻，强筋壮骨，填精补髓，活血助阳，润泽肌肤，调和五脏，延年益寿，返老还童。

【主治】凡人六十以后，急需接助，以救残衰，服此丹，至老无痿弱之症。凡人四十之后，能令阳痿者坚，精寒者热，中年阳痿，怯近女色者，服之能腰肾如火，且能坚久异常，虽老年无子不复人道者，服之能令阳举，一交成孕，其种子保元之圣药也。

【用法用量】先将众药磨成细末，将二肾、鸽蛋捣烂，入药拌匀，蜜丸，石臼杵千余下，做成桐子大。每服三钱（约10克）。

【证治机理】

此处所载长春至宝丹有两首同名方，第一首出自《集验良方·卷二》，由清代年希尧编撰。但长春至宝丹还有另一个更为人熟知的同名方，载于《寿世传真·修养宜护持药物第八》。此方较前方加入黑驴肾、黄狗肾、雄蚕蛾、活鳖头等血肉有情之品，大补肾阳之力尤甚，作者徐文弼将此方收录其中，所载第一方，即"长春至宝丹"，徐文弼言："服此丹能健脾开胃，进食止泻，强筋壮骨，填精补髓，活血助阳，润泽肌肤，调和五脏，延年益寿，返老还童。凡人六十以后，急需接助，以救残衰，服此丹，至老无痿弱之症。"《清太医院秘录医方配本》一书中亦载此方，与《寿世传真》组成相同，书中言六十者服用可养生延年，四十者服用可壮阳种子。

《寿世传真》作者徐文弼认为："男子年过八八六十四数，先天渐失，元气浸虚，脏腑皆衰，筋骨弛懈，血脉短促，精神耗散，肌肉无华，日就憔悴。惟借药饵扶护，以培后天。"若想延年益寿，需按照人体生长规律，男性八八之后真阳渐衰，需靠药食帮助以滋真阳，助先天。而对于女子，七七之后真阴渐不足，法当资助真阴。男子阳痿不举、遗精滑泄，究其病因为"虚"或"滞"，其后期终需滋补主生殖的"肾"。两首同名方组成不同，功效有强弱之分，后常将其出处混杂。但均通过补肾填精，滋补肾之阴阳，且壮阳为主，达到益寿延年、养精种子之功。

【方义解析】

《集验良方》之长春至宝丹：

本方主治命门火衰，精血亏虚。临床可见阳痿精冷不育等。治当补肾壮阳，填精益髓。方中鹿茄茸（即鹿茸）、鹿角胶、蚕蛾为血肉有情之品，有补肾填精之功，擅于壮阳。肉苁蓉、杜仲、巴戟天、锁阳、葱子、韭子乃补阳之品，补肾阳同时助精化气。金樱子、故纸（补骨脂）既可补肾助阳，又可固精缩尿。巨胜子（黑芝麻）、枸杞子、楮实子、熟地、何首乌合而滋阴养血，填精益髓，又能制约上药温燥之性。哺退鸡蛋（未孵化出小鸡的鸡蛋，俗称"毛蛋"）、鸽子蛋可温阳健脾；当归、牛膝养血活血，疏通经脉。人参大补元气，脾肾双补。兼顾全面，补而不滞，丸剂久服以延年益寿，故方名"长春"，得之者如获"至宝"。

《寿世传真》之长春至宝丹：

《集验良方》与《寿世传真》中长春至宝丹方药组成相似，其不同之处在于后方中较前加用了更多的血肉有情之品，以温肾壮阳，填精益髓：黑驴肾、黄狗肾、鳖头等以形补形，补肾壮阳，色黑入肾，色黄入脾，先后天同兼；鹿角胶、鹿茸为补阳圣品；孙思邈的《备急千金要方》言雄蚕蛾"味咸温，有小毒。主益精气，强男子阳道，交接不倦，甚治泄精。不用相连者"。故知其可壮阳事；哺退鸡蛋、鸽子蛋温阳健脾。再有金樱子、补骨脂固肾涩精，防止滑泻遗精者丢失。"精化气""精化血"，肾气又有阴阳之分，补肾阳如同火种，需填充肾精作为"柴"。而阴阳互根互用，"孤阳不生，独阴不长"，仍需配伍滋补肾阴之品。其中滋阴者如当归、枸杞子、楮实子、何首乌（何首乌用黑豆蒸，更添补肾之功）、巨胜子（即黑芝麻，色黑入肾）、牛膝；壮阳如补骨脂、杜仲、巴戟天、锁阳、韭子、葱子、肉苁蓉，另有人参大补元气。阴阳同补，补益之力尤甚。牛膝兼有活血通路之功，使补而不滞。

【临床运用】本方可用于治疗：

（1）男科疾病如阳痿早泄、不育等，有壮阳补肾、养精种子之功。

（2）老年人调理，可益寿延年，有乌须黑发，明目聪耳之效。

《集验良方》之方较《寿世传真》更便于制作，具有良好的临床潜力。需注意本方以填精益髓、温肾助阳为主，需辨证施治，阴虚火旺或湿热偏胜者不宜。

三十二、六斤丸

【组成】木瓜1斤，牛膝1斤，肉苁蓉（去甲膜，洗淡）1斤，明天麻1斤，枸杞子1斤，鹿角胶1斤。

【出处】《外科证治全书·卷三·胫部证治》。

【功效】调补气血；脚气愈后久服可以除根。

【主治】补益肝肾，活血通络，病后调补。

【用法用量】上为末，蜜丸梧子人，空心，黄酒下百丸。

【原文】头疼发热恶寒，状类伤寒，始必两脚酸软。惟湿乃脚气主病，湿伤脾胃，外复感风寒暑湿，肿者为湿脚气，不肿者为干脚气。脚气壅疾也，喜通恶塞，宜用抉壅汤，热加黄柏，寒加肉桂，愈后接服六斤丸调补。脚气能令人死，红肿如云，根自足起，上升入心，则呕血而死。

【证治机理】

六斤丸出自《外科证治全书》，由清代医家许克昌（字伦声）、毕法（字苍霖）合撰，成书并刊于清道光十一年（1831 年）。此书是一本外科专书，共五卷。卷一总述痈疽辨证及治法治则，在卷一末至卷三中，根据人体部位分类，按头、面、眼、鼻、耳、口、唇、齿、舌、喉、项、胸、乳、腋、胁、肋、肩、膊、臂、手、背、腰、腹、二阴、股、膝、胫、足的次序分述各部病证，并在其中体现本书治法。卷四分为发无定处证、内景证治、外因杂伤证等，详述外科疔疮、流注等疾病。卷五介绍常用外治法，如针、砭、灸、熨等，并附有中毒急救法，包括食物中毒、动物中毒等五十六条。本书多数取材于《外科证治全生集》，兼取各家之论，结合临床实践，是清代较有影响的中医外科"全生派"著作之一。1867 年重刻此书时，书后附有王洪绪医案及曹畸巷丹药集方，使全书内容益臻完善。

本书重视阴阳、寒热、虚实，单立《卷一·胃气论》来强调胃气的重要，反对滥用寒凉或攻伐之品。作者认为痈疽当分阴阳，有阳痈、阴疽之分："凡患色红疼痛，根盘寸余者痈也""阴疽之形，皆阔大平塌，根盘坚硬，皮色不异，或痛或不痛，乃外科最险之证"。作者认为痈疽起于气血壅滞，其辨治当分寒热、虚实："火毒壅滞则红肿，痛而成痈；寒痰壅滞则白塌木肿而成疽""痈作突热治，疽作虚寒治""凡寒热虚实、脓瘀风气，皆能为痛，不可不为之辨""夫色赤痛者热也。色白酸痛者寒也。不胀不闷揉按暂安者虚也。又胀又闷畏人挨按者实也"。

六斤丸是书中用于治疗"脚气"之方，但并非初、中期用方，乃病后调补之方。脚气是以两腿足酸楚、麻木、软弱无力，或见脚胫肿满为特征的一种疾病。因病从脚起，故名"脚气"，又名"缓风""脚弱""软脚病""壅疾"等。脚气之病，从何得之？《外科证治全书》："湿伤脾胃，外复感风寒暑湿，内外相搏，气血不行，致生脚气，头疼发热恶寒，状类伤寒，始必两脚酸软，肿痛。"《中藏》论脚气"自内，喜怒忧思，寒热邪毒之气，注于脚膝，状类诸风，谓之气脚也。自外，风寒暑湿，皆有不正之气，中于脚膝，谓之脚气也。实者利之，虚者益之，六淫随六法以发之，七情随六气以散之"。《医宗金鉴》："脚气风寒湿热病，往来寒热状伤寒，腿脚痛肿热为火，不肿不热是寒干"。脚气乃内有湿热，外感风寒，相合为病，故往来寒热，状类伤寒。可知脚气是由于其人在脾虚湿盛的内在体质基础上，外感风寒暑热湿后，气血壅滞不行而生的一种外感内因结合、虚实寒热夹杂的疾病。

脚气病有干、湿之别：脚肿者为湿脚气，不肿者为干脚气。湿脚气又有风湿、寒湿、湿热之分，著名的"鸡鸣散"即是治疗寒湿、风湿脚气病的代表方剂。干、湿脚气都可发生"脚气冲心"的危重证候，即"足胫肿痛，突然气逆喘满，心悸烦热，恶心呕吐，重则神志昏者"，因此发病初起即应及时救治。脚气的治疗初中期需攻邪重"通"，方用抉壅汤，辨证需寒热加减。久病波及下焦肝肾重"补"，"肾主骨"且"肝受血而能视，足受血而能步"，可知后期需要补虚固内，调补肝脾肾，但又不可过补恋邪，且需化湿通络，因此愈后调补六斤丸尤宜。

【方义解析】

对于脚气的治疗，初用抉壅汤，愈后以健脾、和中、温阳为治法，需服六斤丸调补。脚气之病，内在空虚，后期需调补肝肾方可除根。

《神农本草经》言鹿角胶"味甘，平。主伤中，劳绝，腰痛，羸瘦。补中益气，妇人血闭，无子。止痛，安胎。久服轻身，延年"。方中重用鹿角胶填精益髓，补中益气。《神农本草经》言肉苁蓉"味甘，微温。主五劳七伤，补中，除茎中寒热痛，养五脏，强阴，益精气，多子，妇人癥瘕。久服轻身"。方中肉苁蓉补肾阳，益精血。配合枸杞子养肝肾之阴。《神农本草经》言牛膝"味苦，酸。主寒，湿痿痹，四肢拘挛，膝痛不可屈伸，逐血气伤，伤热火烂，堕胎。久服轻身耐老"。用牛膝逐瘀通经除痹，兼有补肝肾，强筋骨之效。

木瓜化湿，舒筋活络除下焦之痹，配合祛风通络之天麻。

鹿角胶、肉苁蓉补肾阳，填精血，配合枸杞子、牛膝养肝肾之阴，其重在补；牛膝、木瓜、天麻舒筋通络，其重在通，全方通补结合，补大于通。

【临床运用】本方可用于治疗：

（1）中枢神经系统疾病如脊髓灰质炎、脊神经疾病等。

（2）周围神经系统疾病如神经 – 肌肉疾病、糖尿病足等。

（3）风湿免疫系统疾病如风湿热、类风湿、痛风等。

此外，六斤丸还可治疗化脓性骨髓炎、维生素 B_1 缺乏、营养不良性浮肿、肾炎等疾病后期调补，证属肝肾亏虚者。

【医案举隅】

高纪云医案·脚气上冲案：

病者：陈某，年三十八岁，乡农，江西人。

病名：脚气上冲。

原因：平素嗜浴水，坐湿地，而渐成此病。

证候：足胫酸痛，麻痹不仁，行步艰难，四肢皆冷，忽然心胸闷乱，不识人事而昏厥。

诊断：脉两寸虽浮，而两尺沉微欲绝。此脚气冲胸之危候，气返则生，不返则由厥而脱矣。

疗法：急用术附汤，加黑锡丹、牛膝、五加皮、槟榔等温镇冲纳为君，佐沉香、茴香平其冲逆，使麻痹得通，厥逆得平，始为化凶转吉。

处方：泗安苍术钱半，黑附块一钱，生淮牛膝三钱，五加皮三钱，海南槟榔三钱，小茴香一钱，上沉香八分，黑锡丹一钱（包煎）。

效果：一剂即神苏而厥止。去黑锡丹，再进三剂，手足转温，精神清爽。终用六斤丸（木瓜、牛膝、天麻、枸杞子、肉苁蓉、鹿角胶各一斤，蜜丸），每服二钱，调理旬余除根。

廉按：此治阳为阴逼，脚气阴厥之捷效方法。若畏其药猛而不敢服，转瞬由厥转脱，不及挽救矣。凡病家遇此种剧烈危症，全在主方有人也。

按语：患者平素嗜浴水，坐湿地，四肢皆冷可知该患者所患之证属寒湿证，"忽然心胸闷乱，不识人事而昏厥"可知其人属于脚气重证——脚气冲心。但患者并无腹大胫肿、喘咳身重、卧而喘等水气上冲凌心症状，而以足胫酸痛、麻痹不仁、四肢厥冷为长期症状，胸闷、心慌、昏厥乃脚气冲心急性发作之象，稍有迟疑，命不久矣。寒湿日久伤及脾肾渐成此病，忽然发病即见气血逆乱之厥证，故强调"气返则生"。急用术附汤合黑锡丹镇纳浮阳、平其冲逆以治急。病势缓后用六斤丸补肾填精以固本，温阳通络以除根。

三十三、阳和救急汤

【组成】大熟地1两，鹿角胶3钱，白芥子2钱，上桂2钱，附子1～2钱，炮姜1～2钱，人参3～5钱，当归3钱（便溏改用冬术）。

【出处】《外科医镜·痈疽真假例论》。

【功效】益气养血，温阳散结，托毒排脓。

【主治】阴疽发背已溃，赋禀虚弱，或误服凉剂，传变倒陷，不化脓腐等症，症见患处漫肿无头，酸痛无热，皮色不变，舌淡，苔白，脉沉细或沉迟；或贴骨疽、脱疽、流注、痰核、鹤膝风等。

【用法用量】水煎服，每日一剂，早晚分服。

【加减】若血虚者，可加川芎、白芍，取四物汤之意；若脓毒深重者，可加皂角刺、金银花；若虚甚，可加重熟地黄剂量，加强填精养血之功；若服后大便溏泄者，去滑肠之当归，加健脾燥湿之炒白术。

【证治机理】

此方创制者高思敬认为，痈疽辨治首分阴阳。《内经》曰："诸痛痒疮，皆属于心。"盖心主血而行气，气血凝滞而发毒，治宜先辨阴阳。若肿痛甚，烦渴饮冷，发热便闭，脉洪数而实者为阳证。虽严冬必用清凉，以解热毒。若不肿不痛，脉细恶寒，呕吐不食，泄泻盗汗，四肢厥冷，是为阴证。虽盛夏必用辛热，以助阳气。若微肿微痛，似溃不溃，时出清脓者，为半阴半阳之证，亦用辛热以补胃气，此治法之大要也。又有用寒远寒，用热远热，假者反之，虽违其时，必从其证。若执常法，无不误矣。

高氏认为痈疽二毒，阴阳各殊。红痈为阳实之证，乃气血热毒壅滞。白疽即阴疽为阴虚之证，乃气血寒毒凝滞。痈、疽不可混为一体而治。阴疽多由素体气血不足，精血亏虚，毒邪深窜入里，侵附于肌肉、筋骨、血脉之中，以致寒凝痰滞，经脉痹阻而成，故见患处漫肿无头，酸痛无热，皮色不变，舌淡，苔白，脉沉细或沉迟等"传变倒陷，不化脓腐"，甚至病情垂危之象，治当扶正祛邪。

【方义解析】

方中熟地为君药，《神农本草经》称其为"地髓"，具有填精益髓，益精生血之功；鹿角胶为血肉有情之品，有生精补髓，温阳散结之功；两药相伍，一动一静，一阴一阳，冀阴阳互生，益精补血助阳以扶其本。

当归、人参，一补气，一养血，二者合用，气血双补，共奏托毒排脓之功。血得温则行，得寒则凝，上桂、附子、炮姜三味药温阳散寒而通利血脉，使血不凝滞。

白芥子擅消皮里膜外之痰核，可消散阴疽疮疡之痰结。以上诸药合用，共奏益气养血，温阳散结，托毒排脓之功。

【临床运用】本方可用于治疗：

（1）急性化脓性骨髓炎。该症在中医中属于"阴疽"的范畴，具体表现为局部皮肤肿痛，皮肤溃破，脓液渗出，肢体变粗，疼痛。主要由气血不足，脓毒壅滞而成。

（2）化脓性关节炎。疾病后期属气血亏虚、脓毒壅滞者。

（3）淋巴结结核、慢性淋巴管炎。表现为颈部结节，局部皮肤变紫，溃破流脓，反复低热，食欲下降，形寒畏冷，舌淡苔白脉沉细等症状。

此外，阳和救急汤还可治疗糖尿病足、蜂窝组织炎、血栓闭塞性脉管炎等疾病属于气血虚衰、邪毒壅滞者。

【类方对比】与阳和汤对比：

阳和救急汤由阳和汤去麻黄、甘草加当归、人参、附子而成。阳和救急汤主治痈疽疮疡阴证已溃，传变倒陷，不化脓腐，垂危等证，为疾病后期，病情危重，故去辛散之麻黄加温阳益气养血之当归、人参、附子，增强益气养血、温阳散寒、托毒排脓之功。阳和汤主治阴证阴疽疮疡初起，故用补益精血、温阳散结之药配伍辛温宣散、开泄腠理之麻黄；所治患者病情较阳和救急汤轻。

两方均为治疗阴证阴疽疮疡的代表方，方剂组成均有大熟地、鹿角胶、上桂、炮姜、白芥子等药，均有益气温阳散结，托毒排脓之功。

三十四、加味补血汤

【组成】生箭（生黄芪）1两，当归5钱，龙眼肉5钱，真鹿角胶3钱（另炖同服），丹参3钱，明乳香3钱，明没药3钱，甘松2钱。

【出处】《医学衷中参西录·治内外中风方》。

【功效】益气养血，化瘀通滞起痿。

【主治】身形软弱，肢体渐觉不遂，或头重目眩，或神昏健忘，或觉脑际紧缩作疼，甚或昏仆移时苏醒致成偏枯，或全身痿废，脉象迟弱，内中风证之偏虚寒者。即西人所谓"脑贫血病"也，久服此汤当愈。

【用法用量】水煎服，每日一剂，早晚分服。

【加减】服之觉热者，酌加天花粉、天门冬各数钱；觉发闷者，加生鸡内金1钱半或二钱；服数剂后，若不甚见效，可用所煎药汤送服麝香二厘或真冰片半分亦可；若服后仍无甚效，可用药汤，送制好马钱子二分。

【证治机理】

加味补血汤出自近代医家张锡纯《医学衷中参西录》。张锡纯，字寿甫，籍山东诸城，河北省盐山县人，中西医汇通学派的代表人物之一，近现代中国中医学界的医学泰斗。张氏衷中参西，汇通中西医的思想使其找到全新的治学观点和方法。第一是抛弃崇古泥古、故步自封的观点，敢于创新，不全于纸上求学问。从文献出发汇通中西医基本理论，并不足以解决当时的临床问题。第二种观点即反对空谈，崇尚实验方法。张锡纯虽无利用仪器进行实验室研究的条件，但他却能充分利用自己长期临证实践的条件，尽一切可能通过切身体会去探寻知识。张氏的实验精神突出表现在两方面，一是对药物的切实研究，二是临床的细致观察，以及详细可靠的病历记录。他认为，学医的"第一层功夫在识药性……仆学医时，凡药皆自尝试"。自我尝试仍不得真知，则求助于他人之体会。为了研究小茴香是否有毒，他不耻下问厨师。因此张锡纯用药之专，用量之重，为常人所不及。特别是他反复尝试总结出萸肉救脱，参芪利尿，白矾化痰热，赭石通肠结，三七消疮肿，水蛭散癥瘕，硫黄治虚寒下利，蜈蚣、蝎子定风消毒等，发煌古义，扩大了中药效用。他对生石膏、山萸肉、生山药的研究，可谓前无古人。

张氏认为中风可分为"脑充血""脑贫血"，遵《内经》"上气不足，脑为之不满，耳为之苦鸣，头为之倾，目为之眩"，认为"脑贫血"之中风为"上气不足"所致，而上气为胸中大气上升于脑中者，故善用黄芪通过补胸中大气而补上气，治疗中风因脑贫血者。

张氏认为脑贫血者其脑中之血过少，又无以养其脑髓神经。是以究其终极，皆可使神经失其所司也。古方有补血汤，其方黄芪、当归同用，而黄芪之分量，竟四倍于当归，诚以阴阳互为之根，人之气壮旺者，其血分自易充长，况人之脑髓神经，虽赖血以养之，尤赖胸中大气上升以斡旋之。是以《内经》谓"上气不足，脑为之不满，耳为之苦鸣，头为之倾，目为之眩"。所谓上气者，即胸中大气上升于脑中者也。因上气不足，血之随气而注于脑者必少，而脑为之不满，其脑中贫血可知。且因上气不足，不能斡旋其神经，血之注于脑者少，无以养其神经，于是耳鸣、头倾、目眩，其人可忽至昏仆。

【方义解析】

张氏认为，因脑部贫血以成内中风证者，当峻补其胸中大气，俾大气充足，自能助血上升，且能斡旋其脑部，使不至耳鸣、头倾、目眩也。

此方不以当归为主药，而以黄芪为主药也。用龙眼肉者，因其味甘色赤，多含津液，最能助当归以生血也；用鹿角胶者，因鹿之角原生于头顶督脉之上，督脉为脑髓之来源，故鹿角胶之性善补脑髓。凡脑中血虚者，其脑髓亦必虚，用之以补脑髓，实可与补血之药相助为理也。

用丹参、乳香、没药者，因气血虚者，其经络多瘀滞，此于偏枯痿废亦颇有关系，加此通气活血之品，以化其经络之瘀滞，则偏枯痿废者自易愈也。

用甘松者，为其能助心房运动有力，以多输血于脑，且又为调养神经之要品，能引诸药至脑以调养其神经也。用麝香、冰片者，取其香能通窍以开闭也。用制马钱子者，取其能动脑髓神经使之灵活也。

【临床运用】本方可用于治疗：

（1）脑梗死、腔隙性脑梗死、脑血栓形成、脑动脉硬化症。

（2）运动神经元病。

（3）腰椎间盘突出症、坐骨神经痛。

【医案举隅】

张锡纯医案：

高姓叟，年过六旬，渐觉两腿乏力，浸至时欲眩仆，神昏健忘。恐成痿废，求为延医。其脉微弱无力。为制此方服之，连进十剂，两腿较前有力，健忘亦见愈，而仍有眩晕之时。再诊其脉，虽有起色，而仍不任重按。遂于方中加野台参、天门冬各五钱，威灵仙一钱，连服二十余剂始愈。用威灵仙者，欲其运化参、芪之补力，使之灵活也。

张氏门人医案：

曾治一人，年三十余。于季冬负重贸易，日行百余里，歇息时，又屡坐寒地。后觉腿疼，不能行步，浸至卧床不能动转，周身筋骨似皆痿废，服诸药皆不效。门人治以加味补血汤，将方中乳香、没药皆改用六钱，又加净萸肉一两。数剂后，腿即不疼。又服十余剂，

良胶熬就独用角 **鹿角胶**

遂痊愈。

按：加味补血汤，原治内中风之气血两亏者，而略为变通，即治腿疼如此效验，可谓善用成方者矣。

三十五、白芍药散

【组成】白芍药1两，牡蛎1两（烧为粉），熟干地黄1两，桂心1两，干姜1两（炮裂，锉），鹿角胶1两（捣碎，炒令黄燥），乌贼鱼骨1两，黄芪1两（锉），龙骨1两。

【出处】《太平圣惠方》卷七十九。

【功效】固本止崩，益气养血。

【主治】产后崩中，下血不止，淋沥不绝，黄瘦虚损。

【用法用量】上药捣，细罗为散，每服1钱，食前以温酒调下。（现代用法：水煎服，每日一剂，早晚分服。）

【加减】若瘀血明显者，加当归、川芎、丹参，或合用失笑散；若失血较多，血虚明显者，可加阿胶等补血养血；若短期内失血，气随血脱者，可加山萸肉、人参、附子，或合用四逆加人参汤。

【证治机理】

塞流、澄源、复旧乃历代医家治疗崩漏之大法，本方将三者有机结合，但本方主治"产后崩中，下血不止，淋沥不绝"，为急则治其标，故以塞流为主，结合澄源，集补气摄血、凉血止血、收敛止血、温阳摄血、益气养血于一身，冀崩中得止，阴血可复。

《太平圣惠方》简称《圣惠方》，全书共100卷，由北宋王怀隐、王祐等奉敕历时14年编写而成，是为继唐代《千金要方》《外台秘要》之后由政府颁行的又一部大型方书，是我国现存公元10世纪以前最大的官修方书。本书汇录两汉至宋初各代名方16834首，包括宋太宗赵光义在潜邸时所集千余首医方，及太平兴国三年诏医官院所献经验方万余首，经校勘类编而成。共分1670门，每门之前均冠以隋代巢元方《诸病源候论》有关病因论述，其后分列处方及各种疗法。每方列主治、药物及炮制、剂量、服法、禁忌等。本书录方宏富，堪称"经方之渊薮"（《经籍访古志补遗》）。其伤寒、杂病部分，尚保存宋代政府校正医书局校正以前之《伤寒论》《金匮要略》两书原貌，即所谓"淳化本《伤寒论》"，足资研究者参考。其他临床各科亦多有阐发，如外科辨别痈疽之五善、七恶，为后世树立规范；儿科论急、慢惊风，为儿科著作中最早所见；眼科所载针拨内障术之全过程与注意事项，较《外台秘要》更为切实详尽。此书并载录多种古佚医书之内容，如《点烙三十六黄经》等。

本书对整理和研究中医药学具有重大历史意义和现实价值，同时在医学理论方面也有颇多论述和阐发，作为宋以前医方集成之宏著，备受历代医家重视，广为征引，还流传到朝鲜、日本，成书于朝鲜李朝初期的《乡药集成方》，即大量引用本书。

原书言："夫产伤于经血，其后虚损未复，因劳役损动，而血暴崩下，遂淋沥不断，故谓之崩中。"白芍药散固本止崩，益气养血，为《太平圣惠方》中治疗崩漏的方剂之一。

【方义析解】

白芍药散出自《太平圣惠方》卷七十九。本方集益气养血、凉血止血、收敛止血于一身，并善用血肉有情之品培元固本。崩中失血过多，方中以白芍药、熟干地黄急当补血养血，又白芍药酸寒，生地黄甘寒，二者均有凉血止血之功。"有形之血不能速生，无形之气所当急固"，方中黄芪补气，冀气能摄血，且气有生血之功，气旺则血旺，正如名方"当归补血汤"之意。龙骨、牡蛎功专收敛固涩，可收敛崩中漏下之血，乌贼鱼骨收涩止血。桂心、干姜温经散寒，鹿角胶、乌贼鱼骨均为血肉有情之品，鹿角胶可温阳摄血，乌贼鱼骨除收涩止血外，还具滋养精血之功，如治疗血枯经闭《内经》十三方之一的"四乌贼骨一芦茹丸"。全方共奏固本止崩、益气养血之功。

【临床运用】本方可用于治疗：

（1）功能性子宫出血、排卵障碍异常性子宫出血。

（2）血小板减少性紫癜。

（3）各类贫血（如缺铁性贫血、再生障碍性贫血）等。

【类方对比】白芍药散和胶艾汤对比：

共同点：二者均为治疗妇女崩中漏下的代表方剂，均善用鹿角胶、阿胶等血肉有情之品，均可治疗崩中漏下、淋漓不绝属于气血亏虚者或用于各种出血性、缺血性疾病属气血亏虚者。

区别点：白芍药散用龙骨、牡蛎、乌贼骨收涩止血，桂心、干姜温经散寒，鹿角胶填补肾精，温阳摄血；胶艾汤用四物汤补血养血，阿胶养血止血，艾叶温经散寒止血，两者用药不尽相同，相对来说，胶艾汤温阳作用较白芍药散稍弱。

三十六、左归丸

【组成】大怀熟8两，山药（炒）4两，枸杞4两，山茱萸4两，川牛膝（酒洗蒸熟）3两（精滑者不用），菟丝子（制）4两，鹿角胶（敲碎炒珠）4两，龟甲胶（切碎炒珠）4两（无火者不必用）。

【出处】《景岳全书》卷五十一。

【功效】滋阴补肾，益精养血。

【主治】先天真阴不足，或后天劳伤肾阴，导致精髓亏虚，腰酸腿软，或阴不敛阳，虚热往来，自汗盗汗，或津液枯涸，口燥舌干，或气虚头昏，或眼花耳聋，或神不守舍，或遗淋不禁，舌红少苔，脉细等证属真阴亏虚之证。

【用法用量】上先将熟地蒸烂杵膏，加炼蜜为丸，如梧桐子大。每食前用滚汤或淡盐汤送下百余丸。（现代用法：蜜丸，每服9g；也可作汤剂，水煎服。）

【加减】如真阴失守，虚火炎上者，宜用纯阴至静之剂，于本方去枸杞子、鹿角胶，加女贞子3两，麦冬3两；如火烁肺金，干枯多嗽者，加百合3两；如夜热骨蒸，加地骨皮3两；如小水不利不清，加茯苓3两；如大便燥结，去菟丝子，加肉苁蓉3两；如气虚者，加人参3～4两；如血虚微滞，加当归4两；如腰膝酸痛，加杜仲3两，盐水炒用；如脏平无火而肾气不充者，加补骨脂（去心）3两，莲肉、胡桃肉各4两，龟胶不必用。

【证治机理】

张景岳所处年代火热论、相火论占统治地位，且多有时医不善吸取精华，反而滥用寒凉，多致苦寒败胃、滋腻伤脾，故张景岳摒弃朱丹溪"阳有余阴不足"之观念，结合自己多年临床经验，应时提出"阳非有余，真阴不足"学说，主张温补，且首次提出"阴阳者，一分为二"的理论，认为阴阳一体，同源于气，阴阳互根互生，无阳则阴无以生，无阴则阳无以化，然阴阳互根、相济，故善补阳者，必于阴中求阳，则阳得阴助，而生化无穷；善补阴者，必于阳中求阴，则阴得阳升，而源泉不竭。左归丸即为张景岳阴阳互根、阴阳一体观念的代表方。

肝肾阴虚，津液枯涸，肾阴主一身之阴，故肾阴亏虚易致他脏失养，津不上承，故口中少津，皮肤失荣则肌肤干燥皲裂；肝开窍于目，肝血荣于目，血虚则双目干涩，视物模糊；肾水不能上济心火，心肾不交而致失眠、心烦；腰为肾之府，肾阴不足，则腰膝酸软；肾主骨，骨生髓，肾阴亏虚则精髓不充，封藏失职，故两足痿弱，头晕，遗精滑泄；阴虚阳亢，逼迫津液外泄，故自汗盗汗。

【方义解析】

本方系从钱乙《小儿药证直诀》六味地黄丸加减衍化而成，但去除牡丹皮、泽泻、茯苓。景岳自释"今之人欲用之补阴，而必兼以渗利，则焉知补阴不利水，利水不补阴，而补阴之法不宜渗"。体现了景岳"若用治精，则补不可以治虚，攻不可以祛邪"及"与其制补以消，孰若少用纯补"的用药思想。

方中重用熟地，味甘性温，沉也，大补真阴，《主治秘要》记载熟地黄"其用有五：益肾水真阴一也，和产后气血二也，去脐腹急痛三也，养阴退阳四也，壮水之源五也"。现代药理研究表明熟地黄具有刺激骨髓造血功能的作用。山药益肾气健脾胃，山茱萸，味酸、涩，性微温，补益肝肾，收涩固脱，三者共同发挥补益肝肾，益精填髓之功。

枸杞子、牛膝、菟丝子共同起到补肝肾、强腰膝、健筋骨的作用。《药性论》记载枸杞子"能补益精诸不足，易颜色，变白，明目，安神，令人长寿"。药理研究表明，枸杞子同样对造血功能具有促进作用。菟丝子补肾益精，阴阳双补，补而不腻。

肾精亏虚严重，非血肉有情之品所不能及，故予龟甲胶、鹿角胶补阳益阴，峻补精血，调和阴阳，鹿角胶偏于补阳，龟甲胶偏于补阴。鹿角胶、菟丝子温阳益阴之作用体现了张景岳"善补阴者，必于阳中求阴，则阴得阳升而泉源不竭"之义。全方诸药合用，纯补无泄，共奏滋阴补肾，益精填髓之功。

【临床应用】本方可用于治疗：

（1）妇科疾病，如月经不调、卵巢早衰、不孕等。《素问·上古天真论》云女子"二七天癸至，任脉通，太冲脉盛，月事以时下，故有子……七七任脉虚，太冲脉衰少，天癸竭，地道不通，故形坏而无子也"。肾气盛，则月经规律，肾精亏虚，天癸竭，则冲任二脉空虚，容易导致月经不调或卵巢早衰，甚则经水早闭。

（2）男科疾病，如少弱精子症、遗精阳痿，或先天肾精不足，或房事不节，多表现为神疲乏力，腰膝酸软，阳痿不举，性欲低下，不育，舌淡，脉细弱。

（3）老年性或原发性骨质增生。肾主骨生髓，肾阴虚则精髓亏损，故表现为腰膝酸软，两足痿弱，行走迟缓，口干舌燥，口渴多饮。

（4）小儿发育迟。主要表现为小儿出现五迟五软，发育迟缓，反应迟钝，筋骨痿弱，头项痿软，运动、语言功能弱于同龄小儿，牙齿萌发较迟，舌淡，苔少，脉沉细无力。

（5）老年痴呆。《医方集解》所言"人之精神与志皆藏于肾，肾精不足则志气衰，不能上通于心，故迷惑善忘"。主要表现为善忘，反应迟钝，言语不利、工作及社交能力下降等。

此外，本方还可以用于中风、虚劳、慢性肾病、腰膝酸软、耳鸣、失眠等属于真阴不足者。

【类方比较】

与六味地黄丸对比：

六味地黄丸配伍是为"三补三泄"，方中熟地、山茱萸、山药滋补肝肾健脾、益精填髓，茯苓、泽泻利水祛湿，防熟地滋腻，牡丹皮去血中伏火，多用于治疗肾阴不足轻者兼虚火痰湿内停之证；而左归丸取六味地黄丸中的三补之药，再加枸杞子、牛膝、菟丝子滋补肝肾药及龟甲胶、鹿角胶血肉有情之品，纯补无泄，多用于真阴大亏之证。

与左归饮对比：

左归饮组成：熟地 2～3 钱（或加至 1～2 两），山药 2 钱，枸杞子 2 钱，炙甘草 1 钱，茯苓 1 钱半，山茱萸 1～2 钱（畏酸者，少用之）。左归饮创方思想来源于钱乙《小儿药证直诀》六味地黄丸,去除"三泻"。取地黄丸之"三补"熟地、山药、山茱萸,乃张景岳"补阴不利水,利水不补阴"的思想。左归丸与左归饮均为治疗肾阴不足之证的纯补之剂,但两者存在一定的差别。左归饮适宜于肾阴不足较轻之证,故张景岳将左归饮作为滋补肝肾的基础方,若虚火发热明显,甚则阴虚动血,予一阴煎,补肾水,清虚热;病甚者必连及肝肾,子病及母,肺金亦受伤而见吐衄等血热之症,方用四阴煎,治邪火之炽热。而左归丸则在"三补"基础上,加入枸杞子、菟丝子、牛膝以增加滋补肝肾之力,同时又配以龟甲胶、鹿角胶血肉有情之品,大补真阴,补力较为峻猛,适用于真阴不足之重症,相比较左归饮的口燥咽干,左归丸将表现为口干舌燥,口渴欲饮,同时伴有头晕耳鸣,遗沥不尽,左归丸作为丸剂,是取峻药缓图之意,左归饮为微温之品,而左归丸为纯温之品,其余之处并无大异。

三十七、还真二七丹

【组成】鲜何首乌(忌铁器),鲜黑椹子,鲜生地黄,鲜旱莲草(以上四味以石臼内捣,各取汁半斤),鹿角胶半斤,生姜汁半斤,白蜜半斤,黄精(九蒸九晒)4两,人参4两,白茯苓4两,小茴香4两,枸杞子4两,鹿角霜4两,秦椒1两(人参等6味共为末用)。

【出处】《古今医统大全》卷八十四。

【功效】补肾填精。壮颜容,健筋骨,填精补髓,乌须黑发,久服通仙。

【主治】肾精亏虚证。形体偏瘦,腰膝酸软,神疲健忘,耳聋耳鸣,月经不调,不孕不育,性功能异常,早衰,或潮热盗汗,两目干涩,舌红少苔,脉细数,或形寒畏冷,四末不温,大便溏稀,舌淡苔薄,脉沉细。

【用法用量】不拘时辰以温热酒调下2～3匙,夏月以白汤调。白蜜另炼,其余诸汁熬将成膏,入蜜搅匀,然后下人参等六味末药,又和匀以新瓷瓶收贮。

【证治机理】

徐春甫一生志在穷探医理,创立了我国最早的全国性医学组织和科技学术团体"一体堂宅仁医会",开创性地编撰医学巨著《古今医统大全》,现在已被列为中国"十大医学全书(类书)"之首,其中的《内经要旨》《妇科心镜》《幼幼汇集》《痘疹泄密》等都有单独刊本。徐春甫私淑李东垣,重视脾胃,同时重养生、脉诊、解郁,自创特色成方制剂,是新安医学代表性医家。中医论述养生首记载于《黄帝内经》曰:"上古之人,其知道者,法于阴阳,和于术数,饮食有节,起居有常,不妄作劳,故能形与神俱,而尽终其天年,度百岁乃去。"徐春甫根据多年的临床经验,总结概括出养神、惜气、堤疾三大养生方法,并认为人的衰老缘于脾肾亏虚,当需滋肾扶脾。

还真二七丹即出自《古今医统大全·八十四卷附录广嗣方》。本卷叙述孕育子嗣所需要的条件，即男子、女子肾精无所亏虚。《黄帝内经》叙述女子二七、男子二八天癸至，太冲脉盛、精气溢泻，方能有子。徐春甫言："天地之道，阴阳和而后万物育；夫妇之道，阴阳和而后男女生。苟或父精母血，一有不及，而谓有胎孕者，未之有也。"不孕不育的中医辨证分型包括肾精亏虚型、肝郁气滞型、痰浊阻滞型、阳虚寒凝型、湿热蕴结型、瘀血阻络型等证型。其中以肾精亏虚证较为多见。

还真二七丹主要用于肝肾亏虚之证，广义上讲，"夫精者，身之本也"，是构成人体和维持生命活动的基本物质，肾藏精，精生髓，精髓可以化而为血，肾精亏虚，精血不化，五脏失养，脑髓不充，"肾生骨髓"，故腰膝酸软，神疲健忘，两目干涩，耳聋耳鸣，早衰，冲任血海空虚，月经量少；狭义上讲，"两神相搏，合而成形，常先身生，是谓精"，所谓"人始生，先成精"，生殖之精亏乏则无子。

【方义解析】

何首乌甘苦微温，补肝肾，益精血，乌须发，强筋骨，黑椹子（即桑椹）滋阴养血，培补肝肾，生地黄甘寒养阴生津，旱莲草甘寒、枸杞子甘平，共同发挥滋补肝肾的作用。鹿角胶味甘性温，为血肉有情之品，重在大补精血，鹿角霜味咸性温，为鹿角熬制成鹿角胶后剩余骨渣，重在补肾助阳，滋养先天，两者共同补益肾之阴阳。秦椒，《本经》言"秦椒，主风邪气，温中，除寒痹，坚齿发，明目。久服轻身，好颜色，耐老，增年通神"，与辛温之小茴香合用，共同温暖下焦肝肾。

徐春甫言"治病不察脾胃虚实，不足以为太医"，提出"脾胃元气说"，故方中以人参、白茯苓、黄精调补脾胃、培元理气，体现了徐春甫以脾胃元气为根本的思想；生姜汁、白蜜缓和何首乌毒性。全方"形不足者，温之以气；精不足者，补之以味"，滋肾扶脾，温肾助阳，阳中求阴。

【临床应用】本方可用于治疗：

（1）早衰、头发早白。徐春甫在卷六十六《髭发门》中言"气血盛则髭发美，气血衰则髭发白，此必然之理也。人年三十之后，常服补肾滋阴之药，保和气血，至老头须不白，信有验矣。用药于既衰之后，岂能及之乎？如凡事止于未动之先，则易为矣"，强调还真二七丹黑髭发之力强，且要预防性服用才会效果较好。

（2）不孕不育、性功能异常。肝肾亏虚，肾精不足，则女子月经不调，男子精子弱少，性欲低下或性功能异常，阴阳不和，气血不充，则不孕不育，当需滋补肝肾之阴。

（3）延年益寿养老方。徐春甫认为人体的衰老是肾精由渐盛到耗竭的过程，在《养生余录·摄生要义》曾言："摄生者关于肾之神理，则天寿之消息亦思过半矣。"故填补肾精可延年益寿。

除此之外，本方还可以用于失眠健忘、干眼症等属于肝肾亏虚之证者。

【歌曰】

还真二七丹，传得神仙秘。气味补精元，造化弥天地。

无德信难逢，有福方能洱。黑椹何首乌，鹿角胶和蜜。

生地旱莲姜，皆须八两汁。黄精每半斤，服鲜飞升去。

斑龙顶上珠，能补关中髓。参术小茴香，秦椒枸杞子。

以上四两称，独椒一两许。和汁制成膏，贮以瓷瓶器。

早晚各三匙，温酒调微醉。老当益壮哉，白发翻成漆。

久服自通仙，莫与非人识。

三十八、补肝养血汤

【组成】蛇床子 1 钱，巴戟天 5 钱，牛膝 1 钱半，续断 2 钱，大熟地 3 钱，炒黄柏 5 分，鹿角胶 2 钱，首乌 5 钱，云茯苓 3 钱，山药 1 钱半。

【出处】《揣摩有得集》。

【功效】温补肝血，滋肾润燥。

【主治】妇人阴内发痒肿痛，属血虚不能养肝者。

【用法用量】水煎服，以霜桑叶一片为引。

【加减】对于带下病还需配合外用法（外洗），内外合治。如治肝血虚性老年性阴道炎，内服补肝养血汤，外可用蛇床子、黄柏、白鲜皮、赤芍、鸡血藤、蝉蜕、威灵仙、僵蚕、防风、半枝莲、仙灵脾、紫苏、薄荷、荆芥穗，将上药用凉水浸泡半小时后煎煮，待沸腾后再煎半小时，溶入明矾，以热气熏外阴，待药液渐凉后，取其药汁清洗阴道及外阴。每日 2 次，10 日一个疗程。方中蛇床子、白鲜皮、黄柏、威灵仙祛风燥湿、杀虫止痒；薄荷、荆芥穗、紫苏、防风、蝉蜕、僵蚕疏风清热止痒；赤芍、鸡血藤、半枝莲清热解毒、养血活血。诸药合用，共奏清热燥湿、祛风止痒之效。

【证治机理】

妇人阴内发痒肿痛，属于古代"阴痒"或者"带下病"的范畴，类似于现代医学所说的"老年性阴道炎"。带下病早在我国传统医学中就有记载，其首载于先秦时期的《黄帝内经》，在《素问·骨空论》中说："任脉为病……女子带下瘕聚"，此处是言广义的带下，泛指各种妇产科疾病，而这些疾病都发生于人体的"带脉"之下，故称为"带下"。汉代的《神农本草经》中所说"女子带下赤白"，当指狭义的女子带下病，即女子阴道流出一种黏腻的分泌物。医圣张仲景在《金匮要略》中称其为"下白物"。晋代王叔和所著《脉经》

中称为"漏下赤白"和"五崩"（白崩、赤崩、黄崩等）。到了隋代，巢元方在《诸病源候论·妇人杂病诸候》中说"带下有三门""带五色俱下候；带下病者，有劳伤血气，损伤冲脉，致令其血与秽液兼带而下也"，首次明确提出"带下病"的名称，从此以后带下病的概念沿用至今。历代医家认为湿邪是导致带下病的主要病因。湿邪的来源，有内生之湿，有外感之湿，湿邪侵犯，脾为湿困，运化失调，影响至下焦带下。

张氏认为，虽说带下病以湿邪为主，但更与人体之脏腑气血功能失调更有关系，女子以肝为先天，肝藏血，若肝血不足，导致血虚不养肝，肝失条达，更易引起女子任脉损伤，带脉失约，而发生带下病。总结本病的基本病机是湿邪损伤任脉、带脉，使任脉不固，带脉失约。

张氏治疗带下病主张补肝养血。"正气存内，邪不可干""邪之所凑，其气必虚"，中医认为当人体正气不足时容易招致邪气侵袭。精亏血虚、阳气不足易外感湿邪，内血虚、外湿邪相合，阴内发痒肿痛得以发生。

【方义解析】

张朝震创"补肝养血汤"以温补肝血，滋阴润燥。对于此类妇人阴内发痒肿痛的治疗为后人提供了思路。

方中蛇床子的功效早在《神农本草经》就有记载："主妇人阴中肿痛，男子阴痿湿痒，除痹气，利关节，癫痫，恶疮。"本品治妇女阴中肿痛、男子阴痿、湿痒及痹气等应用，至今仍被采纳。近代逐渐将其功效总结为燥湿杀虫止痒、温肾壮阳。因而方中运用蛇床子乃取其清热燥湿，杀虫祛风止痒之功。巴戟天用于此处主要起祛风除湿之功，配合茯苓、山药淡渗利湿，佐以黄柏苦寒燥湿，另一方面抑制药物过于温补。牛膝，归肝经，补益肝经，活血通经，引药达下焦，配合续断增强补肝之功效。熟地在《珍珠囊》中记载为："大补血虚不足，通血脉，益气力。"用于此处主要做滋养肝血之功。鹿角胶为血肉有情之品，其更为纯阳之物，性黏滞，养血补血之功自然不在话下，此方中以补肝养血之用配合首乌一味加强了益精血的功效。

本方配伍严谨，围绕着补益肝血进行组方，共奏温补肝血，滋肾润燥之功。釜底抽薪般从根本上解决了肝血不足的问题，肝血补益到位，肝得以温煦濡养，肝之枢机条达，任脉得滋养，则肿、痒、痛之感自然得除。"女子以肝为先天"，肝脏是女子诸多疾病的始作俑者，在此更加让人得以明白，治疗带下一病，不可仅着眼于"湿"之一因，更要注重脏腑气血功能的失调。

【临床运用】本方可用于治疗：

（1）老年性阴道炎属肝血虚者，该病多以虚劳肝血不足，湿邪乘虚而入为主要病机。

（2）月经不调，属于中医"肝血虚""肝失濡养"型，肝血虚是该病发生的基本病机。

（3）更年期综合征见惊悸，紧张不安，虚热内扰，心神不安等症状者。

（4）失眠见面色萎黄，眩晕，心悸，夜寐多梦，不易入睡，易被惊醒等临床表现。

此外，补肝养血汤还可治疗干眼症、梅尼埃综合征、眩晕等属于肝血不足、内有燥热者。

【类方对比】与补肝汤对比：

补肝汤中以四物汤为底补血调血，既能养血补肝，又能活血调经，加用木瓜、酸枣仁酸收之品，补肝血的同时兼顾养肝阴；而补肝养血汤运用熟地、鹿角胶等补益肝肾之药，重点着手于补肝血，同时加用黄柏、茯苓、山药等药以去湿，蛇虫子杀虫祛湿止痒，从多个角度出发扶正祛邪。

补肝汤与补肝养血汤均以"补肝"冠以方名，均运用"熟地"补肝血，益精填髓。两方围绕肝脏出发，共同阐述了"肝"于女子的重要性。

三十九、肉苁蓉丸

【组成】肉苁蓉 3 分，白术 3 分，龙骨 3 分，牡蛎 3 分，杜仲 3 分，胡桃肉 3 分，附子半两，巴戟天半两，远志半两，丁香半两，鹿角胶半两，杏仁 1 两。

【出处】《圣济总录》卷六十六。

【功效】温肾纳气，敛肺止咳。

【主治】肺劳虚损，咳嗽唾血，下焦冷惫，腹胁疼痛。

用法用量：上十味为末，入研杏仁、胡桃肉，再研令匀，以煮熟枣肉及熟蜜，砂盆内研如面糊，和药为丸，如梧桐子大。每服 30 丸，空腹米饮下。

【加减】若夹有湿痰者，可加姜半夏、橘红、茯苓燥湿化痰；咯血量多者，加山茱萸、仙鹤草、参三七，配合补气药，共奏补气摄血之功；兼有骨蒸盗汗，酌加鳖甲、牡蛎、乌梅、地骨皮、银柴胡以益阴配阳，清热除蒸；纳少腹胀、大便溏薄者，加扁豆、薏苡仁、莲肉健脾之品，忌用地黄、麦冬、阿胶等过于滋腻的药物。然肺痨主要病因为感染痨虫，抗痨杀虫为第一要义，中西医结合治疗更能快速理想达到治疗效果。

【证治机理】

肺痨一病，是指具有传染性的慢性虚弱性疾病，以咳嗽、咳血、潮热、盗汗、身体逐渐消瘦为特征，《素问》载其症状有"大骨枯槁，大肉陷下。胸中气满，喘息不便，内痛引肩项，身热，脱肉破腘"。其外因为感染痨虫，内因多为正气虚弱，当人正气虚弱时，感染痨虫则发为此病。宋朝许叔微《普济本事方·诸虫飞尸鬼疰》中云："肺虫居肺叶之内，蚀入肺系，故成瘵疾，咯血声嘶。"阐述了肺痨的病因。李中梓《医宗必读·痨瘵》确立了

"补虚以补元，杀虫以绝其根"的治疗方法，认为"能杀其虫，虽病者不生，亦可绝其传痊耳"，强调了为预防传染，杀虫十分重要。可以看出历代医家治疗肺痨以补虚培元、抗痨杀虫为主要原则。

肺痨初以肺为主，久则延及脾肾，而导致阴虚火旺，气阴损耗，久延症重，由气虚而致阳虚，则可病损及肾，表现为阴阳两虚之候。本方以肺、肾两脏为本治疗肺痨。

【方义解析】

肉苁蓉丸在《圣济总录》中用以治疗肺劳虚损，咳嗽唾血，下焦冷惫，腹胁疼痛。肉苁蓉为君药，且将其冠以方名，其性温，味甘咸，入肾经，在本方中主要用以温肾益精，纳气止咳，对于肺脏虚损有很好的补益之功，配合杜仲、巴戟天，增强了温肺益肾之功。远志、杏仁温肺化痰止咳，配合白术健脾祛湿化痰；附子、丁香性温，上以温肺下以暖肾；龙骨配牡蛎有收敛固涩之功，具有敛肺止咳之用；鹿角胶纯阳之品，性温以暖肺肾，其性黏以止血；胡桃肉补肾纳气，温肺止咳。全方在温补肺肾基础上祛湿化痰，敛肺止咳化痰，培本扶正。

【临床运用】本方可用于治疗：

（1）肺痨后期，患者可表现为肺气虚羸咳嗽无力，咳痰质地清稀量多可夹血丝，午后潮热，形寒食少，自汗盗汗并见，面色㿠白，颧红，舌质光淡有齿痕，脉微细或虚大无力。

（2）男子遗精滑精，属肾阳虚者。

【类方对比】与补天大造丸对比：

补天大造丸注重气血阴阳同补，用人参、黄芩、白术、山药、大枣益气，当归、熟地、紫河车滋阴养血，加以龟甲增强滋阴之效，鹿角胶、枸杞补肾助阳，全方以补气血阴阳为主，主要用于肺痨久病，后期气血阴阳大亏之时。肉苁蓉丸以温阳为主，运用了大量的温阳药，如肉苁蓉、巴戟天、杜仲、附子、丁香等，培补肺肾之阳，阳盛则阴邪除，配以敛肺之品，止咳化痰，此方主要用于肺痨后期阳气虚损过多、寒盛之时。

但两方皆体现其医学理论的核心，即：补天大造丸和肉苁蓉丸都可以用于肺痨日久，阳气虚损。两方皆注重培补肺肾，滋补先天以助后天。

四十、增减续断丸

【组成】人参7两，防风7两，鹿角胶7两，白术（炒）7两，黄芪2两，续断2两，薏苡仁2两，山芋2两，牡丹皮2两，麦门冬2两，地黄2两，桂心2两，山茱萸2两，白茯苓2两，石斛2两。

【出处】《赤水玄珠全集》。

良胶熬就独用角

鹿角胶

【功效】温阳除湿，通痹止痛。

【主治】寒湿之气痹滞，关节麻木疼痛。如寒痹、痛痹等。

【用法用量】上为末，炼蜜为丸，如梧桐子大，每服 60～70 丸，以酒送下。（现代用法：蜜丸，每服 9g；也可作汤服。）

【加减】若痹证属于湿热实证者，不可用本方，本方在临床中，可进行加减灵活使用。若痹症疼痛较剧烈时可酌情加川乌、草乌、白花蛇舌草等以助搜风活络、活血止痛之功；寒邪偏重者可加干姜、附子以温阳散寒；湿邪偏重者可加入牛膝、黄柏、苍术等，取四妙散之意；丸者缓也，本方以丸剂治疗，缓缓图之，而痹证病程较长，患者痹证时久，正气不足者适合用此方。

【证治机理】

"痹证"在我国传统医学中发展历史悠久，早在《山海经》中就提到过痹症。《黄帝内经》中提到"邪之所凑，其气必虚""风寒湿着而为痹"，更是对痹症的病因、病机、症状、治法进行了系统论述，内经强调人的正气不足时容易受到风、寒、湿等外邪影响，外邪侵袭人的四肢关节及肌肉、筋骨等，使得经络痹阻、气血运行不畅，发而为痹，症状可表现为肌肉、筋骨、关节发生酸痛、麻木、重着、屈伸不利，甚至关节肿大灼热等。汉代张仲景进一步发展阐释了痹症，在《金匮要略》中将痹症辨证分类论治，创下了许多名方，沿用至今如"防己黄芪汤""桂枝附子汤"等。发展到明代张景岳以温通、温补之法治疗痹症。引起痹证的病因有内因、外因之分，内因多为饮食药物失当，跌仆损伤、老年久病，外因多为感受风寒湿邪、风湿热邪。病初邪在经脉、筋骨、肌肉、关节，日久也可由经络累及脏腑。

痹证的基本病机为风、寒、湿、热、瘀等邪气滞留肌体、筋脉、关节、肌肉，经脉闭阻，病理性质为虚实相兼，邪在经脉，累及筋骨、肌肉、关节，日久耗伤气血，损及肝肾，虚实相兼，也可由经络累及脏腑，出现相应的脏腑病变。治疗法则遵循散寒、祛风、利湿、止痛法。

《赤水玄珠全集》作者孙一奎擅长治疗痹证，常用温补散寒的方法，更注重人体正气，提倡治痹当扶正祛邪并施，重在温补肾阳，补脾扶正。

【方义解析】

张景岳认为治疗痹症应扶正祛邪并施，而重在扶助正气，治以养血舒筋、利湿润燥、通畅经络以止痛，使"肿消热退"，止其疼痛，治其标，继以滋阴清热利湿之品巩固疗效。

方中以人参气味甘温，入脾胃，主益气，扶助人体正气以抗邪，配合山芋（山药）、白术、茯苓、薏苡仁加强益气之功，并健脾祛湿，温补脾阳，因痹证病情缠绵，久病必致气血亏虚，故孙一奎治痹之法注重固护脾胃，培补后天，调和气血。

鹿角胶为阳中至极之品，气味咸温，入足少阴、足太阳经，加桂心共奏温补阳气之功，阳气盛则阴邪辟。防风祛风除湿，兼顾到上焦风湿给邪出路。麦门冬、牡丹皮、熟地滋阴补血活血而不伤正。用山茱萸、石斛、续断之品补益肝肾。

此荣卫涩少，寒湿之邪乘虚而入，致痹滞关节不利而痛，以补阳为主而又能兼顾气血阴阳，佐以清热、燥湿、舒筋、通络之品以祛除余邪，补足三阴之药固本，以渗利祛风之品祛病，则三焦荣卫皆不受病矣。

【临床运用】本方可用于治疗：

（1）类风湿关节炎。该症在中医中属于"痹症"的范畴，具体表现为关节肿胀疼痛，遇冷加重，活动屈伸不利，行动困难，畏寒。主要由肾阳不足、骨失滋养导致。

（2）膝关节炎见形寒畏冷、关节冷痛，舌淡苔薄白，脉沉细者。

（3）腰肌劳损属于中医"腰痹"范畴，肾阳亏虚是该病发生的基本病机。

此外，增减续断丸还可治疗遗精、女子月经不调、崩漏、骨折等属于肾阳虚衰、精血不足者。

【类方对比】与独活寄生汤对比：

独活寄生汤以独活为君药祛风胜湿，佐以防风、秦艽加强祛风之效，温阳药以肉桂、细辛为主，配合了补肝养血药而成，其功效重在祛风湿，止痹痛，益肝肾，补气血；增减续断丸使用了鹿角胶使其温补之性更强，用了山药、茯苓、白术、薏苡仁等固护脾胃，培补后天，健脾扶正的思想更能有所体现。

但两方皆可用于治疗痹证日久，肝肾两虚，气血不足，方中皆有扶正祛邪之思想，两方都应用了养血活血药，皆注重人体正气的培固。

四十一、毓麟珠

【组成】人参2两，白术（土炒）2两，茯苓2两，芍药（酒炒）2两，川芎1两，炙甘草1两，当归4两，熟地（蒸捣）4两，菟丝子（制）4两，杜仲（酒炒）2两，鹿角霜2两，川椒2两。

【出处】《景岳全书》卷五十一。

【功用】补气养血，调经种子。

【主治】妇人气血俱虚，经脉不调，或断续，或带浊，或腹痛，或腰酸，或饮食不甘，瘦弱不孕。

【用法用量】上为末，炼蜜为丸，弹子人。每空心嚼服一二丸，用酒或白汤送下，或为小丸吞服亦可。

【加减】如男子制服，宜加枸杞子、胡桃肉、鹿角胶、山药、山茱萸、巴戟天各二两；如女人经迟腹痛，宜加酒炒补骨脂、肉桂各一两，甚者再加吴茱萸五钱，汤泡一宿炒用；如带多腹痛，加补骨脂一两，北五味子五钱，或加龙骨一两，醋煅用；如子宫寒甚，或泄或痛，加制附子、炮干姜随宜；如多郁怒，气有不顺，而为胀为滞者，宜加酒炒香附二两，或甚者再加沉香五钱；如血热多火，经早内热者，加川续断、地骨皮各二两，或另以汤剂暂清其火，而后服此，或以汤引酌宜送下亦可。

【证治机理】

《景岳全书·妇人规·子嗣类》中，张氏详细论述不孕病因病机、防治方法及种子之法，并自创方剂左归丸、右归丸、毓麟珠、赞育丹等。"有不孕者，无非气血薄弱，育而不长者，无非根本不固及邪逆未除"。张景岳认为女子不孕，关键在于气血虚衰。阴血不足者，不能育胎，阴气不足者，不能摄胎。景岳诊治不孕症，重视脾肾，"调经种子之法，亦惟以填补命门，顾惜阳气为之主，然精血之都在命门，而精血之源又在二阳心脾之间"。毓麟珠秉承张景岳重视脾肾的思想，所治以肾气虚损为主要病机，又侧重肾阳虚衰，同时兼顾后天之本脾。肾为冲任之本，胎之所系，脾胃为气血生化之源，先后天不足则胎孕难成，若肾气肾阳充沛，气血充足，冲任调和，胞宫得以温煦，则能摄精成孕；气血不足，冲任不充，则月经后期甚至停闭，冲任不固，不能调摄制约经血，则月经淋漓不尽；腰为肾之府，肾虚则发为腰酸腰痛；脾胃虚弱，则纳差、形体消瘦。

【方义解析】

菟丝子味甘辛，气微温，其性能固，入肝脾肾三经，补髓添精，助阳固泄；人参、白术、茯苓、炙甘草为四君子汤，健脾益气；当归、芍药、川芎补血活血；杜仲、鹿角霜补肾阳；熟地滋肾阴，作为阴中求阳之义；川椒补命门之火，宣散寒湿，使下元温暖，精血通盛；诸药合用，全方温补先天肾气以化肾精，培补后天脾气以化气血，致精足血充，脾肾并补，调冲任以助孕。

【临床运用】本方可用于治疗：

（1）各种原因所致的不孕症。如对现代医学中卵巢功能降低、多囊卵巢综合征、黄体功能不全、子宫内膜过薄等，疗效显著。

（2）月经不调，常为月经后期甚至闭经，伴有腹部冷痛、腰酸、性欲减退、纳差、形体消瘦等症。

（3）更年期功能性子宫出血。

（4）男子阳气不足导致的性功能障碍。

【类方对比】与温土毓麟汤对比：

温土毓麟汤出自《傅青主女科》，名称与毓麟珠相近易混，两方都认为肾气肾精虚衰导致生殖功能受损，遂致不孕或者受孕困难。温土毓麟珠之适用病机为心肾阳虚不能温养，导致脾阳虚衰、水谷精微运化失司，除顾及脾肾的先后天关系，也重视心与脾的母子关系，重在温补命门和健脾益气，虽然两方治疗上都重视补肾健脾，但毓麟珠偏于"阴中求阳"，而温土毓麟汤则重在温补肾阳命门之火。

【医案举隅】

彭坚医案（节选自《我是铁杆中医》）：

黄某，女，32岁，加拿大籍华人，结婚4年不孕，没有采取任何避孕措施，检查也没有查出任何问题，特意来长沙就诊，经其他医生调治两个月，同时用中、西药治疗未怀孕。

2012年4月9日初诊：患者月经尚正常，时间准，月经量稍微偏少，白带不多，面色不华，饮食、大小便、精神尚可，舌淡，脉沉细。

处以毓麟珠合寿胎丸加减，嘱月经干净后3天开始服：杜仲15g，续断15g，菟丝子15g，桑寄生30g，阿胶10g（蒸兑），熟地黄10g，当归10g，川芎10g，赤芍10g，甘草10g，淫羊藿10g，紫石英30g，穿山甲末2g（冲服，用代用品），雪蛤2g（另外炖服），14剂。

11月6日二诊：患者本人没有来，其母亲告知：服完14剂后，5月份月经未来，检查显示怀孕，今年年底为预产期，目前状况良好。

按：本案病情其实不复杂，故使用最普通、最常用的促怀孕方：毓麟珠加减。少腹不冷，去方中的鹿角霜、川椒，代之以仙灵脾、紫石英，再合用寿胎丸（菟丝子、桑寄生、续断、阿胶）。无气虚之证，则去人参、白术、茯苓。另外用雪蛤炖服，穿山甲研末冲服。在月经周期正常，查不出任何器质性原因，输卵管基本通畅的情况下，此方非常有效。

四十二、赞化血余丹

【组成】 血余8两，熟地8两（蒸捣），枸杞4两，当归4两，鹿角胶（炒珠）4两，菟丝子（制）4两，杜仲（盐水炒）4两，巴戟肉（酒浸，炒干）4两，小茴香（略炒）4两，白茯苓（乳拌，蒸熟）4两，肉苁蓉（酒洗，去鳞甲）4两，胡桃肉4两，何首乌（小黑豆拌蒸7次，如无黑豆，或人乳、牛乳拌蒸俱妙）4两，人参（随便用，无亦可）。

【出处】《景岳全书》卷五十一。

【功用】 大补气血，乌须发，壮形体，培元赞育。

【主治】 形体消瘦，腰痛脚软，小便清长，头发脱落或白，男子性欲减退，女子虚寒不育等证。

【用法用量】 上炼蜜丸服，每食前用滚白汤送下二三钱许。

良胶熬就独用角
鹿角胶

【加减】精滑者，加白术、山药各 3 两；便溏者，去苁蓉，加补骨脂（酒炒）4 两；阳虚者，加附子、肉桂。

【证治机理】

张景岳之学术思想与"阴阳"紧密相关，张景岳"阴阳互根"理论指出："阴阳之理，原自互根，彼此相须，缺一不可，无阳则阴无以生，无阴则阳无以化。"不同于朱丹溪"阴常不足，阳常有余"的学术思想，张景岳主张"阳非有余，阴常不足"。张景岳在遣药处方中注重阴阳互根互用，善于育阴以涵阳，扶阳以配阴，"善补阳者，必于阴中求阳，则阳得阴助而生化无穷；善补阴者，必于阳中求阴，则阴得阳升而泉源不竭"。张景岳将这种阴阳互济的理论，运用于临床治疗中，创制了一系列补肾名方，代表方如左归丸、右归丸等。张景岳在继承前人观点的同时，明确提出了"水火命门"学说。张景岳认为化生脏腑精气的根本是命门的真精、真气或元精与元气，且提出维持脏腑生理功能的原动力是命门之真精、真气。老年人元阴元阳亏虚，或久病、房劳过度、五志过极导致肾阴阳两虚。肾阴亏虚，机体失于濡养，故形体羸瘦；肾主骨，腰为肾之府，腰腿失去温煦滋养则腰痛脚软；发为血之余，精血不足，故发落发白；肾阳亏虚，生殖功能减退，故男子性欲减退，女子不能孕育；肾主水，温煦、气化功能失常，小便清长。

【方义解析】

方中重用血余炭、熟地。血余炭乃人发加工而成，味微苦，性温气盛，阴中阳也，《景岳全书》关于血余炭有详细论述："然究其性味之理，则自阴而生，自下而长，血盛则发盛，最得阴阳之生气。以火炮制，其色甚黑，大能壮肾，其气甚雄，大能补肺。此其阴中有阳，静中有动，在阴可以培形体，壮筋骨，托痈痘；在阳可以益神志，辟寒邪，温气海，是诚精气中最要之药。"此外，张锡纯认为血余炭性能善化瘀血生新血，用之治劳瘵，即《金匮要略》谓之血痹虚劳者，其人血必虚而瘀，故血余炭在此可以补血而不留瘀；熟地、菟丝子、枸杞子、当归、何首乌补肾滋阴，养肝血，聪耳明目；鹿角胶、杜仲、巴戟天、小茴香、肉苁蓉、胡桃肉温补肾阳，填精益髓，《本草汇言》曰："鹿角胶，壮元阳，补血气，生精髓，暖筋骨之药也。"与本方主治十分契合；人参大补元气；配伍茯苓健脾，补后天以滋先天。综观全方，肝脾肾同治，精气血三补，既养先天之源，又顾后天之本，且补中寓通。

【临床运用】本方可用于治疗：

（1）男性不育症、性功能障碍症以及女性不育症，临床可见形体消瘦，腰痛脚软，小便清长，性欲减退等症状。

（2）男子遗精、滑泄，妇女崩漏、带下。

（3）肝肾亏虚、气血亏损所致脱发、须发早白。

（4）可作为先天不足、发育不良及病后、产后、手术后虚弱调补之方，女性绝经前后也可使用此方调理。

（5）陈修园曰："血余灰能利小便，如久患淋沥及溺血者最宜，久聋者亦宜之。此方颇有条理，但首乌宜去之。"故本方可用于淋症、尿血、耳聋日久，出现形体消瘦、腰痛脚软、小便清长、头发脱落或白、性欲减退者。

四十三、薯蓣丸

【组成】薯蓣28分，桂心7分，大豆黄卷7分，鹿角胶7分，当归10分，神曲10分，人参10分，干地黄10分，防风6分，黄芩6分，麦门冬6分，芍药6分，白术6分，甘草20分，柴胡5分，桔梗5分，茯苓5分，杏仁5分，芎劳5分，白蔹3分，干姜3分，大枣100枚（取膏）。

【出处】《备急千金要方》卷十四。

【功效】补气养血，祛风散邪。

【主治】头目眩冒，心中烦郁，惊悸狂癫。

【用法用量】上二十二味为末，枣膏和白蜜，丸如弹丸，先食服一丸，日三。

【证治机理】

风眩，又名风头眩，指虚弱之人，风邪内客于脑而致眩晕者。症见眩晕、呕恶、甚则厥逆，发作无常，并伴有肢体疼痛等。徐嗣伯将癫、痫、奔豚都纳入风眩的范畴，在病机上提出"夫风眩之病起于心气不定，胸上蓄实，故有高风面热之所为也。痰热相感而动风，风火相乱则闷瞀，故谓之风眩"。关于风眩的治疗，徐嗣伯分为轻重缓急论治，对于风眩缓证，徐氏列有薯蓣丸、薯蓣煎、天雄散三方，均重用薯蓣，其中薯蓣丸、薯蓣煎都是《金匮要略》薯蓣丸的变方。患者先天不足或后天失养，气血阴阳不足、清窍失养而发为眩晕；正虚则易感外邪，外感风邪，风性善动，主升发向上，风邪外袭，上扰头目，故致眩晕；饮食不节、劳倦过度或久病伤脾，脾失健运，水湿内停，聚而成痰，痰饮上犯清窍，发为眩晕。

【方义解析】

薯蓣丸即《金匮要略》薯蓣丸去阿胶加鹿角胶、黄芩。方中重用薯蓣培补先天脾胃，《神农本草经》言其"味甘，温平，无毒，主伤中，补虚羸，除寒热邪气，补中，益气力，长肌肉"。当归、川芎、白芍活血补血，体现了"治风先治血，血行风自灭"之意，干地黄、麦冬滋养阴液，四君子汤加人枣益气健脾，桂心、干姜温阳散寒，补气血阴阳诸不足以扶正；柴胡、防风、白蔹祛风散邪，其中柴胡入少阳，防风则祛一身之风邪；桔梗、杏仁调畅气机；豆卷清透表邪，宣湿化浊；神曲寓消于补，使补不碍胃；和阿胶相比，鹿角胶温肾助阳；黄芩清肝，散标热，还可起到佐制之效。张璐在解释此方时云："《金匮》以补虚为务，故用阿胶。嗣伯风眩以眩目为主，故用有升阳之效的鹿角胶。用黄芩是因其能散标热之上盛。"综观全方，补虚为主、祛邪为辅，体现了治病求本的宗旨。

【临床运用】本方可用于治疗：

（1）各种原因导致的眩晕症，表现为头晕目眩、呕恶，甚则厥逆。

（2）恶性肿瘤、结核病、肺气肿、肌萎缩、老年性痴呆等。

（3）经临床验证及药理研究证明，《金匮要略》之薯蓣丸在增强机体体质、提高免疫功能方面都有较好的疗效。

此外，结合徐嗣伯所言"头目眩冒，心中烦郁，惊悸狂癫"，还可考虑用本方治疗虚劳体质型的癫痫、精神分裂症、恐惧症等。

【类方对比】与薯蓣汤对比：

薯蓣汤同出自《备急千金要方》卷十四，治疗"心中惊悸而四肢缓，头面热，心胸痰满，头目眩冒如欲动摇"。方中薯蓣、麦门冬、人参、芍药、生地黄重在调补脾胃肝肾，此为治本。"心胸痰满"，故使用二陈汤化痰，加上前胡、枳实行气，气行则津行；黄芩、竹叶清上焦热，针对"头面热"；茯神、远志、半夏、秫米化浊和胃，还可安神，这些都在治标。全方形气神同调。薯蓣汤治疗脾肾不足，痰浊内生，痰热互结阻于心胸，兼上焦有热者。该方与薯蓣丸差异主要在于方中用了远志、茯神、半夏、秫米等化浊安神之品。

第六章 鹿角胶的临床运用

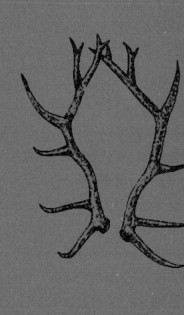

鹿角胶又名白胶、鹿胶，作为珍贵的动物药在我国药用历史中已有两千余年，其始载于《神农本草经》中，功能补肝肾、益精血、止血，可用于治疗虚劳羸弱，腰膝酸痛，夜梦遗精，崩漏带下等症。古时鹿角胶又有"鹿角仙胶"之称，《名医别录》云其"久服能轻身延年耳"。因其独特且多样的药理作用及能够迅速被吸收利用的优点，使得鹿角胶的应用领域不断拓展，并且在保健和许多疾病治疗中发挥着重要的作用，从而逐渐受到人们的重视。临床上大多按中医传统辨证使用，现从鹿角胶的适宜证候、适宜人群、适宜体质、适宜亚健康状态、使用方法、注意事项六个方面对鹿角胶的临床运用进行介绍。

一、鹿角胶的适宜证候

常言道，西医治病，中医治人。西医强调微观、局部靶点，趋向于头痛医头脚痛医脚，往往收效较快，却只见树木不见森林。而中医则强调宏观、整体，趋向于着眼整体辨证论治，往往是一叶落而知秋。中医看病讲求辨证论治，这个证还不是症状的症。证，指的是疾病在演变过程中各种病理因素在体质、自然环境、社会心理等因素和多种矛盾综合作用于机体的整体反应，是诊察和思辨所得。在疾病过程中，往往有一些具备内在联系的症状和体征，比如一个人表现出发热恶寒、头痛、身痛、无汗、脉浮紧、舌苔薄白等症状，可将其称为风寒表实证的"证候"。而对病变过程中某阶段所表现的证候，通过辨证而确定其病位、病性本质，并将其综合归纳，就形成"证名"。证候是证的外在表现，证名是代表该证本质的名称。中医辨证又分八纲辨证、脏腑辨证、卫气营血辨证、三焦辨证、六经辨证，等等。鹿角胶作为一味名贵中药材，临床的具体运用亦需要遵循中医的辨证论治。下面具体介绍鹿角胶的适宜证候。

鹿角胶具有甘温质润的特点，既长于补肾阳，又善于益精血。故凡肾虚及气血虚寒诸证，宜用鹿角胶，临床常在滋补强壮剂中，与龟甲胶配伍应用，可起到固精气、益精髓，强筋健骨的作用，对肾阳不足、精血亏虚等所致的各种证候皆有良效。

1.肾阳不足证

鹿得天地阳气之精华，鹿角胶可温补肾阳。鹿角胶性温味甘咸，明代王绍隆在《医灯续焰》中指出鹿角胶能治"一切虚寒阳不足之证"。中医认为，肾阳为一身阳气之根本，诚如中医大家张景岳"天之大宝，只此一丸红日；人之大宝，只此一息真阳"之言，肾阳犹如人体中的太阳，起着温煦形体，蒸化水液，促进生殖发育的作用，弥足珍贵。肾阳虚衰则温煦失职，气化无权，因而发生畏寒肢冷，性机能减退。那么肾阳虚的官方定义是什么？肾阳不足证有哪些具体的表现呢？

《中医诊断学》教材中对肾阳不足证的定义：指由于肾阳亏损，机体失却温煦，以腰膝酸软、性欲减退、夜尿多为主要表现的虚寒证候。又名命门火衰证。

临床表现：腰膝酸软而痛；男子阳痿早泄，女子宫寒不孕；畏寒肢冷，浮肿，腰以下为甚，下肢为甚；面色白，头目眩晕；面色黧黑无泽、小便频数，清长，夜尿多；舌淡胖苔白，脉沉弱而迟。

证候分析：肾阳虚衰不能温养腰府及骨骼则腰膝酸软而痛；肾阳不足，命门火衰，生殖功能减退则见男子阳痿早泄，女子宫寒不孕；命门火衰，火不生土，脾失健运则久泻不止，完谷不化，五更泄泻；肾司二便，肾阳不足，膀胱气化障碍则小便频数，清长，夜尿多；浮肿，腰以下为甚源自水液内停，溢于肌肤；肾阳极虚，浊阴弥漫肌肤则见面色黧黑无泽；阳虚不能温煦肌肤则畏寒肢冷，下肢为甚；阳气不足，心神无力振奋则精神萎靡；由于气血运行无力，不能上荣于清窍则见面色白，头目眩晕；舌淡胖苔白，脉沉弱而迟均为阳虚之证。

专业书籍中的中医语言艰涩难懂，那么通常而言，如果我们生活中出现畏寒肢冷、夜尿频多、腰膝酸软、性欲减退等症状，就要警惕肾阳虚是否已经悄然而至了。

此外，肾阳虚导致男子精冷，女子宫寒，容易出现不育不孕的问题。那么究竟什么原因导致了肾阳虚的出现呢？撇开先天因素，后天不当的生活方式如吸烟、喝酒、作息不规律、纵欲、房事不节等均是导致肾阳亏虚的重要原因。

【鹿角胶妙用】

鹿角胶益阳补肾，强精活血，温督脉之血，具有温补肾阳之功用，但温补之中偏于阴柔，为使其温阳作用充分发挥，明代岳甫嘉在《妙一斋医学正印种子编》中，在鹿角胶的配方中加入"柔剂阳药"，以使阳气得升。"柔剂阳药"指温而不燥，辛而不彪悍，性偏温和的温热药，通过温润平和、甘缓扶正的药性特点扶助机体阳气，达到扶正祛邪的目的。岳甫嘉以鹿角胶配伍菟丝子、肉苁蓉、巴戟天、锁阳、补骨脂、枸杞子等"柔剂阳药"。此类温阳药物，多为辛温咸润之品，"辛温咸润，乃柔剂通药，谓肾勿燥也""柔剂阳药，通奇脉不滞，且血肉有情，栽培身内之精血"，岳甫嘉配伍此类温肾药物温润补肾，非峻补热补，防止从阳化热，助热生火，取微微生火，少火生气，以气为用。另外，此类药物的配伍可以避免刚燥扶阳伤阴，滋腻填阴碍阳，其特色在于温柔润养，通阳守阴。如叶天士言："形脉不足，以柔药温养""阴药呆钝，桂附劫液，柔剂通阳为宜""镇补之中，微逗通阳之法"，此配伍是刚柔相济，相得益彰，燮理阴阳，令水火互济，阴阳平秘，绝无耗阴碍阳之弊，既非一派刚复，又非径直滋腻，补中寓通为特色。

2. 肾精亏虚证

"肾者主水，受五脏六腑之精而藏之"，中医认为肾所藏之精，是机体生命活动之本。肾精的主要功能是主人体的生长繁殖，是生命活动的基础物质。肾精能调节脏腑之精，供其活动需要；能生髓、养骨、补脑，并参与血液的生成，提高机体的抵抗能力。

那么肾精亏虚的官方定义是什么？肾精亏虚证有哪些具体的表现呢？

《中医基础理论》教材中对肾精亏虚的定义：肾精亏虚证是指肾精亏损、髓海空虚所致的发育迟缓、未老先衰、肢体痿弱不用等临床表现的总称，又名命门火衰证。鹿角胶多适用于成年人肾精亏虚证。

临床表现：成人肾精亏虚，以成人生殖机能减退、早衰为常见症。具体表现为腰膝酸软，性功能减退，男子精少，女子"天癸"早竭，过早衰老，神疲健忘，舌淡苔少，脉沉细等。或人为早衰，两足痿弱，步履艰难，精神呆钝，动作迟缓等。

证候分析：肾为先天之本，主要功能是主骨藏精，生精生髓，髓藏骨中而滋养骨骼，《素问·刺腰痛》云："足少阴肾令人精亏腰痛。"可见，肾精亏而髓虚时，腰脊就失其所养，出现阳痿腰痛等；肾精不足，生殖无源，故男子精少不育，女子经闭不孕。肾之华在发，精不够则发易脱；齿为骨之余，精失充则齿摇早脱。肾开窍于耳，脑为髓海，精少则髓亏，故有耳鸣耳聋，健忘恍惚，神情呆钝。精亏骨失充养，故两足痿软，举动呆笨。舌淡，脉细弱，为肾精不足之象。

专业的中医语言艰涩难懂，那么通常而言，如果我们生活中出现男子精少不育、女子经闭不孕、性功能减退、小儿发育迟缓、须发早白、失眠健忘、腰膝酸软等症状，就要警惕肾精亏虚是否已经悄然而至了。

【鹿角胶妙用】

"精气夺则虚"，因此补肾填精是治疗肾精亏虚证的根本大法。鹿角胶属于血肉有情之品，《本草纲目》言其有"益肾补虚，强精活血"之功，是"专于滋补"的上品。鹿角胶具有滋补强壮、填精益血之功能，可以改善人体虚劳状态，增强机体功能。与其他动物药配伍亦可阴阳相配，增强疗效。

配伍龟甲、虎胫骨（用代用品，下同）：鹿角胶补肾阳，而龟甲亦为血肉有情之品，"专补阴衰，善滋肾损"。同时配以虎胫骨，养精补血，阴阳相配，既可壮元阳，强精气，泉源不竭，亦可使精寒得化，活力增加，三者配伍属阴阳相胜之配。

配伍紫河车、海狗肾：紫河车"乃补阴阳两虚之药，有返本还元之功""禀受精血结孕之余液，得母之气血居多，故能峻补营血"。海狗肾味咸，性热，暖肾壮阳，益精补髓，"补中，益肾气，暖腰膝，助阳气"，三味相配，精血阴阳俱补，是填精补肾，壮阳补血之最佳组合，属阴阳偏阳之配。

配伍鱼鳔胶：鱼鳔胶味甘，气温，入肾，"补精益血"（《本草新编》），二者配伍，鹿角胶偏补阳，鱼鳔胶偏补阴，共奏养精固精，补血止血，精血同补之效，补精血之中不失温补，温补之中不失固阴血，乃血肉有情之品配伍中的阴阳相平之配。

3. 精血不足证

精与血之间存在着相互滋生和转化的关系。血的化生，有赖于肾中精气的气化；肾中精气的充盛，也有赖于血液的滋养。因此可以说精能生血，血能化精，中医称之为"精血同源"。在病理上，精与血的病变也是相互影响的。肾藏精，肝藏血，因此精血不足也可以认为是肝肾不足。

那么肝肾不足证的官方定义是什么？肝肾不足证有哪些具体的表现呢？《中医内科学》教材中对肝肾不足证的定义：肝肾亏损证是指多因久病劳损，年高体弱，或肾精亏损导致肝血不足，或肝血不足引起肾精亏虚所表现出来的一类病证。根据病变脏腑不同，其证候类型及临床表现多种多样。

临床表现：腰膝酸软，目涩目糊，耳鸣健忘，胁痛，五心烦热，颧红盗汗，口干咽燥，失眠多梦，男子遗精，女子经少或崩漏，舌红苔少，脉细数。

证候分析：精血同源，肝肾同源，在病理上肝肾精血之间也常互相影响。肝肾阴虚不能濡养筋脉则腰膝酸软；肝开窍于目，肝阴不足，则目涩目糊；肾开窍于耳，肾阴不足，则耳鸣；肝肾阴虚，髓海失充，则健忘；筋脉失养，则胁痛；阴虚内热，则五心烦热，颧红，内迫营阴则盗汗，津液受损则口干咽燥；虚火内扰，心神不宁，则失眠多梦；扰动精室则遗精，影响冲任则经少或崩漏；舌红苔少、脉细数为阴虚内热之象。

专业的中医语言艰涩难懂，那么通常而言，如果我们生活中出现腰膝酸软、筋骨无力、精神疲倦、眩晕耳鸣、两目干涩等症状，就要警惕肝肾亏虚是否已经悄然而至了。

【鹿角胶妙用】

精血同源，精血互化，"精成于血，不独房室之交，损吾之精，凡日用损血之事，皆当深戒"。对于精血不足所致的腰膝酸软，筋骨无力，精神疲倦，眩晕耳鸣等症皆属精亏血少之候，鹿角胶能补中益气，填精益髓，补充人体之不足。如配龟甲胶、干地黄、菟丝子、柏子仁等，治虚劳而见腰脊酸软、筋骨无力者，可起补肾精益肝血之效。配牛乳、白蜜、生姜汁等治五劳七伤，身无润泽、腰脊疼痛、四肢沉重等症。需要注意的是，《本草经疏》

曰："肾虚有火者不宜用，以其偏于补阳也；上焦有痰热及胃家有火者不宜用，以其性热复腻滞难化也。凡吐血下血，系阴虚火炽者，概不得服。"因此，对于肝肾阴虚阳亢甚或动风者鹿角胶禁用。

4. 气血亏虚证

气血乃人之根本。中医认为，气虚、血虚对身体的影响，简单概括来说，是气虚无力、血虚发燥。长期的气血不足会造成免疫力低下，什么病都可能得，最常见的是感冒、气管炎、咽炎、鼻炎、支气管炎、肺炎、消化不良、胃炎、肠炎、便溏等多种病。《素问·调经论》记载："血气不和，百病乃变化而生。"气和血是组成人体的基本物质，关系着脏腑机能的运行和身体的健康，同时气血有着沟通各脏腑的作用，所以一个脏腑的气血失常，不但会引起本脏腑的病变，同时还能引起其他脏腑的气血失常，甚至全身的气血失常。

那么气血亏虚的定义是什么？气血亏虚证有哪些具体的表现呢？

气血亏虚证：是因久病、年老耗伤气血，或先天不足，以及其他原因而导致的气血亏虚所表现的证候，常见于亚健康状态人群，老年人、先天遗传不足人群、大病久病恢复期人群。

具体表现：心慌气短，不耐劳作，自行汗出，纳呆便溏，食后脘腹胀满，面色萎黄或苍白少华。或有心悸失眠，头晕目眩，少气懒言，神疲乏力，或有自汗，舌质淡嫩，脉细弱。

证候分析：本证以气虚与血虚诸症共见为辨证要点。少气懒言，乏力自汗，为脾肺气虚之象；心悸失眠，为血不养心所致。血虚不能充盈脉络，见唇甲淡白，脉细弱。气血两虚不得上荣于面、舌，则见面色淡白或萎黄，舌淡嫩。

专业书籍中的中医语言艰涩难懂，那么通常而言，如果我们生活中出现气短乏力、面色苍白、失眠多梦、手脚冰凉、心悸等症状，就要警惕气血亏虚证是否已经悄然而至了。

【鹿角胶妙用】

妇科名方乌鸡白凤丸：方中主药乌鸡性味甘平，主阴虚发热，虚劳羸弱；鹿角胶味甘咸性温，善助阴中之阳；人参、黄芪、山药性味甘温而平，重在益气健脾；当归、白芍、熟地黄、川芎（即四物汤）补血养血活血；麦冬、生地黄、制鳖甲、银柴胡、丹参性味甘咸寒，有滋阴退热，清凉散瘀，清心除烦之效；鹿角霜、桑螵蛸、煅牡蛎、芡实性味咸甘平，既能宁神定志，又能收敛；在大补气血，填精益髓诸药中，又配以香附疏泄肝气，理血中之气，以防补之过急致气滞阴凝之痹。诸药融温补、滋阴、敛涩、调和等法为一方，具有补气养血、调经止带之功效。

二、鹿角胶的适宜人群

中医认为鹿角胶味甘、咸，性温，归肾、肝经，具有温补肝肾，益精养血、止血之功，用于肝肾不足所致的腰膝酸冷，阳痿遗精，虚劳羸瘦，崩漏下血，便血尿血，阴疽肿痛等。现代药理学实验研究表明，鹿角胶具有抗炎镇痛活血、抗乳腺增生、胃黏膜保护、抗骨质疏松、活血壮阳等作用。因此，临床上鹿角胶主要适用于以下人群：

1. 男子阳痿、滑精，女子宫冷不孕、畏寒肢冷等肾阳不足、精血亏虚的性功能减退患者。

2. 小儿发育迟缓、老年腰膝酸软、骨质疏松等肝肾不足、筋骨不健患者。

3. 崩漏不止、带下等冲任虚寒患者。

4. 血小板减少症、白细胞减少症、再生障碍性贫血等虚性血液病患者。

5. 久患溃疡不愈、阴疽内陷不起患者。

6. 低血压和自主神经功能紊乱患者。

7. 房室传导阻滞和慢性心力衰竭等心脏病患者。

当然，以上人群均为较严重的疾病患者，须到医院就诊，在医生的指导下用药治疗，在此只简单介绍，不多赘述。接下来着重介绍的是在没有医生指导的情况下，自行将鹿角胶作为补品使用，适用于哪些人群。随着经济水平的不断增长，医学的目的和模式转变为防治养，"佛系养生"成为了网络热门词，全民养生热潮在全国范围内席卷开来。谈到养生，必言中医药。而鹿角胶作为一味滋补名药，自然也受到了人们的青睐。然而由于缺乏专业的指导，很多人补到最后，钱没少花，但效果却不一定好，甚至反倒将身体补出了问题。这就要求人们必须弄清楚鹿角胶究竟适用于哪些人群日常食用。下面，笔者将鹿角胶的适用人群为大家细细道来。

1. 骨质疏松人群

【相关概念】

骨质疏松症是以骨量低下以及骨微观结构损坏，导致骨脆性增加，从而易发生骨折为特征的一种全身性骨骼疾病。骨质疏松人群泛指以骨量减少、骨的微细结构退化为特征的一类人群。

【人群特点】

骨质疏松人群多为45岁以上的中年人或老年人，老年妇女更为多见。骨质疏松是人体衰老的一种正常退化现象，但如果骨量丢失较多则易引发疼痛，且往往伴有脊柱部位、腿或肩周的疼痛，身高降低，严重时容易发生骨折。随着人口老龄化趋势加剧，骨质疏松症的发病率已呈明显上升趋势，由骨质疏松引起的骨痛、驼背、胸腰椎压缩性骨折等并发症已经严重影响骨质疏松患者的生活质量，不仅对人类健康构成严重威胁，也给家庭和社会带来巨大负担。据统计，全球已有超过2亿人罹患骨质疏松症，在我国，超过1/3的50岁以上老年人受到骨质疏松的影响，该病已经成为一个日益严重的公共健康问题。

【辨证施养】

中医认为"肾"与"骨"密切相关，《素问·五脏生成》曰："肾之合骨也。"《素问·宣明五气》曰："肾生骨髓""其充在肾"。骨之固密和空疏是肾精盛衰的重要标志。肾髓充足，则骨骼生化有源，坚固充实，强健有力。若肾精虚少，则骨髓化源不足，骨骼失养，脆弱无力。肾衰骨髓枯筋痿，发为骨痿。骨质疏松症于中医学中当属"骨痿""骨枯""骨极""骨痹"等范畴，其中定性、定位比较准确的当属"骨痿"。关于骨质疏松症的中医病因病机，各医家尚无一致的观点，但普遍认为骨质疏松症乃是一个涉及多器官、多脏腑的复杂病变，其发生与肾、脾、肝、血瘀等均有关系，其中肾亏为主要病因，肝虚乃关键因素，脾虚是重要病因，血瘀则为促进因素。骨质疏松人群的治则总以补益肝肾壮骨为本，通经活血止痛为标。

【鹿角胶妙用】

鹿角胶为血肉有情之品，具有益精填髓、强筋骨之功效。《太平圣惠方》中的鹿角胶丸具有防治骨质疏松症的药理学作用，现代研究也表明，鹿角胶能明显改善骨的微结构，促进调节骨形成的关键蛋白 Runx2 和促进骨吸收的关键蛋白 Cathepsin K，具有促进成骨和抑制破骨的双重作用。因此，老年骨质疏松人群可适当服用含有鹿角胶成分的保健品，以取其防治骨质疏松之功。

2. 神经衰弱人群

【相关概念】

神经衰弱是指由于长期处于紧张和压力下，出现精神易兴奋和脑力易疲乏现象，常见症状有乏力和容易疲劳；注意力难于集中，失眠，记忆不佳，常忘事，不论进行脑力或体力活动，稍久即感疲乏；对刺激过度敏感，如对声、光刺激或细微的躯体不适特别敏感。神经衰弱人群即表现有神经衰弱症状的群体。

【人群特点】

任何年龄阶段的人群皆有可能成为神经衰弱人群。从生长发育环境、幼年经历看，缺乏母爱、缺乏安全感，经受过重大分离性焦虑者易成为神经衰弱人群。家庭关系松散、危机四伏、缺少亲情，甚至家庭破裂的单亲家庭成长起来的孩子易成为神经衰弱人群。从职业特点看，从事高度紧张工作、心理压力较大的职业的人和脑力劳动者易成为神经衰弱人群。从生活阶段上看，处于青春期、婚恋期，涉及升学、升迁，处于人际关系紧张等生活环境，或处于重大转折时期，这类人易成为神经衰弱人群。而神经衰弱人群主要有易烦恼、易激惹、易疲劳、易紧张四大特点。

【辨证施养】

神经衰弱属中医的"郁病""失眠""虚劳""心悸"等范畴，多以阴阳失调立论，本病主要可分为以下几种证型：心脾两虚型，痰热内扰型、肾阴不足、精关不固型，肾阳不足、精关不固型，阴虚阳亢型，心肾不交型等。其中多数证型都可见失眠，且女性还可以出现月经不调，男性则出现阳痿、遗精、早泄等。

【鹿角胶妙用】

神经衰弱人群，可服用含有鹿角胶的制品，取其补肝肾、益精血之功。但特别需要注意的是，如果为阴虚火旺或痰热内扰实证类型的人群不宜服用。

3. 免疫力低下人群

【相关概念】

免疫力是一个通俗的说法，在医学中，免疫力是人体自身的防御机制，是人体识别和消灭外来侵入的任何异物（病毒、细菌等），处理衰老、损伤、死亡、变性的自身细胞以及识别和处理体内突变细胞和病毒感染细胞的能力。免疫力低下人群就是泛指机体抵抗病原微生物入侵能力低下的人群。

【人群特点】

免疫力低下人群最显著的表现就是容易生病。因经常患病，加重了机体的消耗，所以一般在工作时经常提不起劲，稍做一点事就感到累了，去医院检查也没有发现什么器质性病变；感冒不断，且反复难愈；伤口容易感染；肠胃娇气；体质虚弱、营养不良、精神萎靡、食欲降低、睡眠障碍；等等。生病、打针、吃药成了家常便饭。每次生病都要很长时间才能恢复，而且常常反复发作。长此以往会导致身体和智力发育不良，还易诱发重大疾病，甚至罹患癌症。总之，免疫力低下人群的特点通常是经常感觉疲劳，精神压力大，睡眠不规律，容易罹患某种疾病。

【辨证施养】

"免疫"一词，最早见于中国明代医书《免疫类方》，指的是"免除疫疠"，也就是防治传染病的意思，这与现代医学的免疫力不尽相同。事实上，西医学的免疫力相当于中医所说的正气。《黄帝内经》中指出："正气存内，邪不可干。"也就是说，只要人体的正气充足，外邪就很难侵袭人体使人得病，就如同免疫力强悍的人不易被病原体侵袭一般。而正气主要是以人体的气血津液为物质基础，一旦人体出现气血津液的不足，则正气虚弱，病邪易袭。

【鹿角胶妙用】

鹿角胶能"生精补髓，养阴助阳，强筋健骨，益神志，长肌肉，悦颜色，却病延年"。而现代研究也表明，将鹿角胶水解后制成注射剂给药，可增强人体巨噬细胞的吞噬功能，提高机体免疫力，作为抗癌辅助治疗剂，收到良好的治疗效果。因此，免疫力低下人群可适当服用含有鹿角胶成分的保健品，以提高机体免疫力。

4. 性及生殖机能低下人群

【相关概念】

生育力又称为繁殖力、生殖力，是用于表示动物生殖机能的强弱和生育后代的能力。低生育力人群就是泛指生育后代能力低下的适龄期人群。

【人群特点】

低生育力人群最显著的表现就是生育能力低下。由于不当的生活方式，负面情绪以及先天因素影响，男性主要表现为无精症、少精症、弱精症，生育能力低下，易导致不育。女性主要表现为月经不调和排卵障碍，很多二十几岁、三十几岁的患者已发生闭经、月经稀少甚至卵巢功能早衰等症状。

【辨证施养】

中医认为生育能力与天癸密切相关。天癸是肾中精气充盈到一定程度时产生的具有促进人体生殖器官成熟，并维持生殖功能的物质。在男子为精，在女子为血，《类经·藏象类》中说："气化为水，因名天癸……其在人身，是谓元阴，亦曰元气。"男子肾亏精冷，性欲减退，女子精血亏虚，皆表现为生育力低下。

【鹿角胶妙用】

本草古籍记载：鹿乃仙兽，纯阳之物也。其治劳伤羸瘦，益肾添精，暖腰膝，养血脉，强筋骨，助阳道之圣药也。而现代研究也表明，鹿角胶具有性激素样作用：鹿角胶能显著缩短电刺激诱发阴茎勃起的潜伏期限，对雄性大鼠精液囊和前列腺有明显的增重作用，并对雄鼠交配能力有增强趋势。因此，低生育力人群可适当服用含有鹿角胶成分的保健品，可以促进生育能力。

5. 乳腺增生人群

【相关概念】

乳腺增生病是指乳腺导管、乳腺小叶、腺泡上皮、纤维组织的单项或多项良性增生。以周期性加重的乳房胀痛和多发性乳房肿块为主要临床特点。乳腺增生人群即患有乳腺增生病的女性。

【人群特点】

多见于 30 ～ 50 岁的育龄妇女，其他年龄段女性或亦可见。在不同年龄组有不同特点，未婚女性、已婚未育、尚未哺乳的妇女，其主要症状为乳腺胀痛，可同时累及双侧，但多以一侧偏重。月经前乳腺胀痛明显，月经过后即见减轻并逐渐停止，下次月经来前疼痛再度出现，整个乳房有弥漫性结节感，并伴有触痛。由于病因来自身体内分泌功能紊乱，故除乳房方面的症状外同时还可出现月经不规律，脾气不好，爱着急爱生气、爱出汗等症状。以性格内向，长期抑郁或受过剧烈精神刺激的女性和高文化程度女性多发。常长期进食高脂肪低纤维饮食，经常饮酒，也易导致此病。

【辨证施养】

中医认为，乳腺增生属于中医的"乳癖"范畴，与肝肾脾胃、冲任二脉关系密切。在肝肾脾胃之中以肝为调节枢纽。肝气主升、主动，对于气机的疏通、畅达和升发是一个重要因素。肝的疏泄功能正常，则气机调畅，气血和调，经络通利，脏腑、器官的活动正常。同时基于肾为病之本、女子以肝为主的认识，乳腺增生病的发生，与阴阳消长转化不利密切相关：如经后肾失充养，冲任不足，至经间期而不能达到重阴水平，影响经前的阴消阳长，阳气不足，肝失疏泄，冲任失和，气滞痰凝，乳腺复旧不全，即产生诸症。所以理论上说"肾"是乳腺增生病最根本的病因，而"肝"则为其标，概括为"其本在肾，其标在肝"。治疗中既要治本补肾，更要调肝祛标，方能抓住主症，解决问题。

【鹿角胶妙用】

现代药理研究表明，鹿角胶能调节乳腺增生模型大鼠乳房血清中孕酮（P）、黄体生成激素（LH）、促滤泡生成激素（FSH）、雌二醇（E2）含量，显示出对乳腺增生的良好治疗作用。

6. 更年期综合征人群

【相关概念】

更年期是指由中年期过渡到老年期的一个特定时期，它是以体内激素水平、生化环境、心理状态变化由盛至衰为基础的过渡期。如果该变化过程过于激烈，对多器官系统的功能造成不良影响，并降低生活质量，将会表现出一定的身心异常症状或（和）体征。值得注意的是，无论男性还是女性都要经历更年期而后步入老年阶段。更年期综合征人群即由于性激素下降而出现一系列更年期症状的人群。

【人群特点】

在医学上，更年期是指从中年向老年转变的一个阶段，一般女性在 45 岁～ 55 岁，男性为 55 岁～ 65 岁。对女性来说，绝经是女性更年期一个最显著的标志，但是，绝经期与更年期不是同一个概念，更年期应是"绝经前期""绝经期""绝经后期"的总和。除绝经外，女性更年期还有或多或少的以下生理变化：性欲减退，房事不适或疼痛；易激动，爱发脾气；郁郁寡欢，有时多疑；失眠多梦，记忆力下降；等等。女性更年期综合征是指女性在更年期出现的或轻或重的以植物神经紊乱为主的综合征。临床表现为月经周期紊乱、潮热、潮红、出汗及精神、神经症状。而对男性来说，更年期的标志主要是精神紧张或抑郁、易于疲倦、记忆力减退、注意力不集中、失眠、潮热、出汗、性欲下降等一系列症状。比较而言，男性更年期综合征的症状比女性的少，因为男性更年期的雄激素水平降低是一个缓慢的过程。总的人群特点是气血由盛而枯，形体由强而弱，生育能力由旺而衰，生命即从壮年步入老年。

【辨证施养】

中医认为，更年期综合征多以肾虚立论。肾虚累及心、肝、脾各脏功能失调，肾藏元阴元阳，五脏之阴气非此不能滋，五脏之阳气非此不能发。故肾阴阳失调常涉及其他脏腑，其中尤与心、肝、脾三脏关系密切。如肾阳虚命门火衰，火不暖土，脾阳失其温煦，可导致脾肾阳虚，运化失司；又肝肾精血同源，肾阴不足，肝失肾水之滋养，可导致肝肾同亏或肝火上炎；肾水不能上济心火，使水火不济，导致心肾不交等。总之，更年期综合征病理特点是肾虚精血亏虚，发病关键是肾阴阳失调，病机演变特征是心、肝、脾各脏功能失调。总的治疗思路是补肾为主，兼顾其他脏器。

【鹿角胶妙用】

鹿角胶属于血肉有情之品，《本草纲目》言其有"益肾补虚，强精活血"之功，是"专于滋补"的上品。处于围绝经期人群，除调节情志以外，可适当服用鹿角胶成品以期平稳度过更年期。

三、鹿角胶的适宜体质

体质，是指人体生命过程中，在先天禀赋和后天获得的基础上所形成的形态结构、生理功能和心理状态方面综合的、相对稳定的固有状态。这种状态决定着人对致病因子的易感性及其所产生病变类型的倾向性。中医学认为，阴阳、气血、津液是生命的物质基础，而体质现象即是阴阳、气血、津液盛衰变化的反应状态。当人体气血阴阳达到平衡，则可归为平和体质；反之一旦阴阳失调，气血乖违，则称之为偏颇体质。由于鹿角胶能改善"一切虚寒阳不足之证"，且具有"温补肝肾，益精养血"之功，故主要适用于阳虚质、血虚质人群。同时作为"血肉有情之品"，适当配伍补气药、滋阴药、行气药，亦可用于气虚质、阴虚质、血瘀质人群。

1. 阳虚质

阳虚质是最常见的偏颇体质。有学者利用流行病学调查方法对人群的中医体质分布进行了调查，结果显示阳虚质（13.6%）、气虚质（12.4%）、阴虚质（11.6%）分别位列偏颇体质的前三位。阳虚质，顾名思义就是一种由于机体阳气不足，失于温煦，以形寒肢冷等虚寒现象为主要特征的体质状态。《中医体质分类与判定标准》中对阳虚质的描述如下。

总体特征：阳气不足，以畏寒怕冷、手足不温等虚寒表现为主要特征。

形体特征：肌肉松软不实。

常见表现：平素畏冷，手足不温，喜热饮食，精神不振，舌淡胖嫩，脉沉迟。

心理特征：性格多沉静、内向。

发病倾向：易患痰饮、肿胀、泄泻等病；感邪易从寒化。

对外界环境适应能力：耐夏不耐冬；易感风、寒、湿邪。

由此可见，阳虚质的不适表现为阳虚症状，且以肾阳虚为主，兼及心脾。具体表现为形体白胖或面色淡白无华、平素怕寒喜暖、四肢倦怠；小便清长或夜尿频多、大便时稀或常腹泻；或口唇清淡、口不易渴或喜热饮；或易自汗出、精神不振、睡眠偏多；或阳痿滑精、宫寒不孕；脉沉迟而弱、舌淡胖。或见腰脊冷痛、下利清谷；或咳清稀的泡沫样痰，常吐清水。

中医认为，鹿角胶能治"一切虚寒阳不足之证"。肾阳为一身阳气之根本，诚如中医大家张景岳所言，"天之大宝，只此一丸红日；人之大宝，只此一息真阳"，肾阳犹如人体中的太阳，起着温煦形体，蒸化水液，促进生殖发育的作用，弥足珍贵。肾阳虚衰则温煦失职，气化无权，因而发生畏寒肢冷，性机能减退。

【鹿角胶妙用】

①杜煎鹿角胶：治四肢酸痛，头晕眼花，崩带遗精，一切元阳虚损劳伤。鹿角50两，

黄精 8 两，熟地 8 两，枸杞子 4 两，金樱子 4 两，天门冬 4 两，麦冬 2 两，牛膝 2 两，楮实子 2 两，菟丝子 2 两，桂圆肉 2 两。(《饲鹤亭集方》)

②鹿角胶丸：治阳虚溺血。鹿角胶、熟地、发灰，上为末，茅根汁为丸。盐汤送下。(《证治汇补》)

③鹿角胶散：治虚劳少气，四肢羸瘦，周身无力，面色萎黄。鹿角胶 60 克，肉苁蓉 60 克，熟干地黄 90 克，黄芪 45 克，当归 45 克，麦门冬 75 克，石斛 30 克，五味子 30 克。上药捣细为散。每服 6 克，空腹时用生姜、大枣汤调下，温酒下亦可。(《太平圣惠方》)

2. 阴虚质

阴虚质，顾名思义即以阴液、阴精亏少为主的一种体质。以下是《中医体质分类与判定标准》中对阴虚质的描述。

总体特征：阴液亏少，以口燥咽干、手足心热等虚热表现为主要特征。

形体特征：体形偏瘦。

常见表现：手足心热、口燥咽干，鼻微干，喜冷饮，大便干燥，舌红少津，脉细数。

心理特征：性情急躁，外向好动，活泼。

发病倾向：易患虚劳、失精、不寐等病；感邪易从热化。

对外界环境适应能力：耐冬不耐夏；不耐受暑、热、燥邪。

由此可见，阴虚质的表现多种多样，可表现为肺阴虚之口燥咽干、心阴虚之不寐健忘、肝阴虚之性情急躁、肾阴虚之失精手足心热，还可表现为多脏虚损之虚劳，因此在临床上许多亚健康者易呈现阴虚体质。由于鹿角胶的主要作用为填补肝肾之精，因此其治疗阴虚体质之肝肾阴虚较为适宜。此类人群易出现遗精、早泄、骨质疏松等表现。

【鹿角胶妙用】

鹿角胶丸：治虚劳腰脚疼痛，不可行步。鹿角胶 1 两半，附子 1 两，干姜半两，桂心 1 两，杜仲 1 两，山茱萸 1 两，菟丝子 1 两，熟干地黄 1 两，肉苁蓉 1 两，五味子 1 两，巴戟天 1 两，牛膝 1 两。上为末，炼蜜为丸，如梧桐子大。每服 30 丸，食前以温酒送下。(《太平圣惠方》)

3. 血虚质

血虚质虽然不见于中华中医药学会发布的《中医体质分类与判定标准》之中，但临床中血虚质是常见的病理体质，尤其是妇女。中医认为女性"以肝为先天"，即妇女的生长、发育、经、带、胎、产等生理现象，均与肝有密切关系。肝主藏血，肝的功能正常需要其藏血的功能正常，而妇女由于经、带、胎、产等生理原因，易造成失血，而使肝正常生理功能发挥受限，易形成血虚质。

总体特征：面色苍白或萎黄、头发枯黄、唇色及指甲淡白、头昏眼花等。

形体特征：多以消瘦为主。

常见表现：心慌，健忘，失眠多梦；手足发麻，冬季皮肤干燥瘙痒；怕冷不怕热；女性月经减少或延迟；舌质淡，脉细无力。

心理特征：性格较内向、胆怯。

发病倾向：易患贫血、痔疮、习惯性便秘等；女性则容易患不孕、功能性子宫出血、容貌过早衰老等。

对外界环境适应能力：耐夏不耐冬；易感风、寒、湿邪。

大致而言，血虚质就是人体血液质和量不足的状态，女性多于男性，老年人亦多见血虚质者，由于肝主藏血，心主行血，心肝二脏与血关系非常密切，因此血虚质多以心肝血虚为主。

如前所述，血的化生来源主要是水谷精微及肾精，肾精的充足对血的不断生成起着关键的作用。鹿角胶作为益肾填精的要药，通过滋补肾精，也可间接地促进血的化生，对血虚起一定的作用，同时鹿角胶自身还有直接促进生血的作用，对血虚质患者的临床症状改善有一定帮助。

【鹿角胶妙用】

①鹿角胶散：治吐血后虚热，胸中痞，口燥：鹿角胶（炙燥）、黄柏（蜜炙）各十两，杏仁四十九枚（麸炒）。上三味，捣罗为细散。每服一钱匕，用温水调下，不拘时服。（《圣济总录》）

②鹿角胶汤：治妊娠胎动，漏血不止：鹿角胶（炙燥）一两，人参、白茯苓各半两。上三味，粗捣筛。每服三钱匕，水一盏，煎至七分，去滓温服。（《圣济总录》）

③鹿角胶散：治妇人白带下不止，面色萎黄，绕脐冷痛：鹿角胶一两（捣碎，炒令黄燥），白龙骨一两，桂心一两，当归一两（微炒），附子二两（炮裂），白术一两。上药捣，细罗为散。每于食前，以粥饮调下二钱。（《太平圣惠方》）

④阴崩固经丸：治妇人冲任虚弱，月候不调，来多不断、淋漓不止。艾叶（醋炒）、鹿角霜、伏龙肝（各等分），干姜，上为末，溶鹿角胶和药成热丸。梧桐子大，食前淡醋汤下五十丸。（《女科百问》）

⑤白芍药散：治产后崩中下血，淋沥不绝，黄瘦虚损。白芍药、牡蛎、干姜、熟干地黄、桂心黄、乌贼鱼骨、鹿角胶、龙骨（各一两），上为末，每服二钱，食前温酒下。（《证

治准绳·女科》)

4.气虚质

气虚质指人体的生理功能不良，体力与精力明显缺乏，稍微工作和活动后就觉疲劳不适的一种状态。本体质者常因一身之气不足而易受外邪侵入，体质形成与脾、心、肺、肝四脏密切相关。

总体特征：元气不足，以疲乏、气短、自汗等气虚表现为主要特征。

形体特征：肌肉松软不实。

常见表现：平素语音低弱，气短懒言，容易疲乏，精神不振，易出汗，舌淡红，舌边有齿痕，脉弱。

心理特征：性格内向，不喜冒险。

发病倾向：易患感冒、内脏下垂等病；病后康复缓慢。

对外界环境适应能力：不耐受风、寒、暑、湿邪。

气是人生命活动的动力，气盛则脏腑功能旺盛，气衰则脏腑功能减退。大致而言，气虚质就是人体全身功能活动低下的状态，根据脏腑分布的不同，气虚又可以分为上焦心肺气虚、中焦脾胃气虚及下焦肾气虚。

【鹿角胶妙用】

《本草汇言》："鹿角胶，壮元阳，补血气，生精髓，暖筋骨之药也……虚者补之，损者培之，绝者续之，怯者强之，寒者暖之，此系血属之精，较草木无情，更增一筹之力矣。"

①龟鹿补冲汤：治劳伤冲任，肾气不固。党参30克，黄芪18克，龟甲12克，鹿角胶9克，乌贼骨30克。水煎，温服。（《中医妇科治疗学》）

②斑龙丸：治虚劳，鹿角胶（以酒浸胶数日，煮糊丸众药）、鹿角霜（碾为细末）、菟丝子（净洗，酒浸两宿，蒸，研）、柏子仁（别研）、熟地黄（酒浸两宿，蒸，焙，余酒入在胶内）各十两。先焙鹿角霜、菟丝子、地黄干，碾为细末，柏子仁在众药内研，却将鹿角胶酒约三四升，煮作糊，于石臼内杵二千余下，令熟，丸如梧子大。早晚空心五十丸至一百丸止，逐日早晚服，盐汤或酒任下。（《百一选方》）

四、鹿角胶的适宜亚健康状态

1. 男性性能力下降

【相关概念】

正常性功能依赖人体多系统协作，涉及神经、心血管、内分泌和生殖等多系统的协调一致，同时还需良好的精神状态和健康心理。当上述系统或精神心理方面发生异常变化时，将会影响正常性生活，轻则影响性生活的质量，严重时可以表现为性功能障碍。性功能障碍是性行为和性感觉的障碍，常表现为性心理和生理反应的异常或者缺失，是多种不同症状的总称。男性性功能障碍主要包括性欲障碍、阴茎勃起障碍（即通常所称之阳痿）和射精障碍（包括早泄）等。男性性能力下降是一种亚健康，指的是男性出现性生活质量的下降，但达不到相应性功能障碍的诊断标准的情况。

【发生特点】

多发生于中老年男性，如伴有肥胖、糖尿病、高血脂、代谢综合征，或缺乏体育锻炼、吸烟等人群更易出现。男性性能力下降除造成性生活质量下降外，还可引起不同程度的精神压力，对其人际关系、家庭幸福造成一定影响。

【鹿角胶妙用】

中医认为肾主生殖，人的生殖功能、性功能与肾密切相关。性能力下降与肾之不足有关，而男性性功能，则尤其与肾阳不足有关。肾阳不足，可以造成阳痿和早泄等症。中医历来视鹿为"阳"兽，鹿肉、鹿茸、鹿血、鹿角、鹿鞭等均可以补肾阳，食用鹿的相关产品对由肾阳不足引起的性功能下降有良好疗效。如《玉楸药解》言鹿角胶可"温肝补肾，滋益精血。治阳痿精滑，跌打损伤"。动物实验也表明鹿角胶有明显壮阳作用，有学者采用电刺激大鼠阴茎方法，记录从刺激开始至阴茎勃起的潜伏期，结果表明，鹿角胶组显著缩短电刺激诱发阴茎勃起的潜伏期。随后连续 14 天给予雄鼠鹿角胶样品，将雄鼠和雌鼠进行1∶1合笼交配试验。观察其捕捉潜伏期、射精潜伏期、捕捉率和射精率等；次日处死，算出胸腺、脾脏、睾丸、精液囊等脏器系数，结果表明，鹿角胶对雄鼠交配能力有增强趋势，对雄性大鼠精液囊和前列腺有明显增重作用。在临床使用中，男性性能力下降时可以单独服用鹿角胶，亦可配伍使用，鹿角胶在中医许多治疗阳痿、早泄的方剂中起重要作用。如治阳痿名方右归丸，其组成为熟地黄、附子（炮附片）、肉桂、山药、山茱萸（酒炙）、菟丝子、鹿角胶、枸杞子、当归、杜仲（盐炒），常有良效。

病案举例：郭某，男，24岁。婚后即食欲不振，乏力盗汗有性欲，但阴茎勃起不佳，以后性欲逐渐减退，用多种中西药物治疗均无效。近2年来无性欲，不能进行正常性生活，偶有遗精，深以为苦。于1999年2月5日初诊，面色苍白，神疲乏力，眩晕耳鸣腰膝酸软，失眠多梦，骨蒸潮热，舌淡红，苔薄白脉沉细。详问以前所服药物均系壮阳温肾之药，治疗2年均无效。细审夜间骨蒸明显，阴部潮湿汗出。证似阳虚，实乃阳损及阴，属肾精亏损，用坚阴汤，滋阴填精，使化源充实，气血充养则阴茎痿证自愈。服6剂后头晕目眩耳鸣诸症明显减轻，精神好转，有性欲，方不更改，再进6剂，并嘱注意饮食调养，保持精神愉快，3诊时面色红润，精神大振，自诉能过正常性生活。

坚阴汤方药组成：龟甲20g，鹿角胶12g（冲），山茱萸15g，何首乌12g，杜仲10g，枸杞子12g，菟丝子10g，黄柏10g，熟地15g，川牛膝12g，蜈蚣1条，穿山甲12g（用代用品），白芍2g，知母10g，每日1剂，空腹时服。

2. 头晕

【相关概念】

头晕是一种对空间移动或空间迷失的感觉，这种感觉可能是头部的感觉，也可能是身体的感觉，或两者皆有，多数描述为"整天昏昏沉沉，脑子不清，注意力不集中"，可伴有头痛、失眠、健忘、低热、肌肉关节疼痛和多种神经精神症状。其基本特征为休息后不能缓解，经理化检查没有器质性病变，给头晕者的生活、工作造成了一定的影响。

【发生特点】

常与不良生活方式有关，如长期睡懒觉、躺着看电视、长期熬夜；亦与身体状况不良有关，如长期过度疲劳、经常失眠，长期情绪低落；同时与增龄有关，年龄增长，颈椎退行性病变及颈椎周围组织发生功能性或器质性变化等。

【鹿角胶妙用】

许多头晕，尤其是中老年人的头晕，或长期劳心思虑过度所造成的头晕，与肾精亏耗过度有关。中医认为肾主骨生髓，而脑为髓海，如肾精不足，可造成"骨枯而髓虚"，髓海失养而出现头晕。因此在治疗时以补充肾精、充养肾阳为主。服用鹿角胶温肾阳，益肾精，髓海得充，则头晕可愈。

病案举例：焦某，女，58岁。1976年11月26日诊治。患者素体虚弱，平素有头晕目眩病史，常以中、西药治疗，其效不著。前五日因劳累，眩晕加重，伴有呕逆，医以小柴胡四剂投治仍未取效，故求治于余。现病症：面色黑，精神萎，形寒喜热、腰酸腿软，每于咳时遗尿，闭目合睛，低头不语，行走时须其女搀扶，若睁眼视物或转头回顾，则眩晕加剧，欲仆在地，为其闭目合睛而稍安。血压：80/54 毫米汞柱，舌质淡润，苔白，舌根部苔垢稍厚，六脉沉微。

辨证：为肾阳亏损、气不化精荣脑之眩晕（低血压）。拟真武汤加红人参、鹿角胶治之，以壮阳补肾、化精荣脑。处方：炮附片 60 克（先煎），白术 24 克，茯苓 24 克，白芍 10 克，生姜 20 克，红参 15 克，鹿角胶 21 克（烊化），六剂，水煎，每剂分三次服下，一日一剂。

12 月 2 日二诊：精神尚好，上症所减十有三四，已能睁眼转身视物，行走不求他人搀扶，血压：90/60 毫米汞柱，舌质淡、苔白、舌根部仍有苔垢。六脉沉，稍有力，效不更方，十六剂。

3. 嗜睡

【相关概念】

嗜睡（睡眠过多亚健康）是指无任何器质性病变，发生与夜间睡眠无关的白天睡眠过多的现象，反复发作 3 个月或持续发作超过 1 个月。本症好发于春、夏季节，多见于老年人和肥胖者，也见于部分孕妇、行经期女性及青少年学生等。

【发生特点】

自觉睡眠过多，以嗜睡为几乎唯一不适症状。常见症状是白天睡眠过多，睡眠发作不能完全用睡眠时间不足来解释，可兼有精神疲倦、食欲减退，可因此导致肢体协调能力下降，严重者影响工作学习和生活。

应该除外确诊的嗜睡症，以及药物不良反应和由其他疾病所致的嗜睡，如睡眠呼吸暂停综合征、发作性睡病、肺心病、消渴、肾衰、头颅外伤、中毒、癫病、痴呆，糖尿病、高血压等。

【鹿角胶妙用】

根据《灵枢》的《营卫生会篇》中论述，睡眠与人体的营卫之气运行密切相关。人体营气运行在体内，而卫气白天运行在体表，入夜后运行于体内。卫气运行于体表时人体保持清醒，卫气回到体内，人就会进入睡眠。因此，历代多数医家认为人体之所以会出现失眠就是因为"阳不入阴"，指属阳的卫气不能回到属阴的体内。而嗜睡与失眠相反，多数与属阳的卫气不足，无法出表导致。由于卫气是阳气的一种，《黄帝内经》中也说"卫出下焦"，认为卫气的本原来自肾阳，因此卫气不足，可能与肾阳不足亦有关联。因此在治疗卫气不足，不能出表而导致的嗜睡时，亦可以通过服用鹿角胶，补足肾阳，使卫达表，运行顺畅，则能保持日间清醒。

4. 月经失调

【相关概念】

月经失调主要有几种情况：月经先期或后期，即经期提前或错后 7 天以上；月经先后不定期，即月经周期或前或后，没有规律；月经量过多或过少；月经色、味、质异常；经期、经量、经质异常同时发生。月经失调会引起明显的不适感，不同程度地影响工作、生活、学习以及家庭和谐等。但是，属于亚健康范畴的月经不调应与能引起月经不调的现代医学疾病相区别，应除外临床确诊的会导致月经失调的相关疾病（如功能失调性子宫出血、闭经、痛经、经前期紧张综合征、更年期综合征等）；或其他疾病所导致的月经失调，如生殖器官局部的炎症、肿瘤及发育异常、营养不良；其他内分泌功能失调如甲状腺、肾上腺皮质功能异常、糖尿病合并席汉氏病等；肝脏疾患；血液疾患；使用了治疗精神病的药物、内分泌制剂等。

【发生特点】

月经失调可由各种生物、社会、行为、情绪等因素引起，是女性最常见的亚健康症状之一，常见于青年女性及夫妻长期分居的女性。

【鹿角胶妙用】

中医历来认为鹿角胶在妇科有重要作用，如《神农本草经》中说"妇人血闭无子，止痛安胎"，《名医别录》说"疗吐血，下血，崩中不止"，均表明其对妇科中崩漏、月经过多、痛经等有作用。在临床中，如出现月经不调、月经量多或痛经属虚寒性者，均可以鹿角胶治之。

病案举例：汪某，女，30 岁，已婚，干部。1996 年 6 月 8 日就诊。患者 3 年来阴道反复大出血 4 次，每次 5～8 天后出血量减少，但淋漓不尽 3～7 周，经妇科行刮宫术后并予黄体酮、乙烯雌酚、云南白药等治疗后血止。5 月 23 日突然阴道大量流血，势如泉涌，经用黄体酮及乙烯雌酚治疗后出血量无明显减少，而来中医门诊治疗。刻诊，贫血貌，唇干苍白，神疲倦怠，心悸眠差，自汗头晕，舌淡苔白，脉细数。诊断：崩漏。予固冲汤加鹿角胶 10g（烊化），杜仲 10g，服药 4 剂血止。后以补中益气汤加减治疗 1 月，月经按期而止。随访 1 年未见复发。

5. 畏寒

【相关概念】

畏寒，是指人体不因外在因素、病毒性感染等情况下，比正常人更为畏惧寒冷，或手足发凉，但多加衣被或近火取暖能缓解，或伴口唇色紫，呼吸减慢，血压偏低，并应排除各种疾病（如贫血、低血压病、甲状腺功能减退、内分泌失调等）所导致的畏寒。

【发生特点】

以畏寒怕冷为主要不适，其他不适感轻微。畏寒较常发生，尤其以冬季或自觉体质虚弱时明显。多见于中老年人或久病体虚人群。

【鹿角胶妙用】

中医多认为畏寒系阳气功能不足，阳气在人体的重要作用之一就是发挥温煦作用，意即人体要维持正常体温，在寒冷环境下保持体温不下降，需要人体阳气不断地发挥作用，温煦机体。如果长期摄入不足，或因手术、久病导致人体阳气耗伤太过，都有可能造成阳气不足，因而导致阳虚。同时人体的阳气，其根源是来自于肾所藏之精与元阴元阳，肾阳不足，温煦功能下降，就可能出现畏寒。因此，及时地补充肾阳，对人体产热有重要作用。可以鹿角胶单服，如伴有冻疮等可服用阳和汤。

6. 免疫力下降

【相关概念】

人们通常把人体对外来侵袭、识别和排除异物的抵抗力称为"免疫力"，免疫力下降即当人身体在受到外来的侵害时，如细菌、病毒入侵时，身体抵抗能力下降的状态。

【发生特点】

免疫力下降者常感到神疲乏力，容易疲劳，不能胜任工作，但各项检查结果均无异常；休息后稍缓解，但不能持久；感冒不断，且病程较长，或伤口容易感染，愈合时间较正常延长。常见于儿童，中老年人，或久病体虚之人。

【鹿角胶妙用】

现代医学所说的免疫力，大致相当于中医所说的"正气"，《黄帝内经》认为"正气存内，邪不可干""邪之所凑，其气必虚"，意即人体之所以会出现疾病，会有感冒、咳嗽，外因只是原因的一部分，更重要的原因是体内的正气不足，所以邪气才有入侵的可能，用现代医学的讲法即人体是因为免疫力不够，才会出现病毒、细菌等感染。在人体之正气中发挥抗邪作用的主要是阳气，《黄帝内经》说"阳密乃固"，即阳气旺盛人体肌肤才能保持固密而不致受外邪所侵，因此许多免疫力下降与阳气不足有关。有研究通过灌服环磷酰胺模型小鼠（环磷酰胺是一种免疫抑制剂，可以降低机体免疫力）鹿角提取物，发现灌服鹿角提取物的小鼠其吞噬指数、免疫器官重量、半数溶血值、T淋巴细胞转化刺激指数均增高，表明鹿角提取物可增强小鼠免疫力。在调治免疫力下降时可单用鹿角胶，或可将鹿角胶加入膏方之中，少量长服，多有效。

病案举例：孟某，男，79岁，2013年11月12日就诊。反复咳、痰、喘10余年，每年咳嗽、咳痰持续3个月以上，每逢天气变化时咳嗽、咳痰、气喘症状加重，需住院治疗才能好转，当年已住院3次。平时日常活动上2楼则胸闷气喘，呼多吸少。

刻下症：咳嗽、咳痰，咳少量白痰，易于咳出，平素易感冒，形体消瘦，伴有腰酸腰痛，偶有盗汗，饮食一般，睡眠尚可，二便尚调，舌质淡，苔薄白，脉细弱。

查体：消瘦貌，桶状胸，肋间隙增宽，听诊双肺呼吸音低，无明显干、湿性啰音，双下肢不肿。

辅助检查：胸部X线提示双肺慢性支气管炎、肺气肿改变，查血常规未见异常。

西医诊断：慢性阻塞性肺疾病稳定期。

中医诊断：肺胀，肺肾两虚证。

处方：炙黄芪200g，太子参200g，核桃仁200g，怀山药300g，炒白术200g，薏苡仁300g，防风100g，酒黄精300g，百合300g，熟地黄200g，焦杜仲200g，鱼腥草300g，桔梗200g，芦根300g，炙甘草200g，阿胶200g，鹿角胶200g，饴糖300g。除鹿角胶、阿胶、饴糖外，余药浸泡，煎煮，过滤，浓缩，用鹿角胶、阿胶、饴糖收膏。放阴凉处或冰箱冷藏，每日服2次，每次5～10g。2013年12月19日电话随访，诉服药期间自觉精神改善，体力有所增强，胃纳好转，咳嗽咯痰量减少，嘱遇急性加重及时就诊，到当年冬季再行第2个疗程膏方调理。2015年1月7日如约就诊，诉一年间曾咳嗽咳痰加重一次，平素感冒次数明显减少。

7. 健忘

【相关概念】

健忘是指经常遇事善忘，可伴注意力不集中，头晕脑涨，神疲乏力，心悸不寐，腰酸乏力等，此症状持续2周以上，并应排除各种疾病（如抑郁症、精神分裂症、心功能不全导致的记忆力减退）。亚健康状态人群，气虚质、血虚质、阳虚质、阴虚质及痰湿质人群较易产生健忘，但通过适当的预防和护理是可以恢复的。

【发生特点】

临床以记忆力减退为几乎唯一不适感，其他不适感均为继发，包括头晕脑涨、神疲乏力、食少腹胀，心悸不寐，腰酸乏力，注意力不集中等。多见于老年人或精神压力大的学生、白领等。

【鹿角胶妙用】

中医认为健忘多与髓海失养有关，通过温补肾阳，益肾填精，脑髓得养则健忘可有缓解。有研究发现衰老模型小鼠记忆能力明显下降，出现认知功能衰退的表现，发现鹿角提取物对 D- 半乳糖（D-gal）诱导衰老模型小鼠的记忆功能减退有明显的预防和保护作用，高剂量组（4g/kg）疗效明显优于低剂量组（2g/kg），呈现一定剂量依赖性。

病案举例：张某，男，64 岁，2006 年 12 月 8 日初诊，1 年前退休后性格固执，情绪急躁，迟钝健忘，头痛眩晕，腰膝酸软、耳鸣，疑病妄想，总怀疑自己患有心肌梗死、肝癌等不治之症，异常恐惧，多次经心电图、B 超、CT 检查均正常，仍精神紧张，面色潮红，舌红少津，脉弦细。证属肝肾阴虚，虚阳上扰。治宜滋补肝肾，育阴潜阳。处方：熟地 30g，龟甲 25g（先煎），石决明 25g（先煎），珍珠母 25g（先煎），枸杞子 15g，山茱萸 15g，山药 10g，牛膝 10g，麦冬 10g，刺蒺藜 10g。服 15 剂后，头痛眩晕好转，夜能安寐。上方去石决明、珍珠母，加鹿角胶（烊化冲服）10g。又服 25 剂，情绪安定，记忆力增强，并能随本单位组织的外出旅游。

按：肝藏血，肾藏精，精血互生，肝肾同源。《素问·调经论》曰："肝藏血，肾藏志。"若肝肾亏损，精血匮乏，髓海失养，脉络空虚，则痴呆善忘，神智异常，耳鸣耳聋，震颤骨痿。临床治疗当以滋补肝肾为法。上方中熟地、龟甲、枸杞子、山茱萸、山药、牛膝、麦冬滋阴补肾；石决明、珍珠母、刺蒺藜平肝潜阳。服药后，头痛眩晕好转，夜能安寐，虚阳渐清。加用鹿角胶，其偏于补阳，与滋阴药合用，有补阴中寓"阳中求阴"之义。

8. 疲劳

【相关概念】

慢性疲劳综合征以原因不明的慢性、虚弱性疲劳为主要特征，疲劳的症状表现持续至少 6 个月以上，而且由于疲劳的出现导致患者日常生活质量的明显下降，并且这种疲劳经休息或加强营养后不能被缓解。慢性疲劳综合征是与个体身体状况、心理应激因素、社会应激因素等密切相关。除疲劳还可伴随咽痛、淋巴结肿痛、肌肉痛、关节痛、头痛等一系列躯体症状以及短期记忆力下降、集中注意力困难、睡眠乱（嗜睡或失眠）等认知功能障碍、情绪变化（抑郁或焦虑）等精神神经症状，且尚未发现特异的实验室诊断指标。

【发生特点】

疲劳是亚健康的常见表现之一，甚至可能是唯一表现，多见于中老年人群，或劳心、劳神过度的白领、领导干部等。

【鹿角胶妙用】

疲劳多系虚证，其中气虚与阳虚占比较大，由人体气或阳不足，致使人体能量不足，稍加活动或劳动，即消耗殆尽，出现疲劳。通过补充阳气，可以一定程度上缓解疲劳。中医认为肝为"罢极之本"，所谓"罢极"即"疲极"，疲劳到极度之意，说明肝与人的耐力有关，肝有不足，可出现耐力下降而表现为易疲劳。鹿角胶善滋肝肾之精，对肝不足引起易疲劳有效。有研究显示，给予固本培元膏治疗阳虚体质亚健康，其临床表现为疲劳无力、畏寒、四肢冰凉、易感冒、抵抗力差，伴有难以入睡、梦多，易醒，情绪不稳定、烦躁易怒、郁郁寡欢、注意力不集中等症状。固本培元膏由熟地黄、鹿角胶、山茱萸、菟丝子等组成，熟地黄味甘属天地之阳，性温源太阳真火之性，阳主升浮，火曰炎上，故温肾补阳健脾；鹿角胶，味咸、性温，归肝、肾经，具有补肾助阳、强壮筋骨、活血散瘀的效果，《本草纲目》记载其"生精补髓，养血助阳，强筋健骨，治一切虚损"。山茱萸甘、酸、性温，归肝、肾经，具有收敛之性，秘藏精气固摄下元，补益肝肾，滋养精血。菟丝子味辛、甘，性平，归肝、肾、脾经，具有补益肝肾、固精缩尿、安胎、明目、止泻等功效。诸药合用，可起温阳固本、培补脾肾之作用。服用后患者的阳虚体质积分得到明显改善，而从症状来看，其睡眠质量评分、疲劳状态评分、亚健康症状及亚健康评分因子评分均明显改善，与对照组相比有统计学意义。固本培元膏结合中医整体观念，考虑标本兼顾，调节三焦通畅，使其阴平阳秘，适应范围广阔，并且能够改善体内脏腑的气血不和，从而达到治疗效果。从安全性来说，固本培元膏药效温和，对肝脏、肾脏等脏器无损伤，保证患者治疗过程疗效更好、更安全。

9. 营养不良倾向

【相关概念】

营养不良倾向以体重低于标准体重的 10% ~ 20% 为标准。一般体检不易发现明显的异常，机体测量指标和生化指标接近正常值，不影响免疫力和创伤愈合，仅表明热量和蛋白质摄入不足使营养指标下降，体力下降，并可伴有某种维生素和矿物质缺乏的表现。以幼儿、老年人多见。

【发生特点】

可无症状，也可有体重下降、偏瘦、全身乏力、皮下脂肪减少；儿童可出现体重不增或减轻、生长发育减慢等症状。

【鹿角胶妙用】

鹿角胶含有丰富氨基酸、多种微量元素，从其组成来看就对营养不良有一定作用。许多人，尤其是小儿，其营养不良倾向可能与其本身体质虚弱，先天不足有关，通过补益肾精，填精益髓，对促进发育，增加体重有一定作用。

病案举例：袁某，女，36岁，1979年11月初诊，1977年生育第二胎时，产后高热，经抢救脱险。此后乳汁不行，月经闭止，性欲减退，带下全无。求诊时患者形体消瘦、面色黄暗、憔悴神疲、乳平发脱，情绪抑郁，畏寒舌淡，脉沉细而弱。此乃产后精血已亏复感邪毒，致精血亏竭肾气虚惫、任脉不通而致，治以填精益气通阳。处方：熟地 15 克，山茱萸 15 克，枸杞子 15 克，淮山药 20 克，菟丝子 20 克，当归 12 克，杜仲 10 克，鹿角胶 10 克，党参 20 克，仙灵脾 12 克，另吞紫河车粉 3 克 / 次（自备）。守方加减，服药二月，阴中已润。再在填精益气的基础上逐步加入养血活血通经之药。又服药一月，月经始行，但量极少又无规则，继续调理善后而愈。

10. 腰痛

【相关概念】

腰痛多见于中老年人，常多见于椎间盘退行性变化，导致腰部疼痛等不适症状，但不包括其他疾病，如腰椎间盘突出症等。

【发生特点】

年龄多在 40 岁以上，常有慢性积累性损伤史；腰部僵硬疼痛，易疲劳，劳累时症状加重，休息后得到缓解，症状轻微。

【鹿角胶妙用】

中医认为"腰为肾之府"，腰痛多责之肾虚。鹿角胶历来是治疗肾虚腰痛的要药，如《神农本草经》中论述"主伤中劳绝，腰痛羸瘦"，且古人治疗肾虚腰痛，多合用龟鹿二胶，如《本经逢原》言"非龟、鹿二胶并用，不能达任脉而治羸瘦腰痛"。因此如系肾虚所致腰痛，可以龟甲胶合鹿角胶。

病案举例：患者陶某，男，57 岁，2014 年 9 月 14 日初诊。患者因"腰痛 10 余年，加重 1 月"来诊。患者自诉 10 年前无明显诱因出现腰部疼痛不适，休息后疼痛可缓解，患者未予重视，1 月前无诱因明显加重，自觉腰部隐隐作痛，酸软无力，休息后未见缓解，遂来就诊。查体：腰部肌肉僵硬，无明显压痛，叩击痛阳性，左右肾区叩击痛阴性，腰椎旋转屈伸僵硬，活动度减小。直腿抬高、"4"字试验、跟臀试验均为阴性，双下肢感觉运动如常，舌质淡、苔薄白，脉沉细无力。腰椎 X 线正、侧位片示腰椎曲度变直。患者平素易感冒，身体瘦弱，且长期从事体力劳动，结合病史资料，郭老诊为腰肌劳损，给予补肾理痛汤 3 剂，1 日 1 剂，水煎，每日 2 次，口服，并卧床休息，适度进行腰背肌拉伸锻炼。3 天后患者复诊，诉上述症状有所缓解，活动功能稍改善。再给予补肾理痛汤 6 剂，服法同前，嘱适度锻炼。三诊时患者症状明显改善，腰部活动如常，再给予除痹强骨汤 6 剂，嘱适度锻炼。四诊时疼痛基本消失，活动完全恢复。

补肾理痛汤方药组成：肉桂 9g，附子 9g，鹿角胶 12g，杜仲 12g，菟丝子 12g，熟地黄 12g，山药 12g，山茱萸 12g，枸杞子 12g，乌药 9g，延胡索 12g，甘草 6g。该方以补肾壮阳、温络止痛为法，对先天禀赋不足加之劳役负重，或久病体虚，或年老体衰，或房室不节，以致肾精亏损、腰府失养而发生腰痛者疗效较佳。症见腰部隐隐作痛，酸软无力，缠绵不愈，局部发凉，喜温喜按，遇劳更甚，卧则减轻，常反复发作，少腹拘急，面色㿠白，肢冷畏寒，舌质淡，脉沉细无力。本方以肉桂、附子温肾助阳、温经通络为君药；鹿角胶、杜仲、菟丝子补肾壮阳，助君药之力，为臣药；熟地黄、山药、山茱萸、枸杞子健脾益气，为佐；乌药、延胡索行气止痛，亦为佐；甘草缓急止痛，调和诸药，为使。诸药合用，补肾阳，止疼痛。

五、鹿角胶的使用方法

鹿角胶系名贵中药材，实际使用中要注意使用方法，才能使鹿角胶发挥其最大药效。按传统习惯，鹿角胶既可内服，又可外用，但以内服为主，外用情况颇为少见。

1. 内服

内服时，由于鹿角胶本身特性，单用时可直接以热水化开冲服，但多数情况下是配伍在方剂中使用，这时与其他胶类中药类似，可以烊化后冲服。所谓烊化就是用热溶液溶化。可以是白开水，也可以是趁热滤去渣的药液，还可以是黄酒、热牛奶等。烊化鹿角胶时，首先水要热，还需要先把鹿角胶打碎或打粉，以增加接触热水的面积，在倒入热水后还需要不停搅拌以加速溶解。还可以用"隔水炖"的烊化方式：即把鹿角胶放在一个小碗或杯子里，加适量白开水或经过滤的药液放在锅里隔水炖，让碗里的水保持在沸点左右，并不停搅拌。

据《中华人民共和国药典》2015 年版一部中记载的鹿角胶用法用量，内服每日用量为 3 ～ 6g，烊化兑服。因此在日常使用中，如系自行选购使用，建议每日用量不应超过 6g。但在具体方剂中，由于涉及配伍了不同类型中药，可以起到降低副作用，增强疗效的功能，具体用法用量遵医嘱。

药膳是中医养生常用手段，由于其制作方便，作用温和，临床颇为习用。以下列出部分与鹿角胶有关的药膳，读者可在医务人员指导下选用制作，同时部分药膳中的鹿角胶和其他中药用量并非一人一天用量，在具体制作过程中需要注意，必要时请咨询专业人员。现将与鹿角胶相关的药膳总结如下：

鹿角胶粥

【配方】鹿角胶 15 ～ 20 克，粳米 100 克，生姜 3 片。

【功效】补肾阳，益精血。适用于肾气不足、虚劳羸瘦，男子阳痿早泄、遗精、腰痛、妇女不孕、崩漏、带下等症。

【制作】先将粳米做粥，待沸后，加入鹿角胶、生姜同煮为稀粥。

鹿胶牛奶

【配方】牛奶 250 克，鹿角胶 6 克。

【功效】肾虚腰膝酸痛、四肢倦怠、头眼昏花、面色无华等症。

【制作】牛奶煮沸，入鹿角胶烊化，加白蜜少许调匀服，每日 1 ～ 2 次。

鹿角胶老龟煲

【配方】鹿角胶 15 克，枸杞子 20 克，老龟 1 只，料酒 10 克，鸡肉 250 克，料酒 10 克，盐 5 克，味精 3 克，生姜 5 克，葱数十克，胡椒粉 3 克，棒骨汤 3000 克。

【功效】益精补血，滋阴潜阳，补肾健骨。适用于阴虚潮热、盗汗、结核病、腰膝酸软等症。

【制作】将鹿角胶捶成颗粒状；鸡肉洗净，切成 4 厘米见方的块状；枸杞子去果柄、杂质，洗净；老龟杀后，去肠杂、头、尾及爪。将鹿角胶、枸杞子、老龟、鸡肉、料酒、盐、味精、姜、葱、胡椒粉、棒骨汤放入高压锅内，置武火上烧沸，盖上压，煮 25 分钟，停火，冷却，倒入煲内。将上桌前，置炉上武火烧沸即成。

鹿角胶炖羊肉

【配方】鹿角胶 10 克，羊肉 500 克，胡萝卜 300 克，料酒 15 克，盐 5 克，味精 3 克，生姜 5 克，葱 15 克，香菜 30 克，胡椒粉 3 克。

【功效】补血益精，壮元阳。用于男子腰膝无力、阳痿、滑精，妇女虚寒、宫冷不孕、血崩等症。

【制作】将鹿角胶打碎成颗粒状，羊肉用沸水汆去血水，切成 4 厘米见方的块；胡萝卜去皮，切成 4 厘米见方的块。将羊肉、鹿角胶、胡萝卜、料酒、姜、葱同放炖锅内，加水适量。将炖锅置武火上烧，打去浮沫，再用文火炖煮 35 分钟，加入盐、味精、胡椒粉、香菜，搅匀即成。

琼脂膏

【配方】鹿角胶 500 克，生地黄 10 千克（洗净，细捣取真汁，去滓），白沙蜜 1 千克（煎一二沸，掠去上沫），真酥油 500 克，生姜 60 克（捣取真汁）。

【功效】每服 10 ～ 20 毫升，空腹时用温酒调下。滋阴补血，治阴亏血虚，皮肤枯燥，消渴。

【制作】先以文、武火熬地黄数沸，以绢滤取净汁；又煎二十沸，下鹿角胶，次下酥油及蜜、姜同煎；良久，候稠如饧，以瓷器收贮。

延年百岁酒

【配方】大熟地、紫丹参、北黄芪各50克，当归身、川续断、枸杞子、龟甲胶、鹿角胶各30克，北丽参（切片）15克，红花15克，黑豆（炒香）100克，苏木10克，米双酒1500毫升。

【功效】补气活血，滋阴壮阳。适用于早衰体弱或病后所致之气血不足而见头晕眼花、心悸气短、四肢乏力及腰膝酸软等症。

【制作】将前5味研成粗粉，与余药（二胶烊先化）同置容器中，加入米双酒，密封。浸泡1～3个月后即可取用。

滋阴百补药酒

【配方】熟地、生地、制首乌、枸杞子、沙苑子、鹿角胶各90克，当归、胡桃肉、桂圆肉各75克，肉苁蓉、白芍、人参、牛膝、白术、玉竹、龟甲胶、菊花、五加皮各60克，黄芪、锁阳、杜仲、地骨皮、牡丹皮、知母各45克，黄柏、肉桂各30克，山酒5000毫升。

【功效】滋阴降火，益气助阳。适用于阴虚阳弱、气血不足、筋骨虚弱者服用，可改善由此起的劳热（自觉午后发热）、形瘦、食少、腰膝酸软等症。

【制作】将中药细锉，入布袋置容器中，冲入热白酒，密封。浸泡1个月后，即成取用。

龟甲鸡

【配方】龟甲胶10克，鹿角胶10克，黄精20克，生地15克，山药15克，山茱萸15克，覆盆子12克，当归12克，枸杞子12克，女贞子12克，韭菜子12克，五味子12克，童子鸡1只，绍酒20克，葱20克，生姜15克，盐10克。

【功效】滋阴补肾，安心宁神。用于阴虚者。

【制作】将药物装入纱布袋内，放入锅内，加水300毫升，用中火煎熬30分钟后，将药袋取出，再加水1000毫升，放入药袋，再煎煮30分钟，合并两次煎液。将合并的煎液放入炖锅内，放入鸡、绍酒、葱、姜、盐，炖1小时即成。

乌鸡白凤汤

【配方】鹿角胶10克，煅牡蛎6克，桑螵蛸3克，人参10克，黄芪20克，当归10克，白芍6克，熟地黄10克，川芎3克，银柴胡3克，丹参6克，山药10克，芡实10克，墨鱼500克，乌鸡1只，生姜15克，葱20克，料酒20克，盐6克。

【功效】补脾益肾，调经活血。用于肝脾不和、不孕症等。

【制作】人参润软，切片，烘脆，碾成细末备用；其余药用纱布袋装好；墨鱼洗净，同鸡爪、翅膀和药一起下锅，注入清水100mL，烧沸后，用文火炖煮1小时。鸡肉洗净，水沸后，焯一下，再洗净，切成条方块，摆在蒸盘内；加入葱、姜、盐、料酒的一半，药汁液500毫升，上笼蒸1小时。鸡出笼后，去掉姜葱，加入余下的料酒、盐，烧沸收汁，浇在鸡面上即成。

早泄方

【配方】鹿衔草30克，熟地20克，山药30克，巴戟天15克，枸杞子12克，茯苓10克，仙灵脾20克，肉桂5克，五味子12克，鹿角胶6克，子公鸡1只，葱20克，生姜15克，料酒30克，盐6克。

【功效】补肾，益精血。用于早泄。

【制作】将以上药物除鹿角胶外，用纱布袋装好扎口，放入锅内煎煮30分钟，每次加水1500毫升，煎煮2次，合并煎液待用。鹿角胶另用水炖，使溶。将药液、鸡、料酒、葱、姜、盐置于锅内，武火煮沸，再用文火炖煮50分钟即成。

菟丝烧海参

【配方】海参100克，菟丝子6克，杜仲3克，肉桂3克，当归3克，枸杞子6克，山茱萸3克，鹿角胶3克，料酒、酱油各10克，生姜、葱各10克，盐适量，素油50克。

【功效】补肾阳，益精血。适用于腰酸腿软、头晕眼花、四肢不温、小便频数、遗精、滑精等症。

【制作】将菟丝子、杜仲、肉桂、当归、山茱萸、枸杞子用纱布包好，加水熬成150mL药液备用。海参发好，切2厘米宽的条，羊肉洗净切4厘米长、3厘米宽的块，备用。锅内放素油，烧至七成热时，放入姜葱，再放入海参、羊肉、药汁、酱油、盐、料酒，烧熟即成。

鹿胶鸡

【配方】鹿角胶6克，子母鸡1只，水发冬菇200克，油菜梗150克，葱段10克，姜片10克，蜂蜜15克，味精2克，盐5克，酱油25克，花椒1克，鸡汤500克，豆油50克。

【功效】补血、益精。适用于腰膝无力、阳痿滑精、虚寒崩漏等症。

【制作】将净子母鸡从脊背处破开，拍断大骨，用开水烫5分钟，捞出用洁布擦净水分，鸡皮上抹上蜂蜜。冬菇用水洗净。油菜切成柳叶片，用开水烫一下，捞出放凉。锅内放入猪油，七成热时，将鸡下入，炸至金黄色时捞出，胸脯朝下，放入碗内，加入鸡汤、鹿角胶、葱、姜、味精、精盐、油、花椒、冬菇，上屉蒸3小时取出，除去葱、姜、花椒。选出10个整齐的冬菇备用。把鸡取出，除去鸡骨，切成长6厘米、宽1.5厘米的条，鸡皮向下，码在扣碗内，剩余的冬菇放在上面，加上原汤，上屉蒸15分钟取出，把汤滗入勺内，把鸡扣在盘中。勺内汤烧开后，勾淀粉芡，淋点明油，浇在鸡条上。

2. 外用

鹿角胶外用的记载较少，检索资料仅在目前已佚医书《斗门方》中提及其可外用治汤火疮"水煎鹿角胶令稀稠得所，待冷涂疮"，另有清朝吴师机所著《理瀹骈文》中记载有"固精保元膏"："党参、黄芪、当归各五钱，甘草、五味子、远志、苍术、白芷、白及、红花、紫梢花三钱，肉桂二钱，附子一钱，麻油二斤，熬，黄丹收，鹿角胶一两，乳香、丁香各二钱，麝香一钱，加芙蓉膏二钱，搅匀，阳痿加阳起石二钱和之，贴脐上及丹田。"此亦系外用，贴于脐上，治疗"梦遗、五淋、滑浊、白浊、妇人赤白带下、经水不调，久贴能暖子宫，又治色欲过度阳痿"。总体而言，鹿角胶较少外用，现代几乎不外用。

六、鹿角胶使用的注意事项

1. 使用时注意有针对性

鹿角胶系名贵中药材，在使用时如果不对证，仅因其有补益之性而盲目使用，不仅起不到养生防病之效，反而可能造成症状不缓解，甚至变生他症。鹿角胶具体的适应病症、适宜证候请参见本书相应章节，如有可能，请尽量在医生指导下使用。同时应注意，鹿角胶主要针对的是肝肾亏虚，尤其是阳虚，因此如自身属阳热亢盛体质，或阴虚火旺体质，有目赤、口舌干燥、五心烦躁、尿黄、便秘，以及外感发热、舌质红、苔黄腻等表现时，应尽量避免使用（除非是遵医嘱）。

2. 使用时注意年龄阶段

鹿角胶主以补阳，尤擅滋肝肾，因此对易有肝肾亏虚的人群适宜，如儿童和中老年人。使用时需要注意的是因不同情况使用不同的剂量，儿童用量小，服用时间宜短，成年人用量可适当增大，如系老年人，因久病慢病，调治时剂量可适当增大，并延长服用时间，但也需要注意观察情况变化，及时调整。

3. 使用时注意配伍

鹿角胶药性相对温和，但因其系胶类，滋补性较强，中医多认为滋补性的药物容易滋腻碍胃，服用或配伍不当可以出现胃口下降，腹泻腹胀，或有部分人群服用后可以出现痰湿内生，体重增加等。因此医生在使用时需要注意配伍行气健脾之品，如系自制药膳，亦可适当配伍开胃健脾之品，如茯苓、白术、砂仁、神曲之类。

4. 使用时注意忌口

忌口是中医理论与实践的一个内容。主要包括两类：一是某种病忌某类食物。如：肝病忌辛辣；心病忌咸；水肿忌盐；骨病忌酸甘；胆病忌油腻；寒病忌瓜果；疮疖忌鱼虾等。另一类是指某类病忌某种食物。如凡症见阴虚内热、痰火内盛、津液耗伤的病人，忌食姜、椒、羊肉之类温燥发热饮食；凡外感未除、喉疾、目疾、疮疡、痧痘之后，当忌食芥、蒜、蟹、鸡蛋等发风动气之品；凡属湿热内盛之人，当忌食糖、猪肉、酪酥、米酒等助湿生热之饮食；凡中寒脾虚、大病、产后之人，当忌李子、田螺、蟹、蚌等积冷之类；各种失血、痔疮、孕妇等人忌食慈菇、胡椒等动血之品；妊娠期禁用破血通经、剧毒、催吐及辛热、滑利之品。在使用鹿角胶时，因鹿角胶本身有滋补之性，因此需要注意避免食用过于油腻、过甜、过咸、过于辛辣之物，饮食宜清淡，以免造成水湿停留而成痰饮。

第七章 近代名医使用鹿角胶的经验

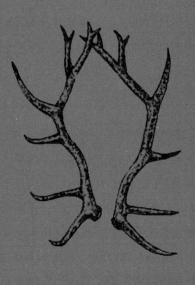

鹿角胶具有补元阳、益精血、调冲任等功效，在内科、外科、儿科、妇科等各科疾病中均有广泛应用。近现代名医的大量临床实践也验证了鹿角胶的神奇功效。按照鹿角胶的临床功效，本章分别对近现代中医名家的使用经验进行梳理和归纳。

一、补肾助阳

鹿角胶味甘咸，性偏温，入肝、肾之经，能助元阳，补肝肾，为治疗肾阳不足、精血亏虚、阳痿早泄、阴疽内陷等病证的常用之品。

1. 支气管哮喘

支气管哮喘是一种气道慢性炎症反应性疾病，主要临床表现是喘息、气促急、胸闷、反复咳嗽，在临床上很常见，病情易迁延反复，难以控制。哮喘在全世界发病率很高，有逐年上升的趋势，在它的发病因素中，遗传和环境因素占重要地位。研究表明，神经内分泌系统的紊乱也是一种成因，肾阳虚能够导致下丘脑—垂体和靶腺轴等的功能紊乱，尤其是肾上腺皮质轴；又有研究认为，肾上腺分泌的糖皮质激素、儿茶酚胺等能够有效地控制哮喘的发病，因此避免接触变应原对于哮喘的预防有一定的效果。但是对于那些已经确诊为哮喘的患者，单纯靠西药来对治变应原是远远不够的，需要采用最低剂量的药物来长期维持。中医将哮喘的发作机理主要归结于肺脏和肾脏，认为"在肺为实，在肾为虚"，尤其是肾脏；认为"肾阳虚"为哮喘病的基本原因，其存在于哮喘的急性期和缓解期。《医贯·喘》言："真元损耗，喘出于肾气之上奔……乃气不归原也。"肾阳衰弱，肾不主水，水邪泛滥，凌心犯肺，肺气上逆则致喘。因此，治疗主要以祛邪补肾为主。

中医用阳和汤治疗哮喘有很悠久的历史。方剂阳和汤重用熟地，鹿角胶协助熟地，温煦生精补血，并配合干姜、桂枝温阳气、通血脉；麻黄、白芥子辅佐桂枝、干姜散寒气而降逆化痰；甘草调和诸药。本方诸药合用，温阳通络，祛寒凝，补益气，止咳喘。由最近的现代药理学研究证实，中药鹿角胶能兴奋胆碱能受体，有糖皮质激素样的作用，可减轻支气管痉挛；白芥子可促进气管腺体黏液分泌，化解痰液，利于排痰；桂枝有抑细菌、抗病毒、增强血管局部微循环和解除支气管痉挛之功；麻黄可调节气管平滑肌收缩及舒张，降低气道的高反应性，改善气道通气效应，并拮抗组胺引起的哮喘喘鸣。诸药合用以温煦全身，通血脉，荡尽寒邪，化阴湿而布阳气，水津无阻，使气能归根于肾，故而疗效好。

【病案举例1】

刘某，女，57岁，反复发作性喉中哮鸣20余年，再发并加重1天入院。症见：胸闷气逼，张口抬肩，动则加重，咳嗽、咳痰，色白质清，量较多，无恶寒发热，纳差，寐欠安，小便平，大便不爽，不成形，舌淡红、苔白腻，脉浮紧。听诊两肺可闻及广泛哮鸣音，既往有过敏性鼻炎病史，辅助检查：WBC 4.82×10⁹/L，NE 45.2%，LY 27.2%，EO 20.1%。

西医诊断：支气管哮喘急性发作。

中医诊断：寒哮证。

辨证：阳虚寒凝，痰伏于肺。

治法：宣肺散寒，化痰平喘。

选方：阳和汤加减。

处方：熟地黄15克，鹿角霜15克，炮姜6克，肉桂3克，生麻黄6克，白芥子15克，蛤壳10克，小牙皂6克。西药予氨茶碱、甲强龙平喘。

服完3剂后，患者诉胸闷气喘明显改善，痰量明显减少，纳转佳，寐安，二便平，舌淡红、苔白，脉浮。听诊两肺未闻及哮鸣音，患者病情明显改善，停用氨茶碱及甲强龙，在前方基础上加用陈皮10g，法夏10克，厚朴10克以加强燥湿健脾、理气和胃之功。

按：患者因受寒引起哮病发作，哮病的病机主要是痰伏于肺，寒邪引动，痰随气升，气因痰阻，相互搏结，壅塞气道，肺失宣降，引动停积之痰，而致痰鸣如吼，气息喘促，故见咳嗽、咳大量白色清稀痰，寒象明显；寒邪伤阳，导致阳虚，阳气不能推动及温煦津液，津液不归正化，伏藏于肺，形成"夙根"；久病肺虚，母病及子，导致肾阳亏虚，而肾阳为人体阳气之根本，肾阳亏虚，则机体得不到温煦，津液不能气化，共同导致寒痰形成，病位在肺肾，病性属本虚标实。

【病案举例2】

张某，女，71岁，农民，患哮喘十余年，每年复发7～8次。1983年10月因感冒而发作，迁延二月余。经服原常用的大青龙汤、苏子降气汤、定喘汤疗效不显。症见喘息不能卧，呼多吸少，气不得续，神志不清，汗出如油，足冷跗肿，咽干口燥，舌红少津，脉象细数。

西医诊断：支气管哮喘。

中医诊断：肾虚型哮喘。

辨证：肾阳不足，寒痰伏肺。

治法：温阳散寒，宣肺化痰平喘。

选方：阳和汤加减。

处方：熟地黄12克，肉桂（研末冲服）3克，蜜炙麻黄6克，鹿角胶（烊化）10克，炒白芥子 9 克，炮姜 3 克，甘草 6 克，五味子 10 克，共 3 剂。

3 剂服完，症状有所减轻。拟上方去蜜炙麻黄，加附片 6 克，以益肾气，进 6 剂后，哮喘平息，随访三年尚未复发，能做一些农活。

按：患者久病肺虚及肾，经服大量辛散之药使正气耗损，加之年老肾阳既衰，卫外之阳不固，则汗出；阳气不能温养于外，则肢冷；阳虚气不化水则跗肿；真阴衰竭，阴不敛阳，气失摄纳，则口咽干燥，舌红少津，脉象细数。方中熟地黄滋肾阴补虚损，鹿角胶助熟地黄补肾助阳，又治劳嗽，麻黄少量蜜炙则平喘止咳，炮姜有温通心肺之功，肉桂温肾通脉而引火归原，炒白芥子利气豁痰而治喘嗽，甘草不仅有显著的镇咳作用，也可广泛用于支气管哮喘、咽喉炎等，加用五味子，对年老哮喘上能敛肺气，下滋肾阴，而有止咳平喘、生津敛汗之作用，达到肺肾合治，故有其效。

2. 勃起功能障碍

勃起功能障碍是指阴茎持续不能达到或维持足够的勃起以完成满意的性生活，且病程持续 3 个月以上者，其临床特点是成年男性虽然有性的要求，但临房阴茎萎软，或举而不坚，或虽坚举而不能保持足够的勃起时间，阴茎不能进入阴道完成性交。勃起功能障碍可归属于中医"阴痿""筋痿""阳不举""阴器不用""阳痿""不能"等范畴。阳痿为男子性功能障碍中的常见病，其病因颇多，病机复杂，但仍以阳虚为多见。张景岳说："阳痿者，火衰者十居七八，火盛者仅有之耳。"阳气亏虚，则宗筋失于温煦、濡养，作强不能而为阳痿。因此凡属阳虚之阳痿，在治疗时首应顾护阳气。阳和汤方由熟地、肉桂、麻黄、鹿角胶、白芥子、姜炭、生甘草等七味药物组成，是治疗阴疽的著名方剂。其作用主要包括三个方面，即温补肾阳，填精补血，散寒化痰除湿，临床适用于肾阳虚损，精血不足，阴寒痰湿而致各种男科病证，常有佳效。

【病案举例 1】

陈某，男，25 岁，1988 年 12 月 17 日就诊。玉茎举而不坚，不能同房半年余。病由婚后一周，房后冷浴而发。曾服甲基睾丸素、男宝、雄狮丸、金匮肾气丸等无效，改服桂附地黄汤数剂初尚小效，继亦罔然。现症：阳痿不举，伴神疲乏力，健忘少寐，腰膝酸冷，舌淡苔白，脉沉细。

西医诊断：勃起功能障碍。

中医诊断：阳痿。

辨证：肾阳不足，精血亏损。

治法：温阳散寒，补血益精。

选方：阳和汤加味。

处方：熟地、当归各 30 克，鹿角胶、白芥子各 15 克，干姜、肉桂、肉苁蓉各 12 克，麻黄、甘草各 6 克。日一剂水煎服，服 6 剂后阳事渐振，余症大减；续进 6 剂已能交合，再服 3 剂巩固，半年后随访，其妻已孕。

【病案举例 2】

宋某，46 岁，公务员。1997 年 10 月 21 日初诊。近 3 年来性功能逐渐减退，性欲淡漠，终至阳痿。腰膝酸软，头昏耳鸣，龟头冰凉，畏寒肢冷，时有睾丸胀痛。舌苔薄白，舌淡胖，边有齿痕，脉沉细。体检：外生殖器发育正常。前列腺大小、质地均正常。实验室检查：血、尿、前列腺液常规、肝功能均正常；血激素放免检测：促黄体生成素 28 MTU/mL，促卵泡生成素 25 MTU/mL，催乳素 9.3mg/mL，均在正常范围；睾酮 160 ng/dL 偏低（正常值为 260 ～ 1250ng/dL）。化学假体试验（罂粟碱 30mg、酚妥拉明 0.5mL）5min 后阴茎勃起，硬度尚可，角度欠佳。

西医诊断：勃起功能障碍。

中医诊断：阳痿。

辨证：命门火衰，寒凝宗筋。

治法：补益命门之火，温经散寒通滞。

选方：阳和汤加减。

处方：鹿角胶 10 克，熟地黄 15 克，肉桂粉 6 克（冲服），附子 10 克，炙麻黄 6 克，白芥子 10 克，仙茅 10 克，淫羊藿 10 克，台乌药 15 克，小茴香 6 克，荔枝核 15 克，炮姜 10 克。水煎服，日 1 剂。

服药 20 剂后诸症减轻，勉强能行房事，续以上方加减治疗 2 月余，性功能恢复正常。唯腰酸、阴冷难除，遂以金匮肾气丸善后。

3. 雷诺病

雷诺病亦称雷诺氏综合征、雷诺氏现象。是原发或继发原因引起血管神经功能紊乱进而引起肢端小动脉痉挛性疾病。其病因尚未完全明确，可能与中枢神经系统功能失调有关，可以独立发病，也可以伴随其他疾病出现，如类风湿关节炎、皮肌炎、硬皮病、闭塞性动脉硬化等。表现为肢端（多为手指）发作性苍白、青紫及局部冰凉、麻木、刺痛，冬季及平素遇冷或情绪激动时好发。在祖国医学中，没有"雷诺氏综合征"病名，按其临床表现，应归属"四肢逆冷""脉痹""寒痹"等证候范畴。《诸病源候论》谓："经脉所行，皆起于手足，虚劳则血气衰损，不能温其四末，故四肢逆冷也。"因四肢为诸阳之末，得阳气而温，本病乃内因脾肾阳虚，外受寒邪侵袭，客于经脉而致寒凝络阻，气滞血瘀，故温阳散寒、活血通脉当为本病的基本治法。

阳和汤能温阳散寒，宣通血脉。虽原为治疗一切阴疽而设，但用治本病亦可谓药症相符。方中以肉桂、炮姜炭温阳散寒而通血脉。麻黄、白芥子散寒解凝，熟地生精补血，鹿角胶养血助阳，生甘草调和诸药。诸药合用，药简而力锐。有如"日光一照，寒凝顿解"。以之外洗则可使药效直接作用于局部，使局部血管扩张，促进血液循环，从而解除细小动脉的痉挛。以本方内服配合外洗，乃标本兼顾之法，故获效甚佳且捷，不失为治疗雷诺病的有效方法之一。

【病案举例】

患者，李某，女性，33岁，2011年10月30日初诊。自诉患雷诺病2年，每因寒冷或情绪激动，两手指即发冷、发麻，指端皮肤苍白、青紫，时伴有疼痛，数小时后皮肤颜色恢复正常。经西药治疗不佳，此次受凉而发，伴肢冷，面色少华，小便清长，舌淡，苔白，脉沉涩。

西医诊断：雷诺病。

中医诊断：脉痹。

辨证：阳虚寒凝，气血不畅。

治法：温经散寒，理气和血。

选方：阳和汤加减。

处方：肉桂12克，麻黄10克，鹿角胶10克，白芥子9克，熟地黄15克，当归10克，川芎10克，地龙10克，炮姜6克。每日1剂，水煎服，早晚分服，共20剂，症状消失，四肢温和，脉缓有力，随访2年未发。

4. 急性乳腺炎

急性乳腺炎的中医病名为乳痈，是指发生于乳房的急性化脓性疾病。临床表现为乳房局部红肿热痛，并伴恶寒发热等全身症状，好发于哺乳期，尤以初产妇多见。其病因多由乳头凹陷、畸形、授乳不当，影响乳汁排出，导致乳络不畅、乳汁淤积、细菌感染引起的炎性病变。高秉钧在《疡科心得集·辨乳痈乳疽论》中云："况乳本血化，不能漏泄，遂结实肿，乳性清寒，又加凉药，则肿硬者难溃脓，溃脓者难收口。"产后妇女气血多亏，气血之性，得温则行，得寒则凝，"产前不宜热，产后不宜凉"。因此，治疗上宜热而不宜凉，宜通而不宜塞，是谓温通法。"温"能散寒，寒去则血脉自通，"通"能荡涤瘀乳，使败乳排出。

阳和汤方中熟地黄大补阴血；鹿角片生精补髓，养血助阳，佐以肉桂补命门之火，补火助阳，加以炮姜温中有通；肉桂入营，温通血脉；白芥子祛痰利气，散结消肿；麻黄温通发散，气味轻清，外可宣透皮毛腠理，内可深入积痰凝血，得熟地则通络而不发表；鹿角片得补阴之熟地而供其生化，熟地得补阳之鹿角片更有生化之机，即"阳无阴则无以生，阴无阳则无以化"之意，熟地黄、鹿角片合用补而不滞；甘草解毒，调和诸药；诸药合用，可解散阴凝寒痰，使气血通畅，肿块消散。

罗艳经实验研究表明，阳和汤加减治疗急性乳腺炎总体疗效明显优于青霉素。阳和汤加减治疗能显著降低患者外周血 CD4+ 淋巴细胞百分率、CD4+/CD8+ 比例，升高 CD8+ 淋巴细胞百分率，调节患者的细胞免疫功能。阳和汤加减治疗急性乳腺炎有良好的镇痛效果，能明显消散乳腺肿块，并可能通过降低患者泌乳素水平起到缓解病情的作用。而青霉素治疗则无上述作用。

【病案举例】

黄某，女，27 岁。2003 年 4 月 21 日初诊。右乳房患痛月余，在当地服中药清热解毒及抗生素治疗后，虽未化脓而右乳房肿块如蛋大，质地较硬，皮色如常，无压痛，口不渴。舌淡，苔薄白，脉细。

西医诊断：急性乳腺炎。

中医诊断：乳痈。

辨证：余毒未尽，气血凝滞，阻于乳络。

治法：温阳散寒，通滞消肿 。

选方：阳和汤加减。

处方：炙穿山甲片 10 克（用代用品），白芥子 10 克，制香附 10 克，皂角刺 15 克，鹿角片 12 克，麻黄 6 克，炮姜炭 6 克，生甘草 3 克，肉桂 3 克，熟地 25 克。7 剂后肿块明显缩小，续服 7 剂而愈。

5. 老年性皮肤瘙痒症

老年性皮肤瘙痒症，是临床上常见的一种以瘙痒为主的老年性皮肤病，因其病因复杂，缠绵日久，奇痒难忍，反复不愈，严重地影响了患者的健康和睡眠，给患者带来很大的痛苦。现代医学认为此病多因皮脂腺功能减退、皮肤干燥所致，多发于秋冬干燥季节，属中医痒风、风瘙痒等病范畴。其病因多为患者年老体虚，肾气亏虚，精血不足，无以濡养肌肤，生风生燥所致。老年人形神渐衰，生理功能减退，肾阴不足，肾阳亏虚，导致阴阳俱虚，阳虚则不能温煦肌肉、皮肤；阴虚则肾精不能化血，精血不足，则血虚生风，风盛则燥，肌肤失于荣养而发瘙痒；冬天气候寒冷，阳虚更甚，毛窍闭塞，血流不畅，皮肤失于荣养，瘙痒加重复发。治疗宜补益肝肾，益气养血，活血祛风。右归丸出自《景岳全书》，方中附子、肉桂温壮元阳，鹿角胶温肾阳、益精血，共为君药。熟地黄、山茱萸、山药滋阴益肾，填精补髓，并养肝补脾，亦取"阴中求阳"之义，共为臣药。佐以菟丝子、杜仲补肝肾，强腰膝；当归养血补肝，与补肾之品相合，共补精血。诸药合用，温壮肾阳，滋补精血。在临床中以右归丸为主方，并辅以对症加减药物以补益肝肾，益气健脾，养血活血，护卫肌表，祛风止痒，收到了良好的疗效。

【病案举例】

患者，男，65 岁。全身皮肤瘙痒 3 年余，曾服抗组胺药西替利嗪、氯雷他定及激素等，服药时瘙痒稍减，停药后症状加重，就诊时诉全身皮肤瘙痒，干燥，见泛发抓痕、血痂、苔藓样变，舌暗红、苔薄、脉细。

西医诊断：老年性皮肤瘙痒症。

中医辨证：痒风。

辨证：肝肾不足，血虚皮肤失养。

治法：补益肝肾，益气养血，活血祛风。

选方：右归丸加味。

处方：熟地 18 克，山茱萸 12 克，菟丝子 12 克，鹿角胶 8 克，杜仲 10 克，枸杞子 12 克，当归 10 克，川芎 10 克，黄芪 15 克，白蒺藜 12 克，地肤子 12 克，蝉蜕 10 克，防风 8 克。每日 1 剂，水煎 2 次，早晚分服。

1 周后，患者复诊诉瘙痒减轻，继服上方 7 剂，患者诉瘙痒基本消失，皮损大部分消退，仍予上方加减继服 10 剂，痒止皮损消退，半年后随访患者，未复发。

6. 蛋白尿

蛋白尿是各种慢性肾病（如急慢性肾盂肾炎、慢性肾小球肾炎、慢性肾病综合征、膜性肾病及高血压、糖尿病肾病）的主要症状，是指由于免疫复合物的沉积，肾小球毛细血管通透性发生改变，导致血浆白蛋白不断漏出，继而形成蛋白质含量高出正常范围的蛋白尿。其特点是尿中的蛋白成分主要是白蛋白，24 小时蛋白定量大于 150mg，甚至数十克以上。中医文献中并无蛋白尿相关记载，但在"虚劳""水肿""腰痛"等与肾脏有关的疾病中可见到与之相对应的症状。中医认为，蛋白尿与气虚及气化无力有关，与脾、肾、肺、肝关系密切，故治疗主要以健脾益肾、调节肝肺为大法，调整和恢复肺脾肾肝四脏功能是治疗的关键，因此针对不同患者的症状，应辨证明确，进行个体化治疗，以达到最佳治疗效果。

乔振刚主任医师为全国名老中医经验传承指导老师，从事临床、教学40余载，常采用乔氏气化消白饮治疗蛋白尿。药物组成：生黄芪30～50克，白术10克，茯苓30克，猪苓30克，车前子（另包）20克，制附子（久煎）7～13克，肉桂3克，熟地黄15克，山茱萸10克，补骨脂15克，金樱子15克，芡实15克，鹿角胶（炖服或打粉冲服）6～10克，女贞子9克，墨旱莲15克。方中鹿角胶味甘咸，性温，入肾，取"精不足者，补之以味"之理，滋肾暖肾，补肾生精。综观全方，黄芪为君，补益一身之气，促进气化；五苓散补气健脾，右归丸、金锁固精丸补肾温阳，涩精固精。诸药合用，使元气充盛，精微得化，蛋白漏泄可止；病属肾盂肾炎者，主方去附子、肉桂、鹿角胶，酌加金银花、连翘、泽泻、赤小豆等；病属高血压肾病者，主方去附子、肉桂、鹿角胶，酌加白芍、川牛膝、决明子、绞股蓝等；病属糖尿病肾病者，方中慎用附子、肉桂，酌加玄参、百合、知母、桑叶，易熟地黄为生地黄。

【病案举例】

周某，女，33岁，2009年10月7日初诊。患者2年前曾咽痛发热，继而出现蛋白尿，西医诊为慢性肾小球肾炎。经用激素等治疗后好转，近因感冒复发。刻诊：自觉乏力，咽痛，腰困痛，膝酸软，小便频；面部及眼睑浮肿明显，脉沉而弱，舌质暗红，舌苔黄，根部厚腻；尿常规检查示：蛋白＋＋＋，红细胞＋＋，管型少量。

西医诊断：慢性肾小球肾炎。

中医诊断：水肿。

病机分析：气虚，卫外不固，外邪侵袭，肺经蕴热，循经上炎，故咽喉肿痛；脾虚，运化失常，水湿潴留，故面部、眼睑浮肿；肾虚，封藏失职，精微漏泄，故尿蛋白长期不消。

治法：补元气，固卫气，清肺气，利水气，健脾气，滋肾气，固精气。

选方：乔氏气化消白饮加减。

处方：生黄芪25克，太子参13克，白术15克，白芍25克，防风15克，桔梗9克，山茱萸12克，菟丝子10克，益智仁12克，补骨脂15克，生地黄15克，三七粉（冲服）6克，猪苓30克，金银花15克，连翘15克，全蝎（焙干研粉冲服）7克，水蛭（焙干研粉冲服）6克，赤小豆15克，炙麻黄6克，白花蛇舌草15克，白茅根30克。共21剂，每日1剂，水煎服。

二诊（2009年11月3日）：咽痛消失，面部及眼睑浮肿渐消，腰困膝软缓解；尿常规检验结果有所改善（尿蛋白＋＋，红细胞＋，管型少量）。治疗仍宗上方，去金银花、连翘、麻黄、防风，加鹿角胶粉（冲服）5克，制附子（先煎）7克，肉桂3克，每日1剂，水煎服。

三诊（2010 年 4 月 9 日）：上方加减续服 150 余剂，诸症消失，尿常规示：尿蛋白 +，红细胞少量，管型消失。治疗仍宗上方，加鸡内金、焦三仙各 10 克。每日 1 剂，水煎服。

四诊（2010 年 7 月 12 日）：上方连服 90 余剂，诸症消失，尿常规结果显示正常。服金匮肾气丸巩固治疗。

随访至 2017 年，一直未复发。

7. 再生障碍性贫血

再生障碍性贫血简称再障，是由于生物、化学、物理等因素导致造血组织功能减退或衰竭而引起全血细胞减少，临床表现为贫血、出血、感染等症状的一组综合征，是造血系统比较常见的疾病。根据慢性再障临床表现，可归属中医学"虚劳""血虚""血证"范畴。其发病原因主要为劳倦内伤而导致精亏血虚、湿热邪毒乘虚而入致浸淫骨髓，精不化血，骨髓枯竭；最终病理表现为脾肾亏损，热毒内蕴。根据其发病原因，中医治疗的原则为清热解毒、凉血止血、温补肝肾、生血养血，可用右归丸去附子加牡丹皮为基础方治疗。牡丹皮具有清热凉血、活血化瘀的作用；肉桂则补火助阳，引火归元，散寒止痛，温通经脉；当归补血和血；杜仲、枸杞子、山药、熟地和菟丝子均具有滋补肝肾作用；鹿角胶还可以益精养血；山茱萸除了可以补益肝肾，还具有收涩固脱作用。诸药联用则可以清热解毒、温补肝肾、生血养血。

【病案举例】

某男，15 岁。面白乏力、皮肤出血点 1 个月。查血常规、骨髓诊断为急性再生障碍性贫血，环孢素及安雄口服，间断输血、血小板支持治疗。中医辨证为气血两虚型，予熟地 25 克，山药 15 克，山茱萸、枸杞子各 12 克，鹿角胶 6 克，菟丝子 15 克，杜仲 12 克，当归、肉桂、牡丹皮各 10 克，党参 30 克，水煎取 200mL，日 1 剂，早晚温服。4 周后精神可，面色淡红，皮肤出血点消失，出院时血常规：白细胞 3.2×10^9/L，HB 97g/L，PLT 11×10^9/L，RC 2.5%。1 年每月复查血常规均无明显变化。

8. 老年性痴呆

老年性痴呆（AD）是一种以智力减退、人格改变为主要临床表现的退行性神经系统疾病，进行性智能减退是其最突出的症状。其病因不明，多发生于老年人，起病隐匿，轻者可仅有善忘、少言，重则神情呆滞、终日不语，或易惊易恐、哭笑无常。本病在中医古籍中亦被称为"呆证""善忘""神呆""呆痴"等。痴呆的病位主要在脑，《本草备要》指出

"人之记性，皆在于脑。小儿善忘，脑未满也；老人健忘者，脑渐空也"。脑为元神之府，与肾脏的关系最为密切。髓减脑消，则神机失用，故病痴呆。肾乃先天之本，内舍元阴元阳，主藏精，精生髓，髓聚而成脑，肾之精气的充盛直接关系到脑髓的充盈。肾精充足，则生髓机能旺盛，髓旺则脑髓充实，脑的生理功能得以正常发挥；反之，肾精亏虚则精气化生不足，髓海空虚，大脑得不到滋养，智力减退。本病多为本虚标实之证，病理基础是肝肾亏虚、髓海不充、心脾两虚，病理因素是气滞、痰浊、血瘀上阻于脑。治疗应在补益肝肾、填精益髓、养心健脾的基础上，兼以行气解郁、祛痰开窍、活血化瘀之法。

左归丸源自《景岳全书》，具有益精填髓、补益肾阴的功效，符合 AD 的病机特点，在治疗上遵循"虚者补之"的原则，因此历代医家用此方加减治疗本病多有良效。李美珍等试验结果显示，左归丸组神经细胞凋亡减少，对 A1C13 引起的大鼠脑内神经细胞凋亡具有明显的抑制作用。其结果一方面从现代医学角度印证了左归丸对 AD 的作用机制；另一方面从中医角度突出了左归丸补肾填精以抗衰老的功效。

【病案举例1】

丁某，女，68岁，工人。2001年9月2日初诊。患者平常性格内向，有不寐史，头晕目眩，头倾视深，呆滞，记忆不健全，脑鸣，耳鸣，夜寐不安。刻诊：表情呆滞，反应迟钝，舌质红，脉细数。

西医诊断：老年性痴呆。

中医诊断：痴呆。

辨证：肾阴不足。

治法：滋阴补肾，健脑开窍。

选方：左归丸加减。

处方：熟地黄24克，山药12克，枸杞子10克，山茱萸10克，怀牛膝10克，菟丝子12克，鹿角胶（烊冲）8克，龟甲胶（烊冲）15克，益智仁10克，石菖蒲10克。每日1剂，水煎，分2次服。

方中鹿角胶偏于补阳，龟甲胶偏于滋阴，两胶合力，沟通任督二脉，益精填髓。服用2个月，确有良效，继服左归丸巩固治疗3个月后基本痊愈。

【病案举例2】

徐某，男，64岁。1991年4月11日初诊。患者1年前丧偶后表现为性格固执，急躁易怒，反应迟钝，健忘，眩晕头痛，耳鸣，偏左侧半身麻木。有疑病妄想，总是疑虑自己患有肝癌、胃癌等不治之症，异常恐惧，虽经多次肝功能、B超、上消化道、胃镜等检查均正常，但仍精神紧张，夜眠不安，面色潮红。舌红少津，脉弦细。经 CT 检查提示：脑实质内多发性软化灶。

西医诊断：脑血管性痴呆。

中医诊断：痴呆。

辨证：肝肾阴虚，虚阳上扰。

治法：滋补肝肾，育阴潜阳，佐以化瘀通络。

选方：左归丸加减。

处方：熟地、龟甲（先煎）各 30 克，枸杞子、山茱萸、首乌、山药各 15 克，石决明（先煎）、珍珠母（先煎）各 20 克，赤芍、白芍各 12 克，牛膝、刺蒺藜、牡丹皮各 12 克，丹参 20 克。

服药 20 剂后，头痛眩晕明显好转，夜间能安寐。原方去石决明、珍珠母，加菟丝子、鹿角胶（烊化冲服）各 12 克。又继服 30 剂，患者情绪安稳，记忆力增强，能正确回答问题，并能从事简单的家务劳动。

二、益精调经

鹿角胶不仅能填精益髓，还可调理冲任，常用于治疗肾阳虚衰、精血不足所致的女子月经不调、不孕和男子不育等生殖系统疾患。

1. 子宫发育不良性不孕症

子宫是孕育胎儿的器官，只有发育正常的子宫才能孕育胎儿。子宫发育不良是不孕不育的主要原因之一。《素问·上古天真论》曰："女子七岁，肾气盛，齿更发长；二七而天癸至，任脉通，太冲脉盛，月事以时下，故有子……"而"天癸者，阴精……""冲任之本在肾""胞络者，系于肾"。可见肾主藏精，为天癸之源泉，为气血之根本，为冲任通盛之前提，是生殖之动力也。若先天禀赋不足，精气匮乏，精不能化血，则冲任失于通盛，胞宫失于滋养，天癸亏乏不能应时泌至，月经不能以时下，故可致不孕。病机为肾虚精气不足，冲任气血衰少，胞宫失于濡养不能摄精成孕。肾气充沛，则冲任通盛，月经以时下，才能受孕，尤其子宫发育不良之不孕症，与肾的关系更为密切。若肾气不足，必然可导致机体发育不良。治疗重在调补平衡肾、天癸、冲任、胞宫的生理功能，促使胞宫发育，月经正常，有规律地排卵，提高受孕率，以达到治病求本的目的。

周鸣岐自拟验方双补毓麟丹，方中紫河车、鹿角胶、淡菜皆为血肉有情之品，可峻补精血，以养肾胞，久服自有返本还元之功，乃虚损不孕必不可少之药，用之若无壅腻，则可不厌其繁。人参大补先后天之气，以益肾元；蛇床子温肾、养胞之阳气，以壮命火。二者皆为助阳气而生阴精之药，功效峻而性温壮，用之若无动火燥劫，则不厌其多，并根据阴精亏损程度增损剂量。此外，熟地黄、山茱萸、菟丝子、枸杞子、当归、白芍补肝益肾，生精养血；丹参养血和血，推陈致新；砂仁行药消食，以防滞腻。诸药合用，相得益彰，精血得以填补，肾胞得以温养，虚损不孕者久服之多可获效。

【病案举例】

王某，36岁，工人，1988年5月6日初诊。患者已婚8年，至今未孕。16岁月经初潮，经行后期，其间隔每次最早两个月，经来量少、色淡，伴神疲乏力、腰膝酸软，夜尿频，下肢浮肿，舌质淡嫩，边有齿痕，脉沉缓细无力，两尺尤甚。西医妇科检查，宫体小，测基础体温为单相型，诊断：

（1）子宫发育不良性不孕症。

（2）黄体功能不健全。

经用胎盘组织液、女性激素等多种西药及中药汤剂治疗，效果不显。既往于9岁曾患再生障碍性贫血等病，经治疗病情好转。家族史：父母近亲配偶，兄妹均智能低下，患病早夭。

中医诊断：不孕症。

辨证：先天亏损，肾中精气不足，冲任胞脉失养。

治法：温肾益气，填精养血，调补冲任。

选方：双补毓麟丹加减。

处方：紫河车粉10克（冲服），鹿角胶15克（烊化），龟甲胶10克（烊化），红参10克（另煎），蛇床子10克，山茱萸10克，当归15克，熟地黄25克，酒白芍15克，丹参10克，砂仁5克。水煎服，每日1剂，分早晚服。

二诊（1988年7月6日）：诸症均好转，继以前方加菟丝子20克，巴戟天15克，淮山药20克，增益补肾健脾、调养先后天之力。

三诊（1988年9月6日）：患者体力大增，诸症皆愈，经检查已孕。后足月顺产一男婴，母子均健。

按语：本例患者由先天禀赋不足，气血冲任胞脉失养导致子宫发育不良，经期拖后，量少、色淡、不孕。然妇人生育之道，当以肾气盛、天癸至、冲任通盛为先决条件。补肾以"精不足者补之以味""培其不足，不可伐其有余"为主导思想。该人天癸匮乏，经水迟至，乃先天亏损、后天失养，"冰冻三尺非一日之寒"，故非峻补之剂难达病所。双补毓麟丹主治先天亏损，肾中精气不足、冲任胞脉失养的主症，故用之有效。

2.围绝经期综合征

围绝经期是指处于绝经前后期间的女性因卵巢功能衰退引起的雌激素水平下降，从而出现月经紊乱、潮热盗汗、心情烦躁、焦虑易怒等心理和生理变化的症状；围绝经期综合征属于中医"脏躁""郁证""百合病""绝经前后诸症"等范畴。《素问·上古天真论》云："女子……六七三阳脉衰于上，面皆焦，发始白；七七任脉虚，太冲脉衰少，天癸竭，地道不通，故形坏而无子也。"明确指出妇人年届六七至七七经水渐断之年，肾气日衰，肾水渐亏，天癸欲竭，精血渐趋不足，冲任二脉日益失充，胞宫渐枯则见月经稀少乃至绝经。故其发生的机理为肾气渐衰，天癸将竭，冲任脉虚，机体阴阳失于平衡所致。肾虚是发病的根本。

肾虚常可影响到肝、心、脾而出现肝肾阴虚、脾肾阳虚、心肾不交等一系列脏腑失调病症。定坤丹为清朝年间创制的处方，因在治疗妇科疾病方面效果极佳，被乾隆皇帝赐名"定坤丹"，为宫中女性保健治疗之品。其方组成融进了补气的人参；补肾阳、益精血之鹿茸；益肾之枸杞子；养血之熟地黄、当归、阿胶；理气调经之川芎、香附、延胡索等品。具有壮阳益精、疏肝解郁、理气、滋补肾阴阳气血之效。适用于脾肾不足，气血虚弱为主，兼有气郁不舒之绝经前后诸症。

【病案举例】

患者，50岁，干部，2000年3月8日初诊。绝经已2年。近一年来，感觉身体潮热汗出，失眠多梦，时常烦躁起急，腰酸膝软。自服钙片及谷维素，症状未见减轻。诊脉弦细尺弱，舌红，苔薄少津。

西医诊断：更年期综合征。

中医诊断：绝经前后诸症。

辨证：肾虚肝郁。

治法：益肾舒肝。

选方：定坤丹。

处方：定坤丹每日两次，每次1丸。连续服用20天后，睡眠明显好转，潮热汗出减轻，其他症状也不同程度好转。嘱其继续服用两周，身体恢复正常。

3.卵巢早衰

卵巢早衰是指小于40岁的女性发生的闭经超过4个月，伴有2个周期以上（间隔1个月以上）血清生殖内分泌激素水平测定失常为主要特征的疾病，卵巢早衰临床表现众多，主要有月经失调甚则闭经，并伴有潮热盗汗、心悸、情绪波动、生殖器萎缩、性功能减退、阴道刺激及瘙痒等症状。中医古典医籍中没有"卵巢早衰"的名称，但根据其症状和特征可归为"经水闭""闭经""血枯"等中医学范畴。其主要病机为肾虚，肾精亏虚是根本。《素问·上古天真论》提到"女子七岁……七七任脉虚，太冲脉衰少，天癸竭，地道不通，故形坏而无子也"；《傅青主女科》则有"经水早断，似乎肾水衰涸"等，明确指出，肾主生殖，对月经的产生起主导和决定作用。故肾气的盛衰，直接关系到肾－天癸－冲任－胞宫轴的功能状态。肾阴不足，胞宫濡养失职，则经水难治；肾阳不足，胞宫失于温养，肾精无以化生，则月水难至。《黄帝内经》云："谨察阴阳所在而调之，以平为期。"因此，卵巢早衰的治疗应以调整肾之阴阳平衡为原则。

左归丸和右归丸出自明代《景岳全书》，是传统补肾抗衰方药。左归丸方中熟地黄滋补肾阴，山药可补脾益阴，山茱萸能温肝经，龟甲胶与枸杞子可增强滋补肾阴的效果，鹿角胶可补阳益阴，川牛膝、菟丝子补益肝肾。全方共用，可发挥填精益髓、滋阴补肾的效果。右归丸方中附子、肉桂温壮元阳，鹿角胶温肾阳、益精血，共为君药。熟地黄、山茱萸、枸杞子、山药滋阴益肾，填精补髓，并养肝补脾，亦取"阴中求阳"之义，共为臣药。佐以菟丝子、杜仲补肝肾，强腰膝；当归养血补肝，与补肾之品相合，共补精血。诸药合用，温壮肾阳，滋补精血。

【病案举例】

患者李某，39岁，初诊时间：2017年4月24日。主诉：停经8月余。现病史：患者近8个月来，月经未自然来潮，于2017年3月，药用黄体酮3天，停药3天后月经来潮，量色质可，余无不适。平素易头疼、烦躁，潮热，无汗出。既往月经（4～5）天/（25～26）天，量中，色可，无块，经前2～3天头痛，经行无不适。已婚，G1P1L1A0，（顺产1次），取环1年。纳眠可，大便每日1～4次，小便调。脉沉缓。辅助检查：2017年4月21日，B超示：子宫大小约4.2cm×2.7cm×3.4cm，Em：0.4cm，子宫肌瘤2.2cm×2.0cm，盆腔积液深0.5cm，ROV：2.2cm×0.9cm，LOV：2.3cm×1.0cm；2017年4月23日内分泌：E2：4.2pmol/L，FSH：95.78 m IU/mL，LH：69.78 m IU/mL。

西医诊断：①卵巢早衰；②子宫肌瘤。

中医诊断：①闭经；②癥瘕。

辨证：肾虚肝郁，冲任亏虚。

治法：补肾疏肝，调补冲任。

选方：左归丸加减，

处方：牡丹皮12克，鹿角胶12克，菟丝子30克，牛膝12克，山茱萸15克，枸杞子15克，熟地黄30克，山药30克，浙贝母15克，玄参12克，鸡内金15克，黄柏9克，苍术 9 克，牛膝 12 克，巴戟天 15 克，肉苁蓉 30 克，10 剂。

二诊：2017 年 5 月 15 日，服药后月经未至，头痛、腰痛均减轻。纳眠可，小便调。脉沉，苔白厚花剥。处方：上方去黄柏、肉苁蓉，加紫石英 30 克，杜仲 15 克，焦山楂 15 克，莪术 9 克，荆芥穗 9 克，10 剂。

三诊：2017 年 6 月 12 日，服药后腹泻，3 次/天，月经未潮。现轻微腰酸，昨晚少量褐色分泌物，擦拭可。纳眠可，小便正常。脉滑，苔白厚。此时患者处于经前期，以补阳为主，配合疏肝活血之法。处方：右归丸加减，方药：肉桂 9 克，杜仲 15 克，菟丝子 30 克，鹿角胶 12 克，山茱萸 15 克，山药 30 克，熟地黄 30 克，附子 9 克，当归 15 克，赤芍 15 克，香附 12 克，川芎 9 克，陈皮 12 克，牛膝 15 克，巴戟天 15 克，焦山楂 30 克，白术 15 克，共 10 剂。

四诊：2017 年 6 月 26 日，药后月经未至，仍轻微腰痛，白带可，纳眠可，小便调。脉沉缓，苔白厚色淡。复查 B 超：子宫大小：6.6cm×4.8cm×4.8cm；Em：0.8cm；子宫肌瘤：3.9cm×3.3cm；ROV：2.4cm×1.4cm（卵泡 1.4cm×1.0cm）；LOV：2.6cm×1.3cm。方药：右归丸加减，配合中药促排卵方，促进排卵后子宫内膜转化。处方：肉桂 9 克，杜仲 15 克，菟丝子 30 克，鹿角胶 12 克，山茱萸 15 克，山药 30 克，熟地黄 30 克，附子 9 克，穿山甲 6 克（用代用品），皂角刺 9 克，桃仁 12 克，焦山楂 30 克，郁金 12 克，当归 15 克，川芎 12 克，大黄 6 克（后下），牛膝 12 克，巴戟天 15 克，益母草 30 克，10 剂。

五诊：2017 年 7 月 10 日，药后月经未潮，LMP：3 月份。白带量少，色白，轻微腥臭，偶轻微阴痒。纳眠可，小便调。脉弦滑，苔白厚色淡。头痛，咽痛。此时患者脉象表明月经将至，以桃红四物汤加减，配合补肾温阳药物，养血活血以促经行。处方：桃仁 12 克，红花 12 克，熟地黄 30 克，当归 15 克，炒白芍 15 克，川芎 9 克，香附 12 克，白术 15 克，黄芪 30 克，太子参 30 克，肉桂 6 克，丹参 30 克，肉苁蓉 30 克，紫石英 30 克，续断 30 克，莪术 12 克，延胡索 12 克，益母草 30 克，黄芩 12 克，10 剂。

六诊：2017 年 7 月 25 日，月经来潮 2 天，LMP：7 月 22 日，量少，色褐，腹痛。仍泻。脉弦细，苔白厚色淡。处方：上方去黄芩、肉苁蓉，加山药 30 克，巴戟天 15 克，陈皮 12 克，白芍 18 克，莪术 9 克。

七诊：2017 年 8 月 7 日，LMP：7 月 22 日，量少，色褐，无块，轻微腹痛，2 日净。现 MC：17 天。白带量不多，色白，无异味及阴痒（未见拉丝白带排出）。纳眠可，小便调，药后腹泻 2～5 次/天，平素轻微腰痛。怕热，脉滑，苔白厚。患者尚未见拉丝白带排出，表明患者尚未排卵，子宫内膜处于增生期，正值经后期，以补阴为主，配以少量促排中药，以促进卵泡生长及排出。处方以左归丸加减，处方：牡丹皮 12 克，鹿角胶 12 克，菟丝子 30 克，牛膝 12 克，山茱萸 15 克，枸杞子 15 克，熟地黄 30 克，山药 30 克，黄芪 30 克，太子参 30 克，黄连 9 克，杜仲 15 克，栀子 12 克，莲子心 9 克，紫石英 30 克，穿山甲 6 克（用代用品），皂角刺 6 克，当归 18 克，牛膝 9 克，焦山楂 30 克，10 剂。

八诊：2017 年 9 月 3 日，LMP：8 月 17 日（距上次 27 天），量少，2～3 天多，色暗红，经前乳胀，5 天净。现 MC：18 天。患者现已月经来潮两次，已初具规律，接下来的治疗需以调周期为主。故以初诊方为主，加少量促排药物，以调整月经周期。初诊处方：牡丹皮 12 克，鹿角胶 12 克，菟丝子 30 克，牛膝 12 克，山茱萸 15 克，枸杞子 15 克，熟地黄 30 克，山药 30 克，浙贝母 15 克，玄参 12 克，鸡内金 15 克，黄柏 9 克，苍术 9 克，牛膝 12 克，巴戟天 15 克，肉苁蓉 30 克，在此基础上去黄柏、苍术，加穿山甲 6 克（用代用品），桃仁 12 克，栀子 9 克，紫石英 30 克。

按语：卵巢早衰的中医病因病机多以肾虚为主，肾主生殖，肾气亏虚，冲任不足，女子未及七七而月经停闭，并伴有不同程度的更年期症状。肾精亏虚，故月经停闭、腰膝酸软；阴虚无以制阳，虚阳上越，故潮热、盗汗。女子以肝为先天，性易怫郁，肝气郁滞，气郁血瘀，故多伴有肝郁血瘀症状，配以疏肝活血之法，使经水复来。治疗过程中灵活运用左、右归丸，结合月经周期阴阳变化，以补肾为主，辅以疏肝活血之法，逆转卵巢早衰之势，使月经复来。

4. 卵巢储备功能低下

卵巢储备功能低下是指妇女随着年龄的增长，卵巢内存留卵泡的数量逐渐减少，卵母细胞质量亦随之下降，最终导致女性生育潜能下降。根据其相关病史及主要临床表现，中医可将其归为"月经过少""经闭""经枯""不孕"等范畴。中医学认为卵巢储备功能低下的致病因素：第一是肾衰天癸竭，第二是肝脾气血虚衰逆乱，第三是免疫功能受损，关键在肾脏。阴阳紊乱失调可见虚实交杂错乱诸多症状，变化难测，治当从本，大多通过补肾、养血，调理冲任、脏腑，以达到治疗的目的。中医理论认为"肾主生殖""经本于肾"，补肾、补虚中药多具有促排卵、助孕及促进早期胚胎发育的作用。肾虚是卵巢储备功能低下的基本病机，冲任亏虚，天癸将竭，而表现为阴阳失调，脏腑气血功能不相协调，则出现一系列围绝经期症状，因此补肾益精为治疗的根本所在。左归丸具有滋阴补肾、填精益髓之功。实验研究表明，左归丸可以调节神经 - 内分泌 - 免疫网络，其作用则是通过减轻下丘脑 - 垂体 - 性腺的功能损害并修复其功能而实现的。而此轴与中医的肾密切相关。经动物实验研究发现，补肾益精养血等中药可以增加大鼠子宫及卵巢重量，升高血清 E2、P 等水平，并增加大鼠的卵泡数和黄体数，提高受孕率。经研究发现，左归丸能够改善及延缓自然衰老所导致的学习功能减退，其机理可能是左归丸可以显著促进 PGC-1α 蛋白表达，进而改善和提高大脑中枢神经的线粒体功能，促进中枢神经细胞的能量代谢，从而延缓衰老，符合中医补肾生髓的内涵。

【病案举例】

患者李某，25岁，已婚，2019年1月14日就诊，自述有2个月月经未行。患者于3年前开始出现月经周期紊乱，约40天一行，有时甚至2～3个月来1次，每次月经量少，色紫暗，经期2天即净，曾多次服用药物（具体药物及剂量不详）但治疗效果不佳，药停后病情易反复。现患者月经2月未行，平时月经量少，伴潮热汗出、腰膝酸软，面色萎黄，疲乏无力，头晕耳鸣，食欲差，夜梦多，大便干，小便正常。舌质红，苔薄白，脉细弦。门诊查性激素示：FSH 17.8 mIU/mL，LH 15.3 mIU/mL，E2 30 pg/mL；AMH 0.67 ng/mL。妇科彩超示：宫体大小 38mm×33mm×29mm，子宫内膜厚 5mm，左侧卵巢大小约 27mm×15mm，右侧卵巢大小约 26mm×16mm，未见卵泡。

西医诊断：卵巢储备功能低下。

中医诊断：月经后期。

辨证：肾阴虚证。

治法：补肾益精，养血调经。

选方：左归丸加减。

处方：熟地黄15克，炒山药15克，枸杞子15克，盐菟丝子15克，川牛膝18克，黄芪30克，酒黄精15克，盐知母18克，北沙参24克，鹿角胶15克，盐杜仲15克，蜜百合30克，山楂20克，炒谷芽20克，炒麦芽15克。共10剂，水煎服，每日1剂，每日两次。西药给予戊酸雌二醇片（俗称补佳乐）1mg 1片/次，1次/日，连续服用21天，于服补佳乐第11天加用黄体酮胶囊100mg，1次/日，连服10天，同时停药。若吃药过程中月经来则停补佳乐和黄体酮，中药可继续服用。

患者于服药第27天时月经来潮，量少，血色为暗褐色，3天即净。患者坚持服用3个周期，每次月经可按时来潮，根据临床症状对方药进行加减，服药第四个月于月经周期第2天复查性激素示：FSH 8.9 mIU/mL，LH 10.3 mIU/mL，E2 32 pg/mL；AMH 1.21 ng/mL。妇科彩超示：宫体大小 40mm×35mm×30mm，子宫内膜厚 4mm，左侧卵巢大小约 28mm×15mm，卵泡大小约 6mm×4mm，右侧卵巢大小约 27 mm×17mm，卵泡大小约 5mm×4mm。此后患者每次月经间期坚持服用中药进行调理，间断服用人参归脾丸及六味地黄丸，月经周期一般 30～35天左右，月经量较前增多，情绪、睡眠均较前改善。随访患者于 2019年7月25日行妇科彩超提示：宫内早孕，约孕7周。

按语：患者为育龄期妇女，已婚未育，近3年开始出现月经周期紊乱，伴月经量少，临床表现多为肾阴虚症状，伴后天脾胃不足之证，因此在左归丸滋肾补阴的同时给予山楂、炒谷芽、炒麦芽等健脾开胃以助脾胃运化，增强后天脾胃之力。鉴于患者已婚未育，彩超提示子宫体径偏小，因此在治疗过程中不但要关注患者月经周期长短及月经量的多少，还必须补充一定量的雌激素促进子宫发育，同时嘱患者于排卵期监测卵泡，为后期备孕做准备。间断服用人参归脾丸可促进患者脾胃功能运化，气血化生有源，共奏健脾养血之功。抗苗勒试管激素（AMH）在临床上可用于早期评估卵巢储备功能，在女性 16 ～ 25 岁高峰期后便随着年龄增长逐渐减少，直至卵巢功能衰竭后检测不出，其检测时间不受限制，临床应用广泛方便。有研究发现 AMH 与年龄呈负相关，与窦卵泡数呈正相关，因此在临床诊疗过程中可以联合 AMH、性激素及窦卵泡数综合评估女性卵巢储备功能，进一步评估患者生育能力。总之，在中药补肾填精的基础上给予西药人工周期促进子宫发育及内膜生长，兼顾后天脾胃功能，同时给予患者心理疏导，月经按时来潮，月经量较前增多，自然受孕便顺理成章。

5. 多囊卵巢综合征

多囊卵巢综合征（PCOS）是一种常见的妇科内分泌疾病，是女性不孕症的主要原因之一，患者多表现为月经稀发或无排卵，高雄激素或胰岛素抵抗，继发性闭经，多毛，肥胖，属于中医学"月经不调"及"不孕症"的范畴。中医辨证认为，PCOS 的发生以肾虚为本，先天禀赋不足或房事不节，造成肾之阴阳失衡，藏精化气功能不调，冲任胞脉不畅，以致出现月经失调和不孕。其中肾阳亏虚证是 PCOS 的主要证型，肾阳即命门之火，肾阳亏虚主要表现在生殖机能的减退和水液代谢机能的减退。临床可见腰膝酸痛、畏寒肢冷、性欲减退、精神不振、夜尿频多、下肢浮肿等。因 PCOS 患者多有肥胖的体征，其临床辨证多为痰湿、表实。

"痰"是水液代谢障碍所形成的病理产物，肾中精气的蒸腾气化主宰着整个津液代谢，肺、脾等脏器对津液的气化亦依赖于肾阳温煦，肾阳不足、阳虚火衰，则无以温煦脾阳，脾阳亏虚又可损及肾阳，而成脾肾阳虚之证，运化功能失职，聚湿为痰。故肾阳亏虚为病之本，痰湿内阻为病之标，本虚标实、虚实兼夹为本病的主要病机。治疗上应温肾健脾、化痰祛湿。右归丸作为经典方，具有温补肾阳，填精益髓的功用。临床运用中在右归丸的基础上进行加减组配，起到温肾健脾、化痰祛湿的效果，在治疗肾阳亏虚型 PCOS 患者方面，取得了满意疗效。

【病案举例】

患者甲，女，23 岁，学生，未婚，2018 年 9 月 22 日初诊。该患者以"月经错后 3 年，现停经半年伴体质量进行性增加"为主诉来诊，患者平素月经规律，14 岁初潮，28 ～ 30

天一潮，经期 7～10 天，月经量少，夹有血块，近 3 年来无明显诱因月经错后，2 个月至 4 个多月一行，现停经半年，末次月经 2018 年 3 月初，同时伴体重进行性增加，体质量增加约 25kg，未系统诊治。为求中西医结合系统诊治就诊于我院门诊。

现症见：月经错后，2 个月至 4 个多月一行，平素月经量少、夹有血块，现停经半年并伴体重进行性增加，体质量增加约 25kg，偶有腰酸腿软、倦怠乏力，手足不温，纳差，寐可，小便调，大便溏。

体格检查：身高：164cm，体质量：100kg，BMI：37.18kg/m^2，腰围：114cm，臀围：117cm。体质量指数查体：营养过剩，向心性肥胖。腹部及腋下可见皮肤紫纹，较宽大。毳毛多，心肺未见明显异常。舌淡胖，苔白腻，脉沉细。

既往史：3 年来患者因外地上学，反复出现过敏现象，经常服用抗过敏药物。过敏史：否认药物及食物过敏史。个人史：生于原籍，久居石市，未到边缘牧区及疫区，生活居住条件可，无阴暗潮湿之弊。否认烟酒不良嗜好。否认性生活史。家族史：家族中父亲糖尿病病史，否认其他家族疾病病史。

辅助检查：妇科彩超：子宫正常大小、双侧卵巢多发囊性改变。血脂：甘油三酯：2.46 mmol/L，低密度脂蛋白：3.4 mmol/L。空腹血糖：6.16 mmol/L，空腹胰岛素：47.69 mIU/L。性激素六项：垂体泌乳素 574 mIU/mL、促滤泡生成激素 5.31 mIU/L、促黄体生成素 12.10 mIU/L、雌二醇 31.92 pg/mL、孕酮 0.42 ng/mL、睾酮 36.18 ng/dL。甲状腺功能正常。

西医诊断：多囊卵巢综合征。

中医诊断：月经后期。

辨证：脾肾阳虚。

治法：温补脾肾，化痰祛湿。

选方：右归丸加减。

处方：熟地黄 15 克，山药 15 克，山茱萸 10 克，枸杞子 15 克，杜仲 15 克，肉桂 6 克，制附子 10 克，菟丝子 15 克，鹿角胶 10 克，当归 15 克，巴戟天 10 克，茯苓 15 克，炒白术 15 克。共 10 剂，每日 1 剂，水煎服。

考虑患者停经时间较长加之近半年体质量增长 20 kg，在予中药汤剂的基础上结合西药吡格列酮二甲双胍治疗，每日一次口服，在促经排卵的同时改善胰岛素抵抗，降低体质量，提高疗效。

2018 年 10 月 3 日复诊。患者服药后于 9 月 26 日月经来潮，量不多，有少量血块，色质可，5 天净，在上方基础上加川牛膝 10 克，以增滋补肝肾之功；加莪术 15 克，益母草 15 克增活血化瘀之效。10 剂，每日 1 剂，水煎服。另继用西药吡格列酮二甲双胍，每日 1 次口服，以助提高疗效，改善胰岛素抵抗。

2018 年 10 月 14 日三诊。服药后稍有不适，大便偏干。按初诊方加火麻仁 10 克，炒苍术 10 克。10 剂，每日 1 剂，水煎服。结合吡格列酮二甲双胍 0.5g，每日 1 次口服，以养血活血，滋阴补肾。

2018 年 10 月 28 日四诊。月经于 10 月 24 日来潮，量多，无血块，无其余不适，月经将近。初诊方加桑椹 15 克，10 剂，每日 1 剂，水煎服。另用吡格列酮二甲双胍 0.5g，每日 1 次口服。

2018 年 11 月 10 日五诊。气色红润，月经已正常 2 个月，体质量降低 10 kg，患者要求进行巩固治疗，故继服上一方 10 剂。后期随访，患者月经规律来潮，内分泌指标未见明显异常。

按语：患者素体为阳虚体质，表现为腰酸腿软、倦怠乏力，手足不温等症状，肾阳虚则不能上暖脾土，导致脾阳不足，脾运化失职，水液输布失常日久凝聚成痰，痰邪阻滞脉络，气血运行不畅，可致经水难下或闭而不行；同时，脾阳虚化生气血能力减弱，也可致月经过少、月经后期。大便溏、舌淡胖、苔白腻、脉沉细皆为脾肾阳虚之象。辨证为脾肾阳虚，治疗上以温补脾肾为大法，兼以化痰祛湿，在右归丸的基础上进行加减，遣方用药灵活，结合西药复方制剂吡格列酮二甲双胍及实验室检查，诊断明确，且在改善胰岛素抵抗上作用显著，大大提高了临床疗效。

6. 男子不育症

男性不育是指育龄夫妇同居 2 年以上，性生活正常，未采取任何避孕措施，女方有受孕能力，由于男方原因而致女方不能怀孕的一类疾病。中医学中无男性不育症病名，而对男性不育症的认识和治疗，有着悠久的历史。祖国医学统称为"无子""无嗣""绝育"和"男子艰嗣"等。《素问·上古天真论》曰："丈夫二八，肾气盛，天癸至，精气溢泻，阴阳和，故能有子。"中医认为肾藏精，主生殖，为先天之本。肾精充盈，则能化气成形；肾精亏虚，则肾阴肾阳无化生之源。因此，肾精的盛衰决定着男子的生育能力，肾精亏虚是男性不育症的主要原因。左归丸是益阴填精的代表方剂，具有滋阴补肾、填精益髓的功效。

现代药理研究提示，左归丸具有调节神经 - 内分泌 - 免疫网络作用，并主要是通过下丘脑 - 垂体 - 靶腺（肾上腺、甲状腺、性腺等）轴而实现的，其对肾虚证所取得的疗效与其减轻下丘脑 - 垂体 - 靶腺的功能损害及修复其功能相关。同时，本方并非通过单一因素改善肾虚状态，中药多组分、多途径、多靶点和多系统的整合调节机制，体现了中医整体观理论。

7. 精液不液化

正常男性精液排出体外后呈胶冻状，并在 20 分钟内液化变成稀薄液体。若排精后在室温 25℃下 1 小时后仍呈胶冻状，称为精液不液化。精液不液化是造成男性不育症的常见原因之一。中医古籍中无"精液不液化"病名，其相关记载散见于淋浊、精寒、精热等病证描述中。造成精液不液化的原因虽多，但其本质仍是阴阳失调、肝肾不足，所以燮理阴阳、滋补肝肾是治疗精液液化不良的大法和总则。另外，男性疾病无不与气血有关，精液液化不良也是如此，其病理机制多与气滞血瘀密切相关。根据古人理论，所谓津液，稀薄者为津，稠厚者为痰。精液不液化大都由于阴津不足，炼液成痰，所以可以将固化的精液视作一种病理产物，采用祛痰大法治疗。因此，依据阳根于阴、阴根于阳的治疗宗旨，拟以补血填精、温补肾阳、活血化瘀、祛痰大法治疗。

毓麟胶囊组方由水蛭、肉苁蓉、菟丝子、鹿角胶、牛膝、熟地黄、龟甲胶、巴戟天、玄驹（黑蚂蚁）、制附子、玫瑰花 11 味中药组成。方中以附子补肾助阳，温补命门之火为君，意在扶正固本、温煦肾阳以祛痰除痰，温化寒痰。以水蛭活血破瘀，助主药治阳虚所致之精凝血滞；以熟地黄滋阴补血、益精填髓，取阴中求阳之义，补泻同用，共为臣药。佐药则选肉苁蓉，以其补而不燥、滋而不腻，补肾填精；以菟丝子、巴戟天温肾助阳；以玄驹、鹿角胶、龟甲胶等血肉有情之品，滋阴助阳，取阴中求阳之义；以玫瑰花芳香化浊、理气化瘀而且防止胶类药物滋腻，具有反佐之意，以上七味协力辅佐君臣。另选牛膝补肾壮腰，引诸药下行兼做使药。现代药理研究发现，菟丝子含有的总黄酮具有抗氧化、抑制睾丸细胞凋亡的保护作用，能降低丙二醛含量，其作用有剂量依赖性，以 500mg/L 最明显。也有研究表明，该生物活性可促进睾酮分泌，增加睾丸及附属性腺的重量，提高精子生成质量与数量。巴戟天的低聚糖可能有激素样作用，作用于附睾、睾丸促进激素的分泌，并使睾丸生长、生精能力增强，从而使精子数量增多。综上所述，毓麟胶囊具有补益肝肾、活血化瘀、温化寒痰的功效，还具有扩张血管、促进代谢、调节内分泌、改善循环等良性作用，同时可以改善生殖机能，促进和发挥酶在精液液化中的积极作用。

三、益髓健骨

肾主骨生髓，肾虚则致骨骼失养，筋骨痿软，腰膝酸软。鹿角胶为血肉有情之品，不仅益肝肾，还可生精髓，从而有强筋健骨之能，常用于治疗肝肾不足所致的筋骨痿弱、足膝痿痹、腰痛等症。

1. 原发性骨质疏松症

骨质疏松症是一种以骨量低下，骨微结构破坏，导致骨脆性增加，易发生骨折为特征的全身性骨病。中医学并没有"骨质疏松症"的病名。结合其病位、病因及临床表现，与中医学的"骨痿""骨枯""骨极""骨痹"等相似。骨质疏松症的病因病机本在肾虚，《医精经义》论述了肾与骨的生理关系："肾藏精，精生髓，髓生骨，故骨者肾之所合也；髓者，肾精所生，精足则髓足，髓在骨内，髓足者则骨强。"说明肾中精气盛衰是骨之强劲与衰弱的重要因素。其病位在肾，但与肝、脾相关。其发生是以"虚"为本，以"瘀"为标，"多虚多瘀"为病机病理。"虚"为肝肾、脾胃等脏腑之虚，"瘀"为气血紊乱，脉络瘀滞，使骨骼失养，筋骨痿弱无力而引发本病。

龟鹿二仙胶，又名四珍胶。首见于《医方考·虚损劳瘵门》，由鹿角胶、龟甲胶、枸杞子、人参四味组成，合方精当。方中以"得天地之阳气最全，善通督脉"之鹿角胶功壮肾阳，化生精血；"得天地之阴气最厚，善通任脉"之龟甲胶滋阴潜阳，兼能补血；二药合为主药，体现"二物气血之属，又得造化之玄微，异类有情"要义。"善于滋阴"之枸杞子益精生血；又以"善于固气"之人参补益元气而生津，有研究表明人参入一身五脏六腑之经，补一身脏腑经络之气，促一身气血之运行，因而可补肾中之气及一身之气，促进阴阳的化生。四药合用，性味平和，入五脏而以肝肾为主，又善通奇经之任、督，生精，益气，养血，阴阳并补，且补阴无凝滞之弊，补阳而无燥热之害，兼以补气，促进血液流通和化解痰浊。故用治原发性骨质疏松症效果显著。

钱康通过血清药理学方法，运用体外实验从细胞水平研究龟鹿二仙胶含药血清在治疗骨质疏松症中的作用时，发现龟鹿二仙胶可以有效治疗骨质疏松症，且效果与药物浓度呈依赖性。李楠等的研究结果证实龟鹿二仙胶含药血清可促进 BMSCs 向软骨细胞转化，优化骨组织工程的种子细胞体系，改善软骨组织的质量，延缓软骨的退化过程。

2. 脊椎骨质增生

脊椎骨质增生归属于"痹证""腰痛"范畴，总的病因病机在于长期单一活动姿势或跌仆损伤致气血运行受阻，痹而不通，血停为瘀，阻闭经络，深入骨骺而成。肝主筋，肾主骨，腰为肾之府，肝肾不足则筋骨无以濡养，故肢体麻木疼痛。因此本病当以肝肾不足为本，瘀血阻络为标，系本虚标实之证。病程日久不愈，治当标本兼顾。

鹿角利腰汤见于清·唐容川著《医学见能》一书中，原文为"腰痛难忍，有如刀锥刺割者，瘀血积于腰际也，宜鹿角利腰汤"，为瘀血腰痛而设。组方中鹿角霜性甘咸温，甘能益气活血，温能通瘀化滞，咸以补肾；霜为骨之余，具强壮筋骨、引药入骨之功能。牡丹皮、红花、当归、丹参活血化瘀，养血止痛。威灵仙、豨莶草舒筋开痹。诸药合用，共奏温肾壮骨、化瘀止痛通络之功效。肩背颈项为足太阳经循行经过之部位，桂枝入太阳经，解太阳经脉之瘀滞，舒筋活络，引诸药直达病所。牛膝、杜仲补肝肾，强筋骨，壮腰膝，为治疗腰椎病之引经药。黄芪、鸡血藤相伍，补气养血活血，祛瘀而不伤正，补气而不滞邪，于治疗手足麻木疼痛之症有较好疗效。该方是以强筋健骨、补肾壮腰膝为主功，兼以化瘀通络的药物，配伍主次分明，从扶正的这一面为主达到愈病目的，通过鹿角等温补药物起到"正气存内，邪不可干"的作用。

【病案举例1】

张某，女，44岁，纺织厂职工，住院号：84231。因右上肢麻木、颈部僵硬疼痛8年，加剧半月，于1984年9月2日入院。入院前曾于县人民医院拍X线片诊为"颈5、6、7椎骨质增生"。于院外多次用中药、针灸、按摩术治疗少效。入院时症见：颈部僵硬疼痛，转侧不利，动则痛如锥刺，并右侧肩部、右上肢麻木胀疼痛呈持续性，右手指麻木，入夜尤甚，舌淡，边有瘀点，舌苔薄白滑，脉弦细。

西医诊断：颈椎骨质增生症。

中医诊断：痹证（痛痹）。

辨证：血瘀络阻，气虚血亏。

治法：行气活络舒筋，益气生血。

选方：鹿角利腰汤加减。

处方：鹿角霜、川续断、当归尾、白芍药、生黄芪、鸡血藤、威灵仙、紫丹参、豨莶草各15克，牡丹皮、桂枝各10克，西红花6克。

连服20剂，其颈部疼痛僵硬感消失，仍感右上肢麻木。继守上方，黄芪加至30克，另加三七10克研粉，以药汁冲服。再进20剂，右上肢麻木、肩部疼痛消失，颈部活动自如，一如常人，痊愈出院。随访2年未再复发。

【病案举例2】

彭某，男，56岁，公路局职工，住院号：85225。因腰骶部疼痛半年余，发作加剧1月，于1985年5月3日入院。入院时症见：腰部胀疼痛，转侧不利，弯腰活动则痛甚，牵及左下肢麻木疼痛，入夜尤甚；腰部系带处压痛、叩击痛。查：舌淡紫边有瘀点，苔薄，脉弦细。拍X线片诊断为"腰3、4、5椎骨质增生"。

西医诊断：腰椎间盘突出症。

中医诊断：痹证（痛痹）。

辨证：瘀血阻络。

治法：活血化瘀，通络止痛。

选方：鹿角利腰汤加减。

处方：鹿角霜、川牛膝、当归尾、川续断、紫丹参、豨莶草、鸡血藤、威灵仙各 15 克，牡丹皮、生黄芪各 10 克，川红花 6 克。连续服用 20 剂，腰痛消失，左下肢麻木疼痛明显减轻，仅弯腰时有疼痛牵引感。上方加木瓜 20 克，再服 10 剂，腰部疼痛消失，肢体活动自如，行如常人，痊愈出院。随访 1 年未复发。

3. 强直性脊柱炎

强直性脊柱炎是一类主要侵犯脊柱、中轴骨骼、骶髂关节的全身性进行性疾病，其病因尚未明确，病变特点主要表现为椎间盘纤维化或骨性强直，随着病情的不断进展，后期会导致脊柱或受累关节骨性强直，严重者会引起关节畸形甚至终生残疾。强直性脊柱炎属中医学"痹证""龟背风"等范畴。中医认为，肾虚督寒、气血痹阻为强直性脊柱炎主要病机。《证治准绳》曰："伤于寒湿，流注经络，结滞骨节，气血不和，而致腰胯脊疼痛。"《素问·评热病论》有言："风雨寒热，不得虚，不能独伤人。"故强直性脊柱炎病机为素体虚，风寒湿热之邪乘虚而入，经络阻塞，气血运行不畅，寒邪内蕴，筋骨无以充养。寒湿痹阻证为本病常见证候，该证因先天不足，受风寒湿邪侵袭，气血运行阻滞导致督脉受损，腰脊僵痛，治疗应以补肾强督、散寒通络为原则。

阳和汤具有温阳补血、散寒通滞之功。韩武臣、向永国的研究表明阳和汤加减联合依那西普能够调节阳虚寒湿型强直性脊柱炎患者骨代谢指标，抑制机体炎症反应，有助于改善患者骨代谢紊乱，缓解患者临床症状，安全可靠，值得临床推广应用。

【病案举例】

廖某，男，23 岁，2001 年 12 月初诊。腰髋关节疼痛，伴有右膝关节疼痛 1 年。患者因部队施工，曾长期在高寒地区作业，以致出现腰髋膝关节疼痛，经服消炎止痛药后病情缓解。近两月来，腰髋关节疼痛复发，腰部有僵硬感，轻微活动后僵硬疼痛减轻，劳累、受凉后加重，弯腰及下蹲活动受限。右膝关节肿胀，浮髌试验（＋），血沉 56mm/h，类风湿因子（＋），骶髂关节 X 片提示：强直性脊柱炎改变。舌淡苔薄，脉细。

西医诊断：强直性脊柱炎。

中医诊断：痹证。

辨证：阳虚寒湿，肝肾不足证。

治法：温补肝肾，散寒祛湿通络。

选方：阳和汤加味。

处方：鹿角胶（烊冲）15 克，威灵仙 15 克，熟地黄 30 克，生黄芪 30 克，肉桂 10 克，白芥子 10 克，干姜 10 克，仙灵脾 10 克，怀牛膝 10 克，雷公藤（先煎）10 克，当归 10 克，生麻黄 6 克，炙甘草 5 克。15 剂，水煎服。

服药后，腰髋关节疼痛消失，右膝关节肿消痛止，弯腰及下蹲活动恢复正常。复查 ESR、CRP 均正常，随访两年无复发。

4.膝关节骨性关节炎

膝关节骨性关节炎又称为膝关节增生性关节炎、退行性关节炎、肥大性关节炎、退行性骨关节病等，是最常见的中老年人好发的关节疾病。它是一种退变性、慢性、非感染性、炎症性关节疾病，主要是以膝关节疼痛、肿胀、僵硬并伴有活动受限甚至关节强直为临床表现的关节疾病。膝关节骨性关节炎属中医"痹证""痿证"等范畴，以肝肾亏虚为本，气滞、血瘀、痰湿凝聚为标，肝主筋，肾主骨，肝肾亏虚，无以主骨养筋，则筋骨失荣痿弱，关节屈伸不利，筋脉痹阻，发为骨痹，故《类证治裁》曰"骨痹，即寒痹痛痹也，苦痛彻骨，安肾丸主之"，提出了补肾为主治疗骨性关节炎的治疗方法。

龟鹿二仙胶中鹿角胶善温肾壮阳，补益精血；龟甲胶长于填补精髓，滋养阴血。二药合用最能补阴阳生阴血而为君。人参实脾胃而健化源，枸杞子益肝肾而明眼目，共为臣，四药为伍，共成阴阳气血交补之剂，而奏滋阴填精、益气壮阳之功。故可使骨骼强壮有力，筋脉活动灵活。现代药理试验表明，人参中的成分含有人参皂苷，它可降低 IL-1 水平，减缓骨关节炎进展，人参养肝，并与枸杞子含多糖氨基酸，能提高骨关节免疫力，增强抵抗力，抗疲劳，抗炎症。鹿角胶含有胶质、蛋白质及碳酸钙等，同人参都能提高红细胞含量，促进血红蛋白合成，对于动物进行性肌营养不良症有显著的防止和治疗作用，又可促进钙的吸收和潴留，使渗出减少，促进新骨的生成，提高人体骨骼对钙的吸收，避免钙在体内其他器官组织无益积聚，提高骨密度，大力增加骨骼强度和韧性，预防骨质疏松，有抗炎消肿之功效，故使骨关节得到精血津液充养滋润，推测可改善关节修复和减少关节耗损，增加基质的合成。龟甲胶中含有骨胶质，水解物含多种氨基酸、蛋白质、脂肪及钙盐，可促进胶原蛋白的形成，体内自身酶类的转化，能不断保持、再生、修复关节软骨和结缔组织，加强关节组织的抗拉张强度，补偿骨质流失，可抗骨质疏松，缓解关节炎的症状。由此可认为龟鹿二仙胶汤能减轻关节软骨破坏，改善骨性关节炎的临床症状。

四、止血安胎

鹿角胶能入血分，不仅善补血，还善止血，又可活血化瘀，故《药鉴》称鹿角胶为"血家之圣药"。鹿角胶常用于治疗妇人崩漏、胎动不安等症。

1. 先兆流产

先兆流产是指妇女妊娠 28 周以前出现以阴道少量流血、伴小腹疼痛或腰酸胀痛，盆腔检查宫口未开，胎膜完整，无妊娠物排出等为主要临床表现的疾病，属于中医"胎漏""胎动不安"范畴。妊娠期阴道有少量出血，时出时止，或淋漓不断，而无腰酸、腹痛、小腹下坠者，称为胎漏；妊娠期出现腰酸、腹痛、小腹下坠，或伴有少量阴道出血者，称为胎动不安。胎漏、胎动不安既有单一的病机，又有脏腑、气血、经络同病，虚实夹杂，相兼为病。但离不开肾、脾本源。肾为先天之本，肾藏精，主生殖。《素问·奇病论》云："胞络者，系于肾。"《难经》云："命门者，女子以系胞。"《女科经纶·引女科集略》指出："女子肾脏系于胎，是母之真气，子之所赖也。若肾气亏损，便不能固摄胎元。"故肾与妇人胎产密切相关，母体肾气充盛，方能固摄胎元，维系胞胎正常生长发育。脾为后天之本，肾所藏之精气，赖后天脾胃运化水谷精微化生气血充养而成，方能生生不息，不致匮乏。脾为后天之本，脾安胃和，气血生化有源，气充则系胎有力，血足则养胎有源，气血调和，胎元自安。治疗上以滋肾固肾为根本，以益气健脾为辅，使先天之本与后天之本相得益彰，则胎元牢实。

滋肾育胎丸是罗元恺教授的经验方，此方由菟丝子、人参、续断、桑寄生、鹿角霜、阿胶、艾叶等共十五味中药组成，临床多用于脾肾两虚、冲任不固的滑胎。该药疗效确切，临床应用广泛。滋肾育胎丸中有 3 味止血安胎中药，即阿胶、鹿角霜、艾叶。菟丝子补肾安胎，人参大补元气，为方中君药；续断、桑寄生、巴戟天、杜仲、鹿角霜助菟丝子补肾阳、益肾气以安胎；党参、白术助人参补气健脾以安胎；熟地黄、枸杞子、何首乌、阿胶滋阴养血安胎；砂仁理气调中；艾叶温经止血。全方肾、肝、脾、气血同治，以益冲固之本。自然虚损得补，胎元充实。

方家通过滋肾育胎丸对先兆流产止血安胎作用机理研究表明，以滋肾育胎丸全方组对大鼠先兆流产模型进行干预，提示其防治先兆流产的止血安胎疗效与西药地屈孕酮比较差异无显著性。其作用机理，一方面可增加 E2、P 含量，抑制不规则宫缩，降低不自主宫缩的频率和力度，使子宫肌纤维松弛，改善胎盘灌注，改善子宫动脉血流，改善子宫缺血缺氧状态；另一方面通过降低 TXB2、升高 6-Keto-PGF1a 的含量来纠正体内二者的失衡，使子宫胎盘血液循环得以改善，抑制血栓产生，改善子宫高凝状态和血栓前状态，令妊娠得以继续；并降低血液黏度，延长凝血时间，减少体内 Fbg 含量，进一步改善全身血液高黏高凝状态，从而起到多途径防治先兆流产的目的。在止血方面，胶鹿艾组明显优于滋肾育胎丸全方组和去胶鹿艾组；阿胶组止血作用虽稍逊于胶鹿艾组，但明显优于去胶鹿艾组，说明滋肾育胎丸止血功效主要通过鹿角霜、艾叶、阿胶实现。

2. 功能失调性子宫出血

功能失调性子宫出血简称"功血"，是因神经内分泌调节紊乱而引起的异常出血，是妇科常见病、多发病。临床表现为月经周期失去正常规律，经量过多，经期延长，甚至不规则阴道流血等。功血属中医"崩漏"范畴，主要是由于冲任损伤，不能制约经血所致。如《妇人大全良方》所说："劳伤冲任，不能制约而为崩也。"《诸病源候论》也说："崩中之状，是伤损冲任之脉。冲任脉皆起于胞内，为经脉之海，劳伤过度，不能制约经血。"功血的发病在脏责之于肾虚，与肝脾有关；在气血主要与气虚、血虚或血热有关。在治疗方面中医本着"急则治其标，缓则治其本"的原则，开创了塞流、澄源、复旧三大治法，但临床过程中又不拘泥于三大治法。在出血期间不管出血量多少，止血均为当务之急。正如《血证论》中所说："止血为第一要法""存得一分血，便保得一分命。"叶桂说："留得一分自家之血，即减一分上升之火。"可见止血之重要。

三胶汤由龟甲胶、鹿角胶、阿胶、生地炭、当归、党参、黄芪、白术、枣仁、茯苓、白芍、牡蛎、枳壳和川芎组成。本方龟甲胶、鹿角胶、阿胶三胶具有补阴益肾、益精血、补血止血之功，黄芪、党参为补气主药，起补气以摄血、气旺以生血之作用，气充则推动血液运行有力，有利于瘀血的排出，当归有补血、活血，调血中之气的作用；枳壳能增强子宫平滑肌紧张度，收缩子宫，利于瘀血排出；本方具有补中有行，化中有生，补而不滞邪，祛邪不伤正，诸药共起滋阴补气，化瘀生新，清宫止血之作用，融"寒流、澄源、复旧"为一体。

现代药理研究表明，鹿角胶、龟甲胶含有胶质、软骨质、蛋白质、钙盐和卵巢激素挥发性物质——雌酮等，能促进红细胞、血红蛋白及网状细胞的生成。阿胶含明胶原、骨胶原，水解后产生氨基酸，并含钙、硫等，有加速红细胞和血红蛋白生长的作用；能改善体内钙的平衡，使血清钙含量增高，促进血液凝固。丛涛等研究结果显示用三胶汤治疗崩漏可明显降低患者血液流变学指标及激素水平，提高双相型体温变化率，无明显不良反应，治功能失调性子宫出血患者有很好的疗效。

3. 血小板减少性紫癜

血小板减少性紫癜是临床一种常见出血性疾病，属中医学血证中"鼻衄""紫斑"等出血诸证，以及"虚劳"等范畴。《景岳全书·血症》曰："动血之由多由于火，火盛则逼血妄行。损者多由于气，气伤则血亦无存。"其发病机理"惟气惟火"，而经临床观察发现以气血亏虚者多见，病位在肝、脾、肾三脏。龟鹿二仙胶可作为治疗各种虚证的基本方。龟甲胶、鹿角胶为方中主药，二味皆为血肉有情之品，能峻补阴阳以生气血。鹿角胶味咸，性微温，归肝、肾经，能补肾阳，生精血；龟甲胶味咸、甘，性平，归肝、肾经，能滋肾阴，补精血；人参味甘、微苦，性平，归脾、肺、心经，大补元气而生津；枸杞子味甘，性平，归肝、肾经，益精生血，善于滋阴。四药合用，可益气养血，阴阳并补，且补阴而无凝滞之弊，补阳而无燥热之害，用于治疗血小板减少病，无不应手起效。

【病案举例】

患者，女，56岁，2011年8月15日初诊。主诉：倦怠、乏力10个月，加重3个月。患者10个月前因感冒在当地医院化验血常规，血小板减少至 30×10^9/L，后到某省医院经免疫学及骨髓穿刺涂片等检查，确诊为特发性血小板减少性紫癜。因患者有十二指肠溃疡及呕血病史，忌用激素，故确诊后即回当地求治于中医。其间，化验血小板数曾上升到 70×10^9/L，但近3个月来呈明显下降趋势，最低至 10×10^9/L。现症：倦怠，乏力，腰膝酸软，手足微凉；脘闷纳差，大便稀溏，每日2～3次，小便调；舌质淡红，苔薄白，脉沉弱。体格检查：全身皮肤黏膜无瘀斑瘀点，束臂实验阳性。生化检查示血小板 13×10^9/L。

西医诊断：慢性特发性血小板减少性紫癜。

中医诊断：虚劳。

辨证：脾肾阳虚，气血不足。

治法：温补脾肾，益气养血。

选方：桂附地黄丸合龟鹿二仙胶加减。

处方：熟地黄20克，山药15克，山茱萸20克，牡丹皮6克，白茯苓10克，泽泻6克，炮附子3克，肉桂3克，党参15克，炒白术10克，阿胶10克（烊化），鹿角胶10克（烊化），枸杞子15克，炙黄芪30克，当归10克，巴戟天15克，炒麦芽30克。水煎服，日1剂。

二诊（2011年9月27日）：患者服上方40剂，困乏、腰膝酸软明显减轻，手足转温，食纳可，大便干，1～2天1次，小便调；舌质淡红，苔薄黄，脉沉。生化检查示血小板 56×10^9/L。效不更法，按上方去炮附子、肉桂，以免燥热伤阴，加肉苁蓉30克，增强温补肾阳及润肠通便之功。

三诊（2011年11月7日）：患者服二诊方药20余剂后因感冒而停药，改服感冒药，现感冒愈。现症：头晕乏力，腰膝酸软，咽痒，纳差，饭后腹胀，大便稀软，每日1～2次，小便调。咽部轻度充血，扁桃体无肿大；舌质淡红，苔薄白，脉沉弱。生化检查示血小板 33×10^9/L。辨证治法同前，给予初诊药方加木香6克、陈皮10克以理气醒脾、消痞化积，炒僵蚕10克疏风清咽。

四诊（2012年1月16日）：患者服三诊方药60余剂，现偶有头晕，腰酸困，食纳可，二便调。舌质淡红，苔薄黄，脉沉细。血小板 68×10^9/L。处方：给予初诊药方去炮附子、肉桂；加鸡血藤30克、龟甲胶10克（烊化），以增强滋阴养血之功。后守本方加减化裁100余剂，其间多次化验血小板在 50×10^9/L～ 70×10^9/L之间。

按：本病例虽然为慢性特发性血小板减少性紫癜，但无出血症状，而表现为脾肾阳虚之虚劳证候，故用桂附地黄丸合龟鹿二仙胶加减治疗。方中熟地黄、山药、山茱萸、泽泻、牡丹皮、茯苓补益肾精，少佐附子、肉桂温煦脾肾，鼓舞阳气；鹿角胶、龟甲胶、党参、枸杞子温肾壮阳、补气生血。两方合用，共奏温补脾肾、益气养血之效。